微信扫码获取配套学习资源
成为儿推会员即享超值福利

教学视频　专家悉心讲解小儿推拿操作手法，帮你快速掌握李德修三字经派小儿推拿要领。

专家答疑　专家在线一对一答疑解惑，帮你解决小儿推拿使用过程中遇到的各种问题。

科普圈　加入小儿推拿科普圈，获取更多小儿推拿流派教学视频等专业、权威、系统的小儿推拿知识。

无须下载　　免去注册　　省时提效

微信扫描二维码，关注公众号，获取线上学习资源

扫码获取本书
配套教学视频

扫码获取更多
专业儿推视频

李德修
小儿推拿技法图谱

省级非物质文化遗产

李先晓　编著

青岛出版集团｜青岛出版社

图书在版编目（CIP）数据

李德修小儿推拿技法图谱 / 李先晓编著. -- 青岛：青岛出版社, 2024. 12. -- ISBN 978-7-5736-2558-8

Ⅰ. R244.15-64

中国国家版本馆CIP数据核字第2025A67L57号

书　　名	**李德修小儿推拿技法图谱**
	LI DEXIU XIAOER TUINA JIFA TUPU
编　　著	李先晓
出版发行	青岛出版社
社　　址	青岛市海尔路182号（266061）
本社网址	http://www.qdpub.com
邮购电话	0532-68068091
责任编辑	王秀辉　张　钰
摄　　影	高玉德　李春帆　孙　菲　于明明　辛俊超
装帧设计	刘海艺　刘　帅
印　　刷	青岛双星华信印刷有限公司
出版日期	2025年2月第1版　2025年2月第1次印刷
开　　本	16开（185 mm × 260 mm）
印　　张	10
字　　数	150千
图　　数	200
书　　号	ISBN 978-7-5736-2558-8
定　　价	49.80元

编校印装质量、盗版监督服务电话　4006532017　0532-68068050

前言

推拿疗法作为防病治病的一种方法，辉煌于唐宋，发展于明清，而到了近代，由于各种因素，推拿只能以分散的形式在民间存在和发展。这种发展形势，缺陷就是受一地之限，缺乏交流，但优势是容易按照地域流行病的特点和民间需求，发展为各自的推拿学术流派。三字经流派就是这样形成的，并逐渐成长为中医学界的一朵奇葩。

小儿推拿三字经流派创建于1877年，以徐谦光的代表作《推拿三字经》为标志。到了近代，山东省威海人李德修先生将其发扬光大。

李德修，又名慎之。山东威海市北竹岛村人。幼时家贫辍学，以在渔船上学徒打工为生，17岁染疾，导致耳聋，幸遇威海清泉学校校长戚经含。戚经含怜其疾苦，遂赠徐谦光所著的《推拿三字经》一书，并悉心教导。李德修经8年学习，方独立应诊。1920年到青岛，在鸿祥钱庄设诊所，以推拿疗疾，颇有声望。1929年自设诊所，求治者盈门。1953年在观海路寓所应诊，此时已名扬齐鲁。

李老医德高尚，赢得了社会各界人士的广泛称赞。1931年12月，沈鸿烈时任青岛市市长，其子有病，请日本医生诊治未愈，后经李老两次推拿即愈。沈鸿烈送李老一幅匾，题曰"儿科博士"。中华人民共和国成立后，李德修于1955年青岛市中医医院建院初期，筹建了青岛市中医医院儿科，并担任儿科负责人，专注于小儿推拿医疗。1956年，李德修被选为青岛市人大代表、青岛市政协委员。1958年，山东省卫生厅确定李德修为山东省中医学术继承抢救专家。同年9月，依据李老多年收藏的手抄本整理出版了《小儿推拿三字经》。郭沫若在青岛疗养期间，李老曾为他切脉、推拿治疗，得到郭沫若的称赞。1962年，李老先后收青岛市中医医院医生王德芝、王安岗、孙爱兰为徒。李氏小儿推拿学派逐渐形成，李德修也被誉为近代小儿推拿三字经学派的奠基者、李氏推拿学派的创始人。

2010年，李德修家人为了更加原汁原味、更加真实可靠地传承李德修的博大医学思想，会同全国知名医学专家编写了《李德修小儿推拿秘笈》，由人民卫生出版社出版。2014年，"李氏小儿推拿秘笈"被青岛市人民政府批准为非物质文化遗产，2016年3月被山东省人民政府批准为非物质文化遗产。李先晓荣获"2017年度青岛市非物质文化遗产保护模范传承人"称号。

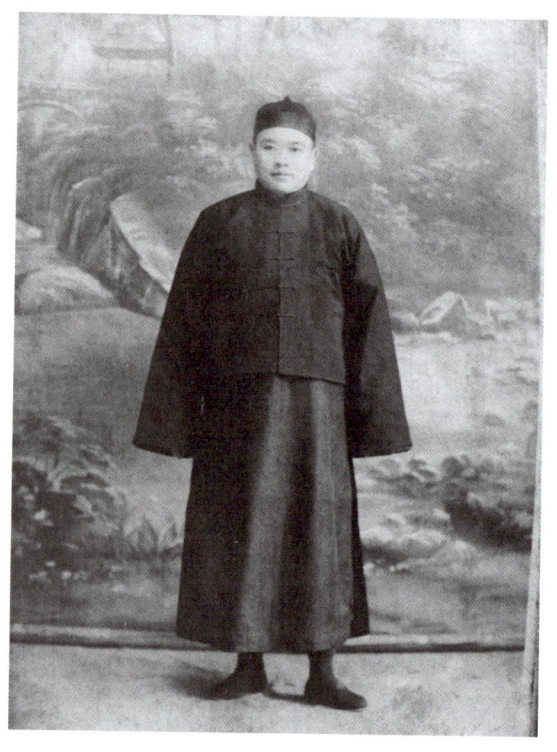

李德修（1893—1972），又名慎之。男，山东威海市北竹岛村人。幼时家贫辍学，以在渔船上学徒打工为生，17岁染疾，暴致耳聋，幸遇威海清泉学校校长戚经含。戚经含怜其疾苦，遂赠清代徐谦光著《推拿三字经》一书，并悉心指教。李德修经8年学习，方独立应诊。1920年至青岛，在鸿祥钱庄设诊所，以推拿疗疾，颇具声望。1929年自设诊所，求治者盈门，名望很高。1953年青岛观海路寓所应诊，当时已名扬齐鲁。1955年青岛市中医医院建院之初，筹建儿科并任儿科负责人。由于医术精湛、医德高尚，深得广大群众信赖和赞誉，多次被评为青岛市先进工作者、青岛市卫生局先进工作者。1956年被选为青岛市人大代表、青岛市政协委员。李德修被誉为小儿推拿三字经学派的奠基者、李氏小儿推拿学派的创始人。1958年山东省卫生厅确定李德修为山东省中医学术继承抢救专家。

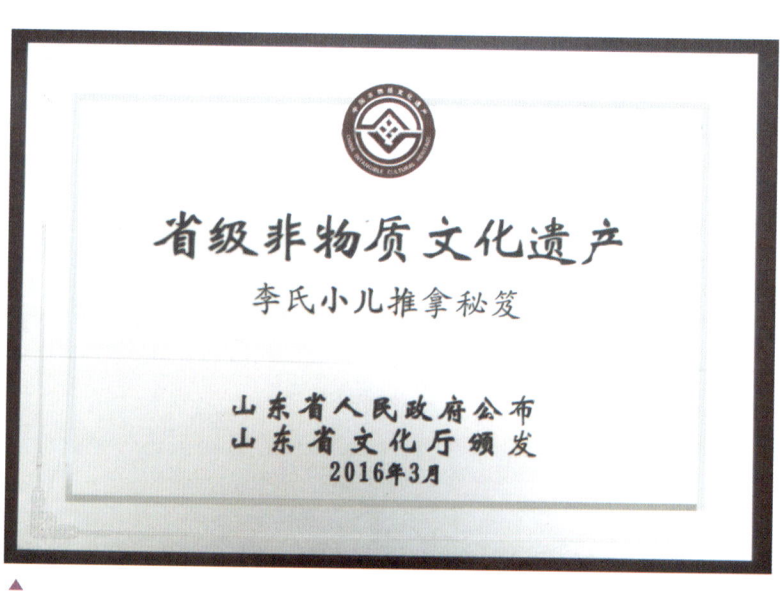

▲ 山东省非物质文化遗产证

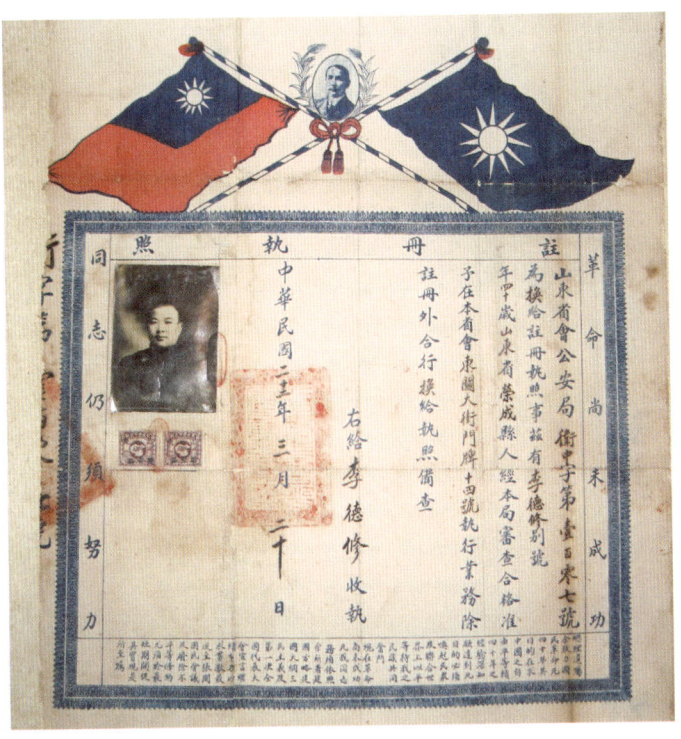

▲ 李德修注册执照

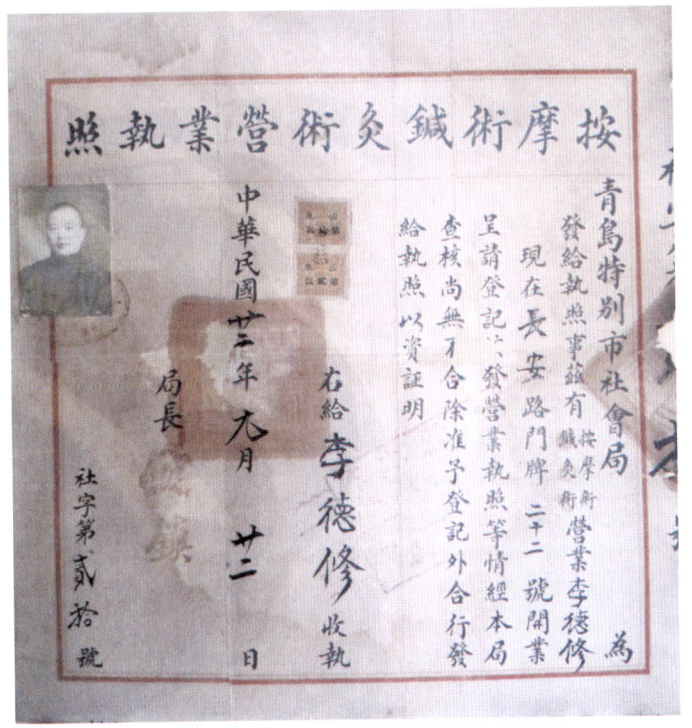

▲ 李德修按摩术针灸术营业执照

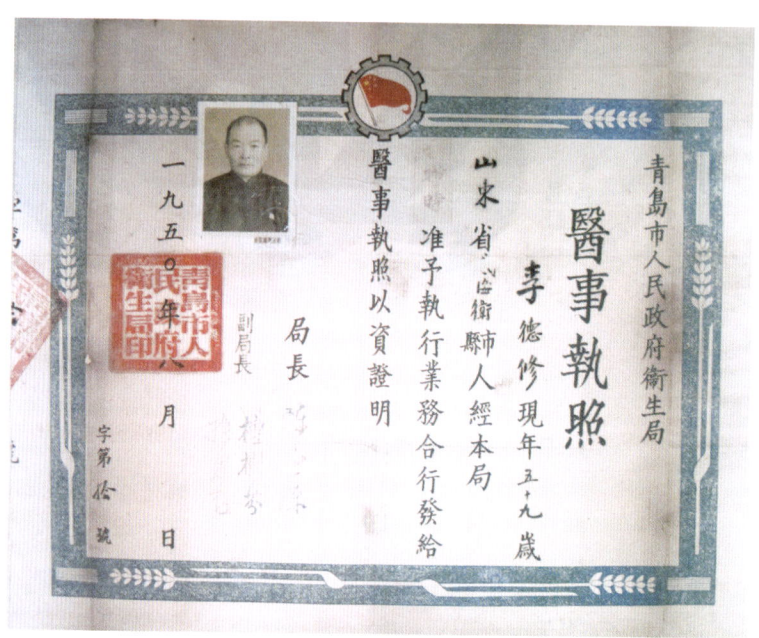
▲ 李德修医事执照

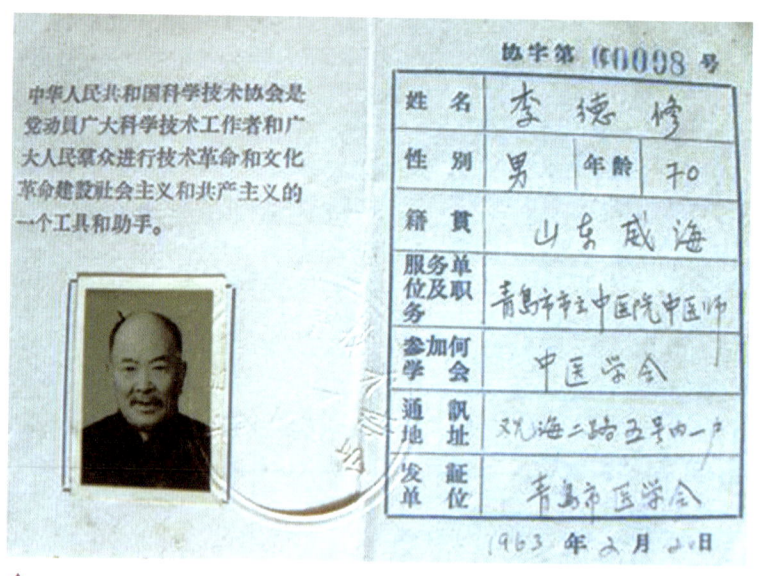
▲ 李德修参加中医学会证件

目录 CONTENTS

第一章
三字经派穴位考订及基本手法

2 · 上肢穴位

- 2 · 心穴　　清心安神,镇惊益智
- 2 · 肝穴　　疏理肝气,发散外邪,平肝镇惊
- 2 · 胆穴　　疏肝利胆,镇惊
- 4 · 脾穴　　健脾益气,调理中焦
- 4 · 内劳宫　清热除烦
- 6 · 肺穴　　宣通肺气,发散外邪
- 6 · 三焦穴
- 6 · 利小便穴　宣通气机,利水通淋
- 8 · 肾穴　　益气固脱,补肾养肝
- 8 · 板门　　宽胸利膈,利胃肠
- 8 · 五经穴　调理五脏六腑之气
- 10 · 胃穴　　清脾胃积热,降气和胃,消导助运化
- 10 · 大四横纹　调理脏腑,疏通气机
- 10 · 小横纹　化痰止咳,清利湿热
- 12 · 大肠穴　清利肠腑
- 12 · 小天心　镇惊安神,益智
- 12 · 膻中穴
- 14 · 八卦　　行气宽中,利膈消滞
- 14 · 六腑　　清脏腑之实热,消积导滞
- 16 · 天河水　清心除烦,镇惊安神,退热发表
- 16 · 三关　　回阳生热,温暖下元
- 16 · 后溪穴　行气消滞
- 18 · 分阴阳　和气血,调阴阳,分寒热
- 18 · 合阴阳　能使阴阳相交,气血谐和
- 18 · 天门入虎口　健脾和胃,顺气和血
- 20 · 虎口入天门　健脾和胃,顺气和血
- 20 · 运水入土　补肾健脾
- 20 · 运土入水　健脾补肾
- 22 · 二人上马　温肾阳,清虚热
- 22 · 一窝风　温中散寒,通窍
- 22 · 阳池　　升清降浊,止疼痛,明目,镇惊
- 24 · 外劳宫　温里祛寒,止痛
- 24 · 五指节　镇惊安神,调和气血
- 24 · 列缺　　发汗解表,醒神开窍

26 · 头面穴位

- 26 · 百会　　升提阳气,温肾固脱
- 26 · 囟门　　温通阳气,镇惊安神
- 26 · 天庭　　清心镇惊安神
- 27 · 印堂　　疏风清热,明目镇惊
- 27 · 黄蜂入洞　发散风寒,宣通鼻窍
- 27 · 洗皂　　发散外邪,宣通肺窍

目录 CONTENTS

- 28·基本手法
  - 28·推法
  - 28·揉法
  - 28·拿法
  - 29·捣法
  - 29·分法
  - 29·合法
  - 30·运法
  - 30·掐法
  - 30·其他手法

第二章

小儿常见病推拿治疗

- 32·感冒
  - 32·一般感冒
  - 34·感冒夹痰
  - 35·感冒夹滞
- 36·支气管炎
  - 36·急性支气管炎
  - 37·慢性支气管炎
  - 38·慢性支气管炎急性发作
- 40·肺炎
- 42·鼻炎
- 44·扁桃体炎
- 45·单纯性口腔炎
- 46·口疮
- 47·哮喘
- 49·脘腹痛
  - 49·气郁腹痛
  - 50·食积腹痛
  - 51·寒性腹痛
  - 52·热性腹痛
- 53·呕吐
  - 53·伤食呕吐
  - 54·胃热呕吐
  - 55·夹惊呕吐
  - 56·胃寒呕吐
- 58·呃逆
- 60·厌食
- 62·疳积
- 64·自汗盗汗
- 66·遗尿

目录 CONTENTS

67 · 脱肛

68 · 便秘

70 · 腹泻
    70 · 脾虚泻
    71 · 寒泻
    71 · 伤食泻
    73 · 热泻

75 · 痢疾
    75 · 慢性痢疾
    76 · 急性痢疾：白痢
    77 · 急性痢疾：赤痢

80 · 急惊风

82 · 慢惊风

85 · 惊风后遗症
    85 · 目睛不正
    85 · 余风未尽
    86 · 余热不清
    86 · 耳聋
    87 · 痰多
    87 · 下肢失灵
    88 · 音哑
    89 · 四肢拘挛

91 · 癫痫

93 · 水痘

95 · 痄腮

97 · 顿咳

100 · 夜啼症

101 · 夜惊症

103 · 新生儿黄疸

105 · 新生儿吐乳

107 · 囟门闭合晚

109 · 脑发育不全

110 · 疝气

111 · 鞘膜积液

112 · 嗳气
    112 · 食滞停胃型
    113 · 肝气犯胃型
    113 · 脾胃虚弱型

115 · 湿疹
    115 · 湿热俱盛型
    116 · 脾虚湿盛型
    117 · 血虚风燥型

118 · 荨麻疹
    118 · 风热束表型

目录 CONTENTS

118·风寒束表型

119·胃肠湿热型

120·手足口病

120·风热外侵型

121·湿热内盛型

123·疱疹性咽峡炎

123·风热犯肺型

124·湿热蕴结型

125·小儿抽动症

125·外风引动型

126·肝亢风动型

127·痰火扰神证

128·脾虚肝旺型

129·阴虚风动型

第三章

小儿推拿保健

132·益气健脾

133·益气补肺

134·益气补肾

135·安神益智

136·改善免疫力

附录

137·附录一 《推拿三字经》
　　　手抄本

147·附录二 小儿推拿穴位图

第一章

三字经派穴位考订及基本手法

推拿得效,手法的正确和穴位的准确都是非常重要的。本章将诊疗常用的穴位及李德修医师采用得效的穴位,做简图说明。有的穴位并非针灸学书上所说的穴位,如阳池穴;有的虽有穴位而无用法的,则存而不论,不征引其他推拿学派的资料。本章穴位,其中有的未曾用过,凡用过得效者都做了说明。李老采穴,概用左手,不按照男左女右的旧法。

① 上肢穴位

心穴　清心安神,镇惊益智。

- **主治** 身热无汗,高热神昏,烦躁,夜啼。
- **部位** 中指末节掌面(螺纹面)。
- **手法** 在中指末节,一般用清补法,从指端到指根来回推之,称为清补心法。
- **专家心得** 心血亏,可用清补心法来回推。如无虚,不可妄补。如有心火,也不得用清法,而以推天河水代之。

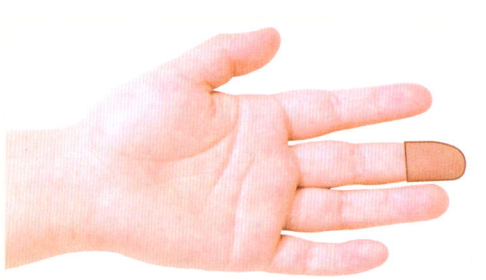

肝穴　疏理肝气,发散外邪,平肝镇惊。

- **主治** 急慢惊风,小儿夜啼,伤风感冒,透发斑疹。
- **部位** 食指末节掌面。
- **手法** 一般用清法,习惯称为平肝。肝穴的部位在食指末节掌面,其清法是从食指根起一直推到指端,其补法是从指端推到指根。肝主升,补法亦为升,因此非肝极虚不可妄用补法。
- **专家心得** 肝为将军之官,宜平而不宜补。肾水能生肝木,补肾水即可养肝。如山根见青色(山根位置:两目内眦中间鼻梁上低洼处),为肝有风热,先辨其虚实,实者用平肝法,虚者用补肾法。平肝、清肺、推天河水,三穴配合以清之,即使是麻疹发热,也可应用。因为此三穴配合同时也有表散的力量,可以助疹外透,并可制止发热上冲,且可防止并发肺炎。如已发生肺炎,这三个穴仍然是对症的。此外,肝气郁结、抑郁,也可以专用平肝法,其功效与方剂中的"逍遥散"相同。遇肝虚欲脱,方可酌用直接的补法。

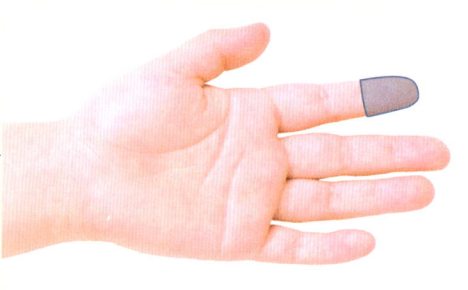

胆穴　疏肝利胆,镇惊。

- **主治** 夜啼,惊证,口舌生疮等。
- **部位** 食指第一节掌面。
- **手法** 一般不专用,平肝时连同此穴一并推之。

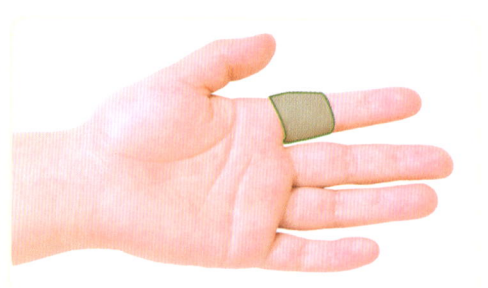

清补心
从中指指根到指端来回推

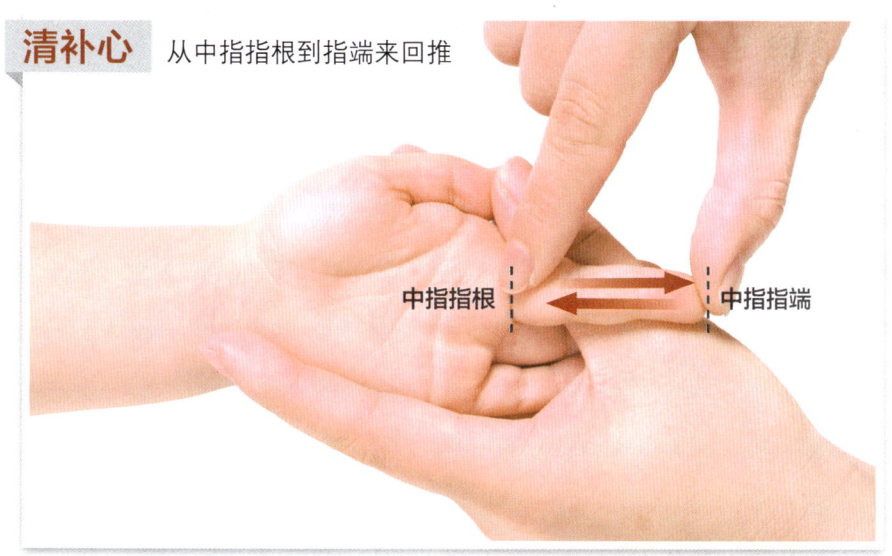

平肝
从食指指根推到指端

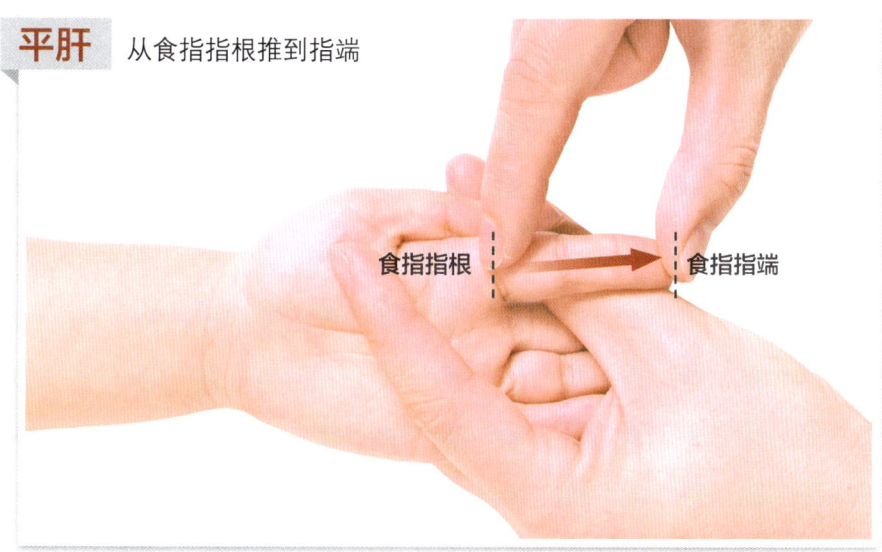

清胆

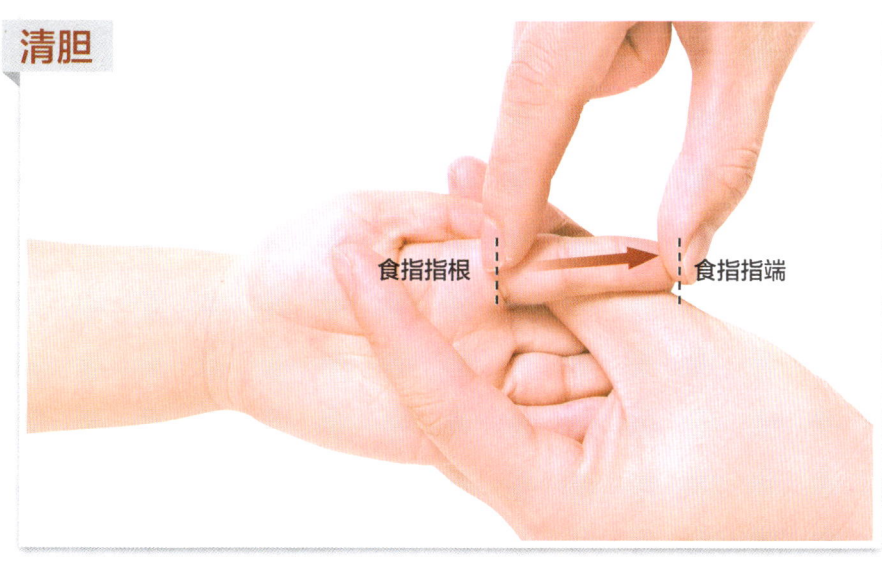

脾穴 健脾益气,调理中焦。

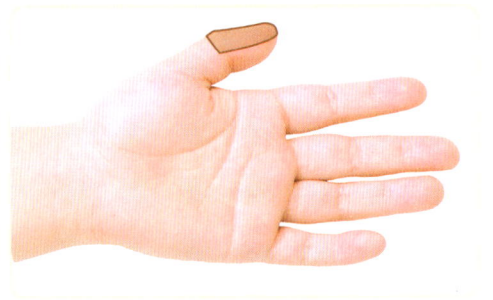

主治 积滞,腹泻,便秘,虚劳喘嗽,口舌生疮等。

部位 拇指末节外侧,赤白肉际处。

手法 小儿屈指(不屈亦可),医者向心推之为补;小儿直指,医者离心推之为清,来回推之为清补。拇指的指端末节为其本穴,下节外侧就属胃穴了。因此徐氏原书说推时要拇指内屈,为的是推时不至连及胃穴。但李医师推时并未将两节严格分开,推脾穴时不用屈指,往往连及下节,疗效是一样的。

专家心得 脾虚作泻,先清补大肠以止泻,然后清补脾以加强消化健运。大便燥结,离心推拇指外侧,以泻其火,再用泻大肠法,燥结可愈,后用补肾法以善其后。脱肛者,先补脾土以生肺金,然后揉二人上马以治肾寒,再补肾水以生肝木,使木安而不克土,最后清补大肠,以加强大肠之功能,必愈。喘嗽虚证,为肺、脾、肾皆虚,先揉二人上马以补肾中水火,次清肺以清热平气逆,最后补脾土以生肺金。心脾火盛,口舌生疮,手热身热,先推天河水,然后清补脾。唇裂肿痛,口外生疮,上眼皮肿,皆属脾火,也有因感寒而肿的,李医师一律用清补脾法通治。脾主四肢,又主肌肉,如瘫痪无热及软骨症等,皆可多用补脾法为治。

内劳宫 清热除烦。

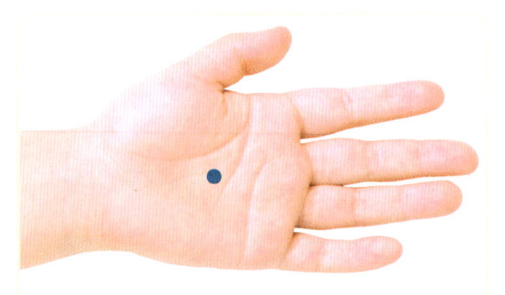

注 此穴属心,能清心火,但徐氏书中只在论"独穴"处简略一提,并未谈到手法。李医师也未用过,清心火以推天河水代之。

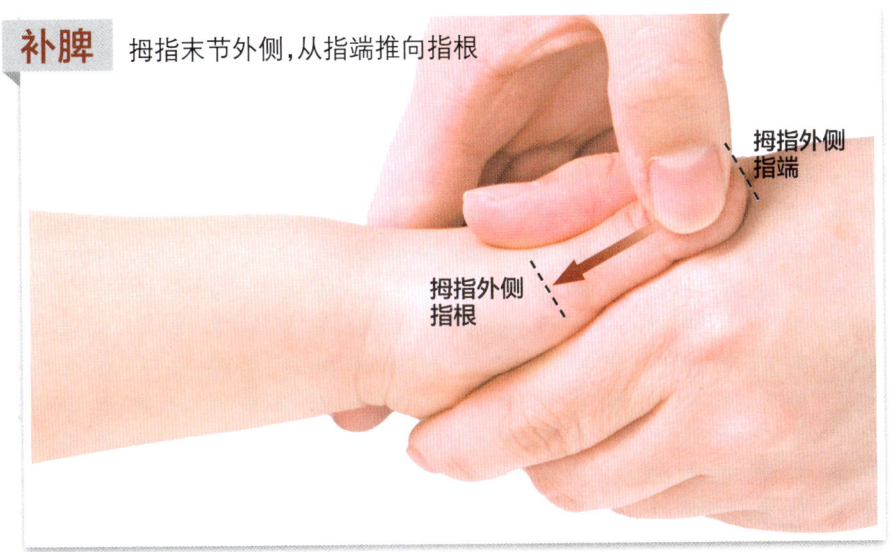

补脾 拇指末节外侧,从指端推向指根

拇指外侧指端

拇指外侧指根

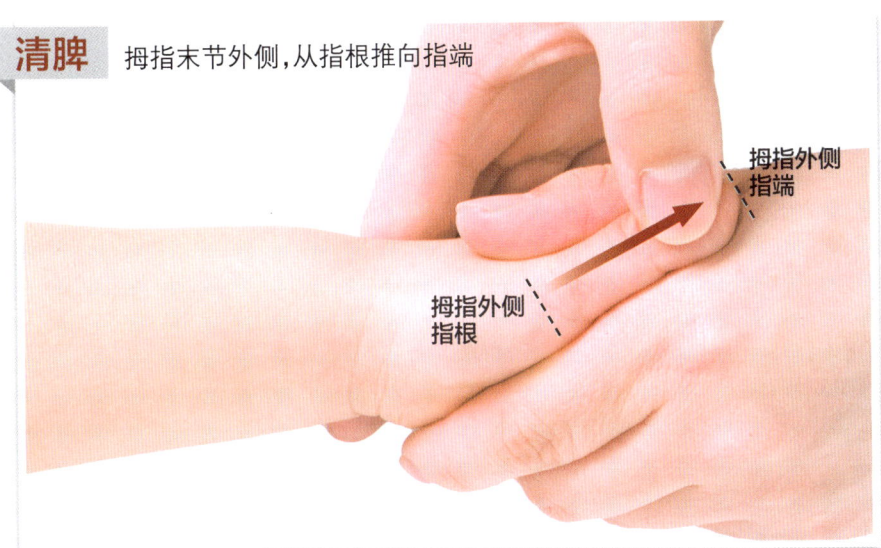

清脾 拇指末节外侧,从指根推向指端

拇指外侧指端

拇指外侧指根

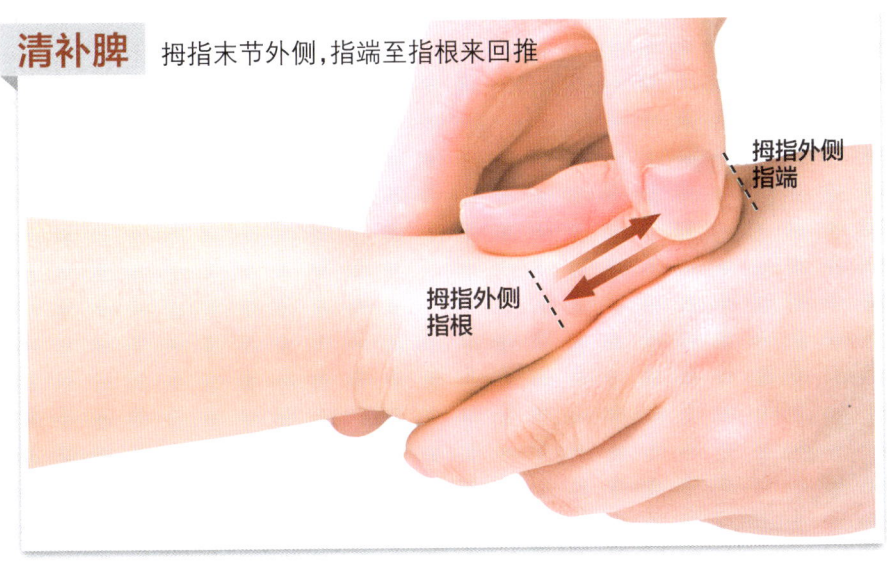

清补脾 拇指末节外侧,指端至指根来回推

拇指外侧指端

拇指外侧指根

肺穴　宣通肺气，发散外邪。

主　治　咳嗽，气喘，伤风感冒。

部　位　无名指末节掌面。

手　法　穴位在无名指末节掌面，清法从无名指指根推到指端，补法从无名指指端推到指根，但补法较少用。

专家心得　清肺法常与平肝、推天河水配合应用。退热，治肺炎、肺热，透发麻疹，都用这三个穴。肺非极虚不宜妄补，补则呼吸满闷。如欲补肺，可用补脾法培土生金以代之。

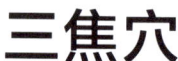

三焦穴

部　位　无名指第一节掌面。

手　法　不专用，清肺时连同此穴一并推之。

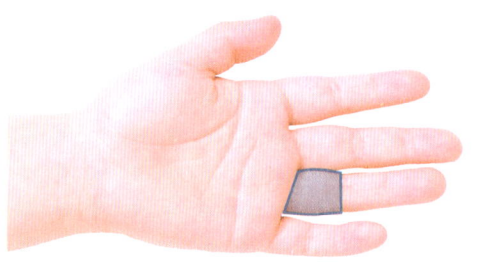

利小便穴　宣通气机，利水通淋。

主　治　尿潴留，小便不利，湿热腹泻。

部　位　小指外侧，从指根到指端，赤白肉际处。徐氏并未指明小肠穴与膀胱穴各自的部位，以他穴之例推想，小肠穴当在小指末节外侧，膀胱穴在小指第一节外侧，因两穴皆利小便，故不须截然分开。

手　法　在小指外侧，从指根推到指端为清，来回推为清补，不单用补法。

专家心得　膀胱气化不行，则小便不利，需用清法以化郁行气，如因肾虚可加补肾及揉二人上马，以补肾中水火。小肠能泌别水液清浊，用清补法，可以利水道而通小便。

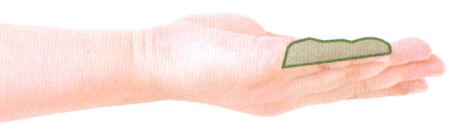

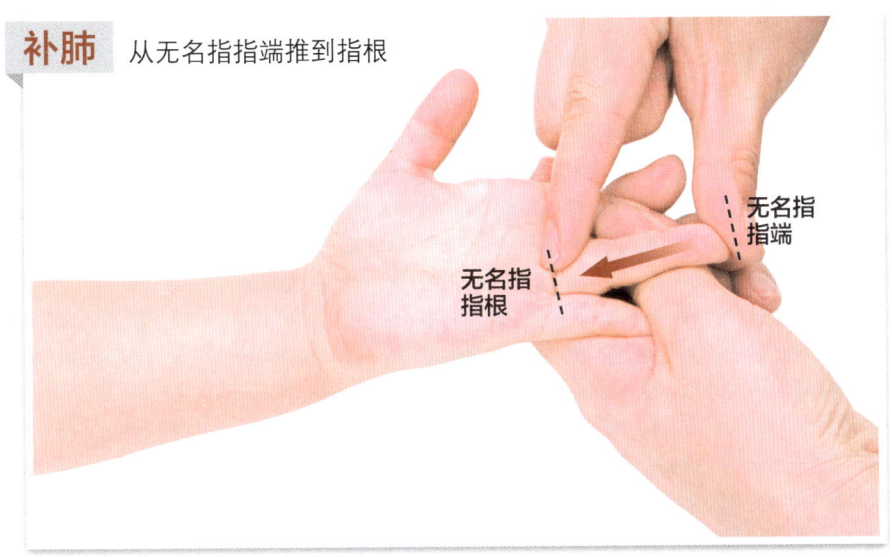

补肺 从无名指指端推到指根

无名指指端
无名指指根

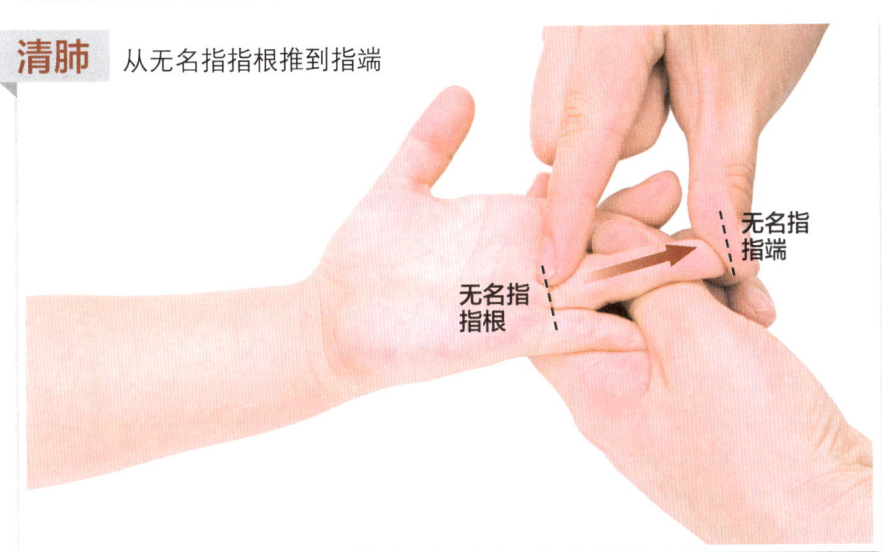

清肺 从无名指指根推到指端

无名指指端
无名指指根

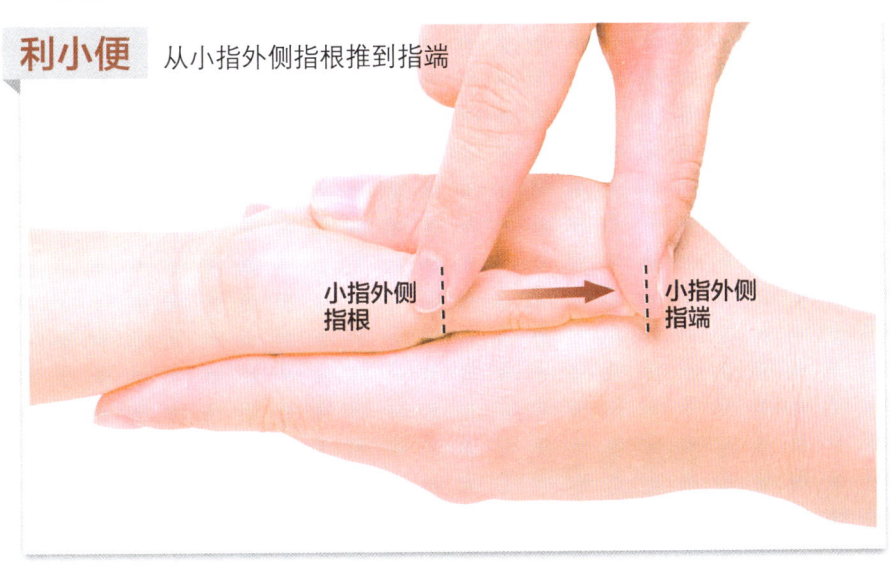

利小便 从小指外侧指根推到指端

小指外侧指根
小指外侧指端

肾穴　益气固脱，补肾养肝。

主治 遗尿，脱肛，泄泻，虚劳喘嗽。

部位 小指末节掌面。

手法 从小指端推到指根连掌处为补法，不用清法。

专家心得 肾水不足，虚火上炎，非一般清热法所能降，必须用补肾法以滋肾水，则虚火自退。肝不宜补，肝虚者，用补肾法生肾水以养肝，即可补肝。

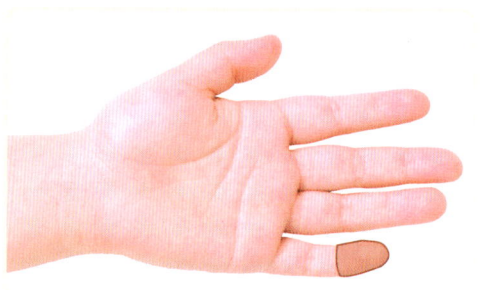

板门　宽胸膈，利胃肠。

主治 呕吐，腹泻，幽门狭窄、痉挛，贲门松弛。

部位 掌面大鱼际中点，从虎口到腕横纹桡侧端画一直线，在线中点取穴，以指点之，觉有物如筋头，大如小豆粒，重按之则酸麻，即为板门部位。

手法 以拇指端点住筋头状物，左揉右揉同数。

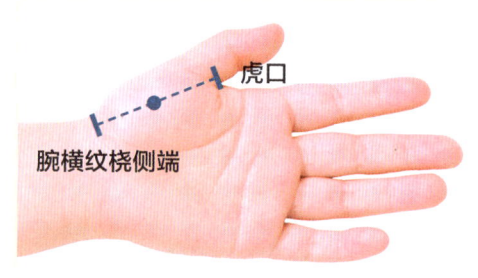

五经穴　调理五脏六腑之气。

主治 积滞，纳呆，腹胀，便秘。

部位 在掌面，五指根连掌面之横纹正中，每指根一穴，总名五经穴。

手法 用拇指端来回推之。

专家心得 徐氏云："五经穴，五指根纹，来回推之，开脏腑寒火。"心得其意，用推揉法。

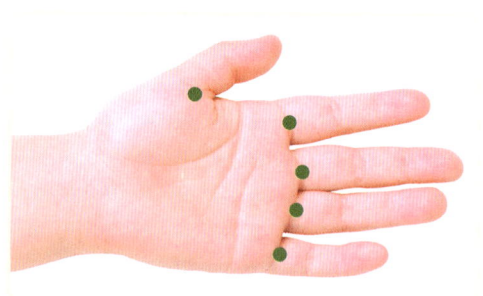

补肾 从小指指端推到指根

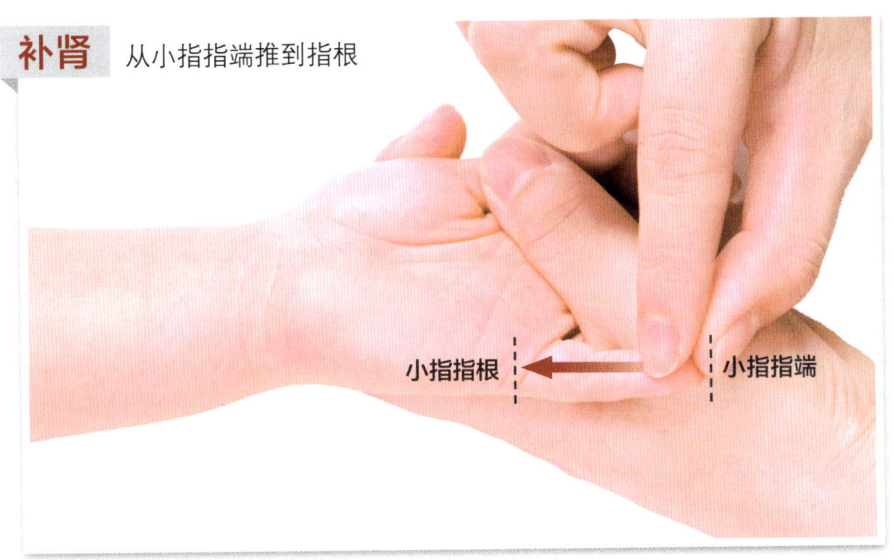

小指指根 ← 小指指端

揉板门 用拇指指端揉，左揉右揉同数

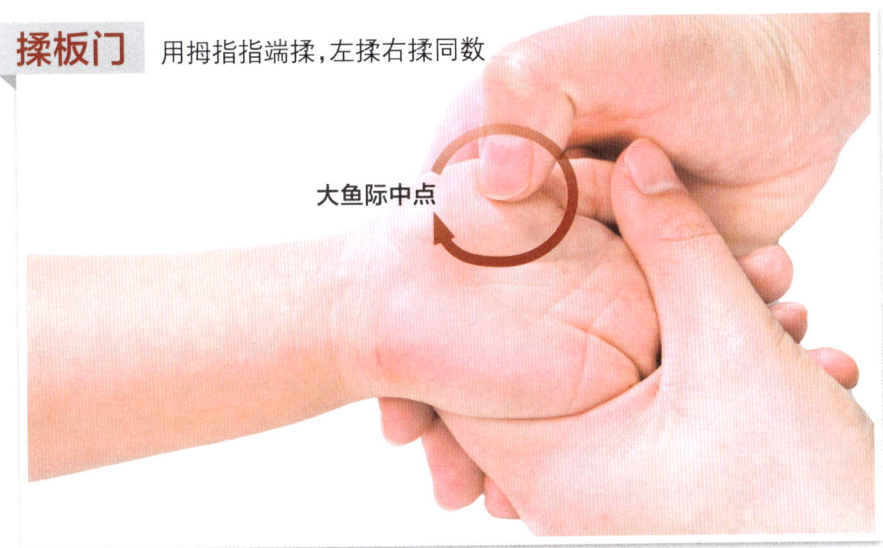

大鱼际中点

推五经 在五指根处来回推

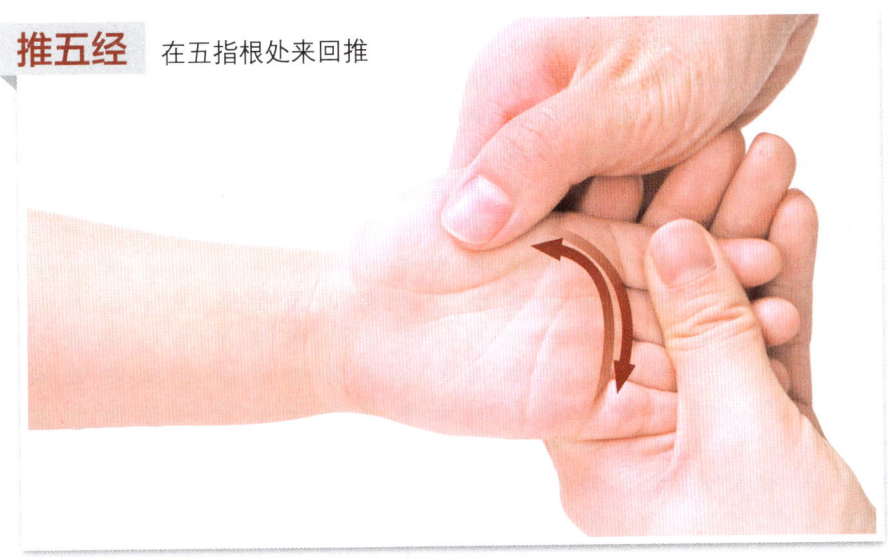

胃穴　清脾胃积热,降气和胃,消导助运化。

主治 肚腹胀满,积滞腹痛,恶心呕吐,纳呆,便秘。

部位 大鱼际外侧赤白肉际处。

手法 大鱼际外缘赤白肉际处,从腕部掌边高骨起,离心推至拇指根,或至拇指第二节,此为清法;反之则为补法。清之则气下降,补之则气上升。因胃气以下行为顺,故一般用清法。

专家心得 本派认为胃穴部位有二:一是拇指下节为胃穴,二是大鱼际外缘白皮与掌背黄皮交界处(赤白肉际处),下齐艮卦部位,亦即小天心穴旁为胃之"真穴"。目前以推拿大鱼际外侧赤白肉际处为主。

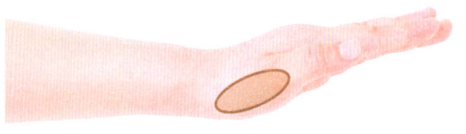

大四横纹　调理脏腑,疏通气机。

主治 腹胀,腹痛,干咳少痰,积滞,纳呆,便秘,泄泻。

部位 食指、中指、无名指、小指根各指连掌面之横纹正中,即五经穴除去拇指处穴。

手法 以拇指端侧面自小儿食指根至小指根,来回推之,也可用揉法。

专家心得 来回推之,调理脏腑寒火,治腹胀。揉之,能和气血,功用同五经穴。

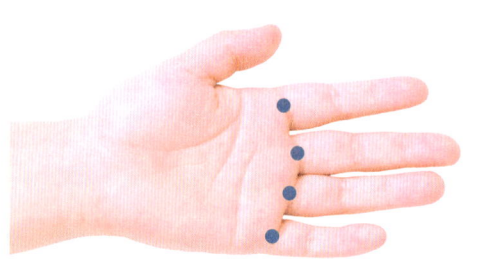

小横纹　化痰止咳,清利湿热。

主治 喘嗽(气管炎),肺炎,积滞,口疮。

部位 小指掌指关节下横纹,穴在纹中偏外处。

手法 揉之,左揉右揉同数。

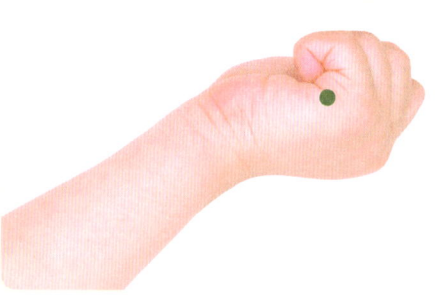

清胃 从腕部高骨处推至拇指指根

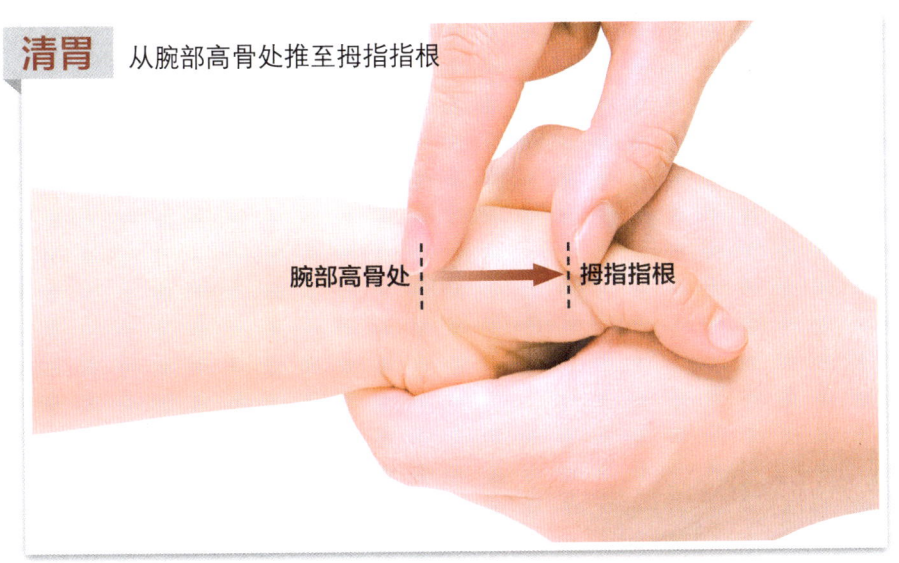

腕部高骨处 → 拇指指根

推大四横纹 在食指、中指、无名指、小指指根处来回推

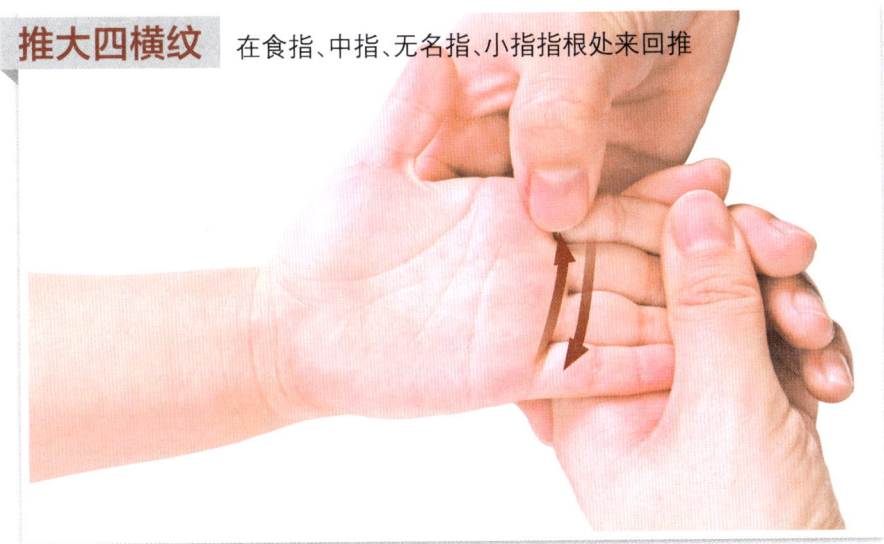

揉小横纹 用拇指指端揉，左揉右揉同数

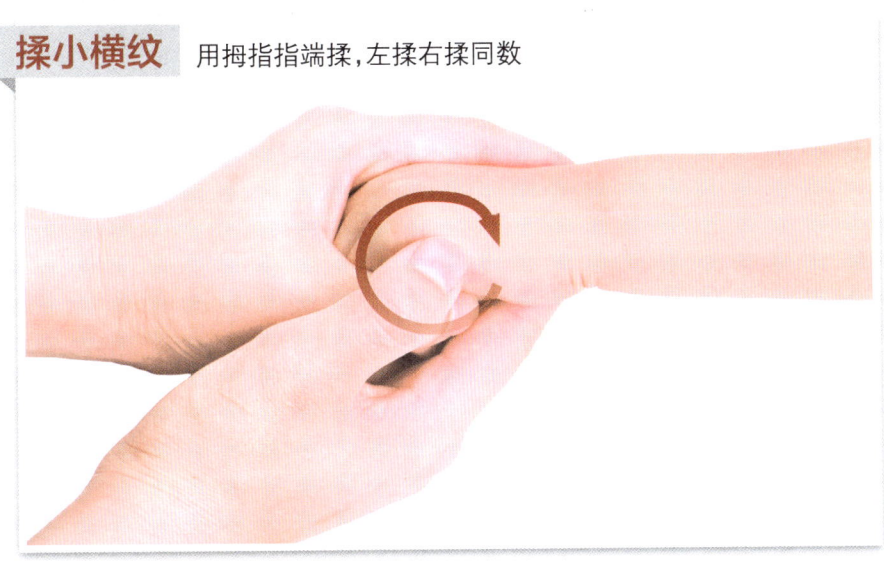

大肠穴 清利肠腑。

- **主 治** 腹泻，便秘，积滞。
- **部 位** 徐氏原书说在"食指外侧上节，穴如豆粒"。
- **手 法** 在食指外侧，不必拘于上节，向指尖方向推为清，向虎口方向推为补，来回推为清补，一般不专用补法。

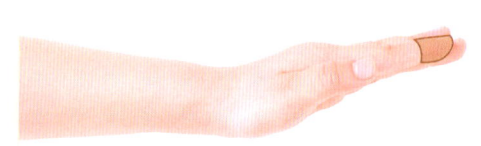

小天心 镇惊安神，益智。

- **主 治** 斜视，惊证，慢惊风。
- **部 位** 在掌根部大小鱼际之交点，八卦之坎宫部位，即过掌中心从腕横纹起到指根之连线四分之，从腕横纹数第一分点，左右两边凸肉之间凹处为小天心穴。
- **手 法** 用捣法，上下左右捣或直捣。
- **专家心得** 眼睛向上下左右翻或向一侧斜，治疗时向相反方向捣小天心以纠正之，如左斜向右捣，上翻向下捣，得纠正即止，不可过捣。风热上冲头目、角弓反张，用下捣法。亦有前仆而不后仰之症（俗名"磕头风"），可用上捣法。急喘实火，则用直捣法。

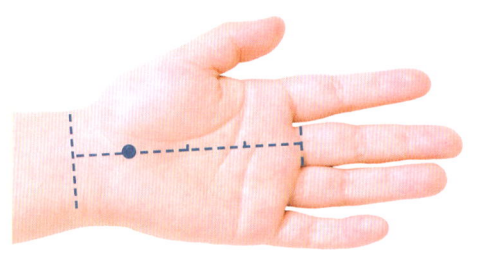

膻中穴

- **部 位** 在中指第一节掌面，未见李医师应用。本穴与人体任脉之膻中穴同名，但并非同一穴位。

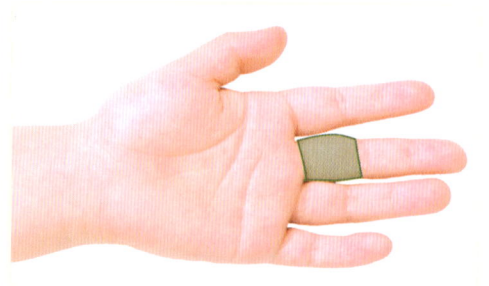

清大肠 从食指外侧指根推到指端

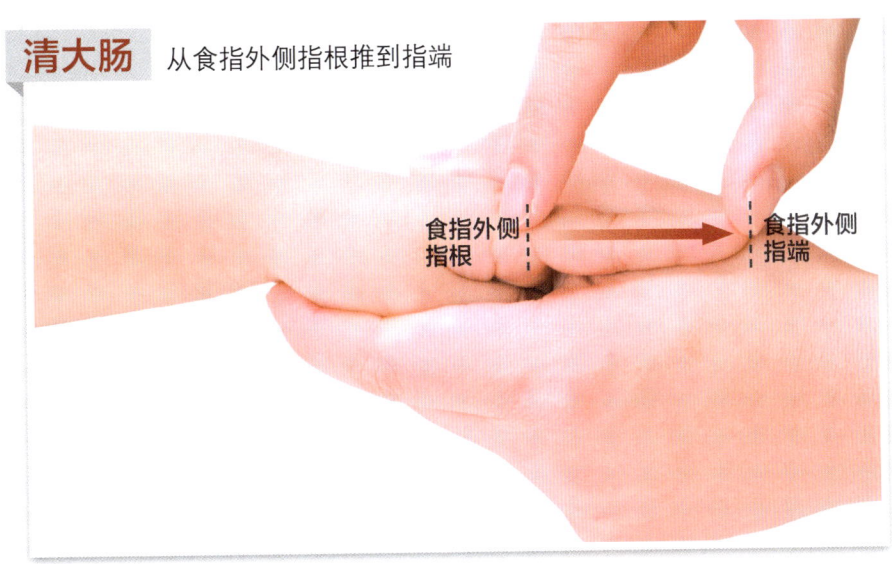

食指外侧指根 → 食指外侧指端

清补大肠 食指外侧指根到指端来回推

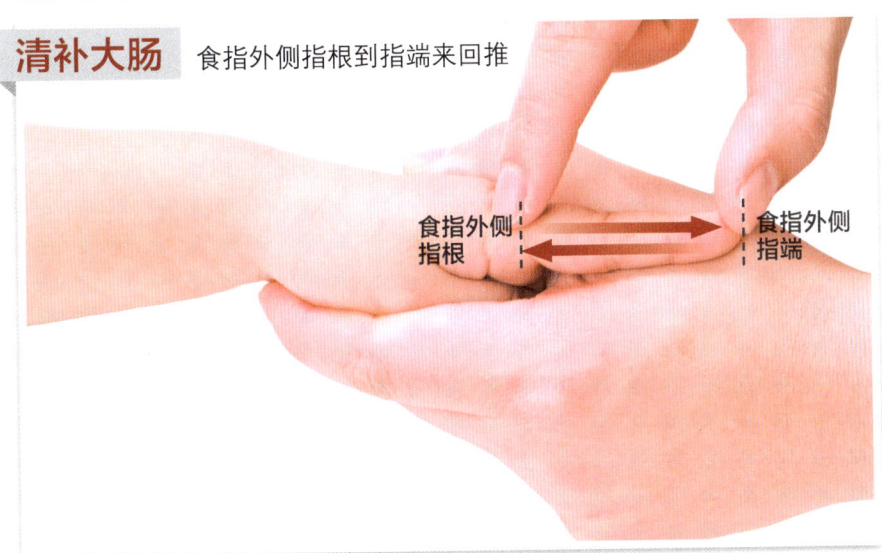

食指外侧指根 ↔ 食指外侧指端

捣小天心 用中指指间关节捣

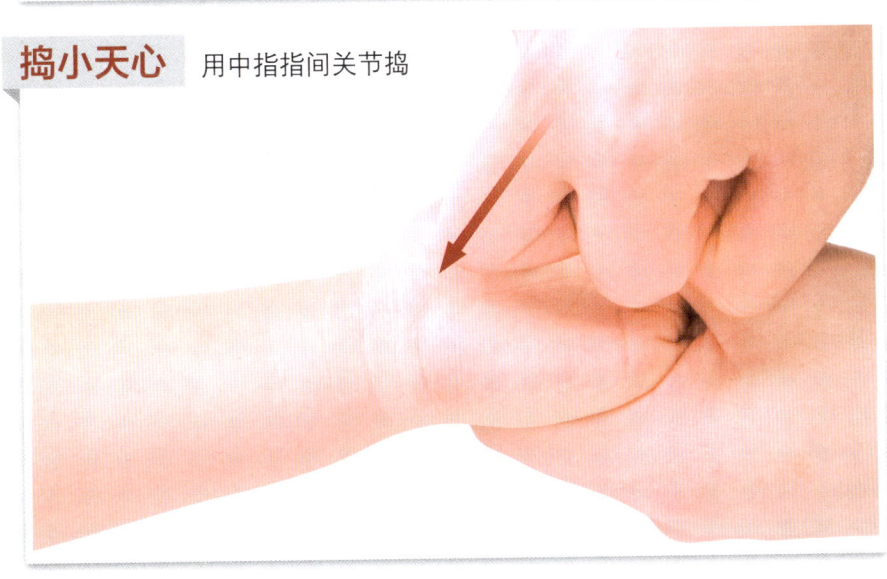

八卦　行气宽中，利膈消滞。

主治 胸腹胀痛，咳嗽痰喘，百日咳，积滞，纳呆。

部位 掌中围绕掌心内劳宫穴一周，缘掌根凹下处及掌边高起之边缘，按乾、坎、艮、震、巽、离、坤、兑八卦分布，呈环状。

手法 用运法，自乾宫起至兑宫止，周而复始，旋转摩擦之，为顺运八卦，反之从艮卦推至震卦则为逆运八卦。但离宫属心，不宜强刺激，故运至离宫处下按宜轻，或用医者左手大指微掩其处而运之。

专家心得 五脏之气不调而诱发胸膈作闷、痰火郁结、喘嗽交作、百日咳等，都可用运八卦法，以宽胸利膈、开郁降气，且能助气调气，加强中气的运化力量，并能消痞化积。

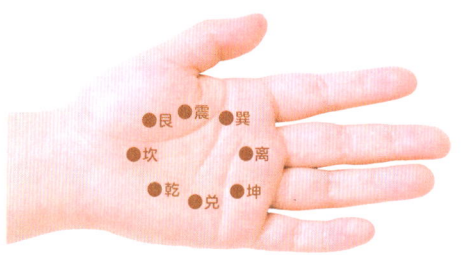

六腑　清脏腑之实热，消积导滞。

主治 感冒发热，壮热不退，便秘，积滞，腹泻。

部位 前臂尺侧（小指侧）一面，从肘横纹至腕横纹，为线型穴。

手法 从肘横纹推至腕横纹，需将患者之手臂顺正，使小指在下呈立掌，或小指在上呈立掌。

专家心得 此为凉穴。徐氏说："大补元精，即心血也。"体会其意，这一穴虽为凉穴，也非一味寒凉，同时也有壮水制火、滋阴潜阳之义。因此，即使兼有虚热也可用它。徐氏特别提出温毒颈肿，喉痹窒息，推此30000次立愈。不论肿左肿右，或夜轻日重，都可取此穴。此外，凡虚热证，疮疹痘斑，头、目、牙、耳实火都可专用此穴，以愈为度。又说：痴癫痰迷心窍，推此穴15000次有效，又方如下：六腑为君，推15000次；天河水为臣，推10000次；后溪穴为佐，推4500次；三关为使，推500次。共30000次。

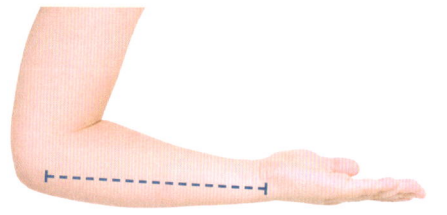

顺运八卦 从乾至兑，顺时针运八卦，运至离宫宜轻按

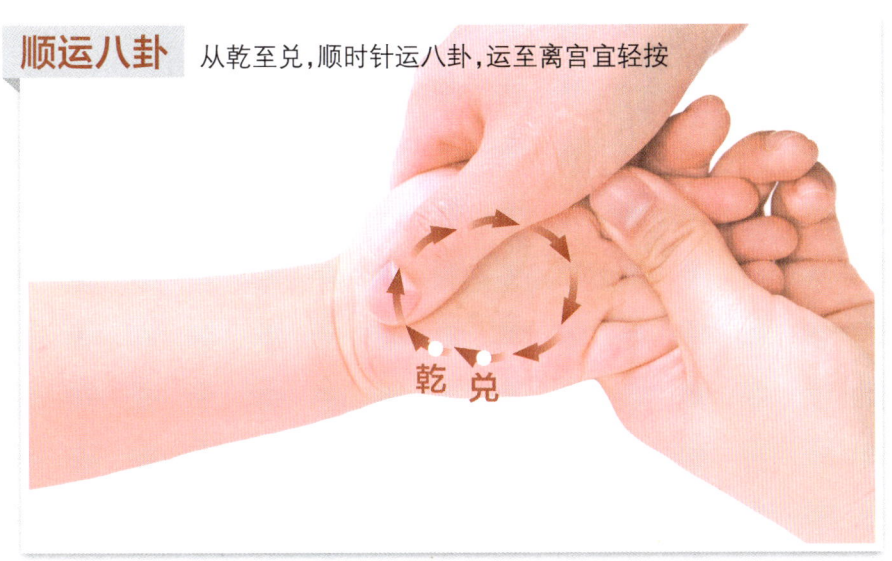

逆运八卦 从艮到震，逆时针运八卦，运至离宫宜轻按

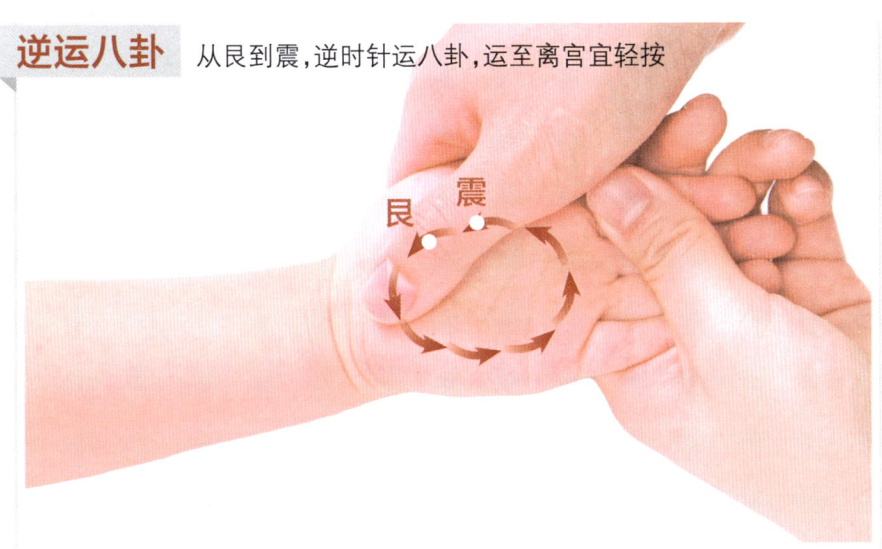

推六腑 从前臂尺侧肘横纹推至腕横纹

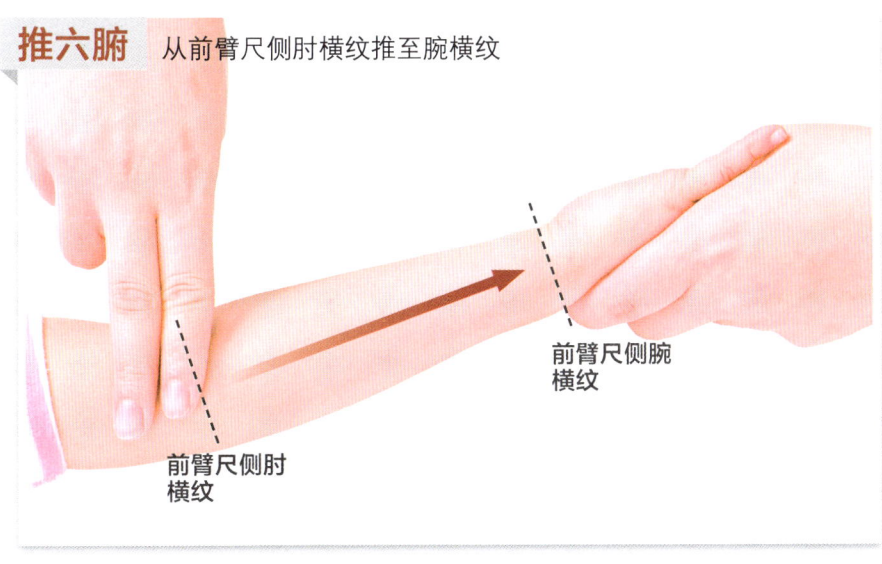

天河水　　清心除烦,镇惊安神,退热发表。

主治 感冒发热,惊慌不安,口舌生疮,烦躁不寐,心经有热亦用此穴清之。

部位 掌面自腕横纹中点起,向肘部至肘横纹而止,为线型穴。

手法 由腕横纹中点推至肘横纹,直线推动,用力要匀。

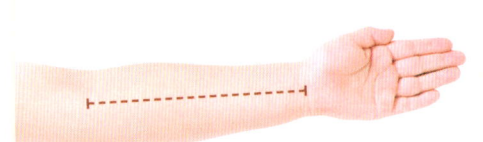

三关　　回阳生热,温暖下元。

主治 风寒感冒,下元虚寒。

部位 在前臂桡侧(拇指侧)一面,从腕横纹起至肘横纹,为线型穴。

手法 将患者左臂顺正,使拇指在上,推的部位保持在前臂的上侧,自腕横纹推至肘横纹,用力要匀。

专家心得 此为暖穴,大补肾中元气,回阳生热。寒痰迷塞心窍,推500次即有效。徐氏说用以治"痴",效果显著。中风病,需用热力祛风、开郁、祛痰,以此独穴多推,以醒为度。

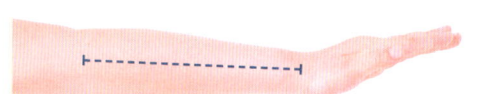

后溪穴　　行气消滞。

主治 积滞,纳呆,小便赤涩不利。

部位 从小指侧掌指关节下横纹起沿掌边引弧线至近坎宫处。

手法 从小指侧掌指横纹推至近坎宫处。

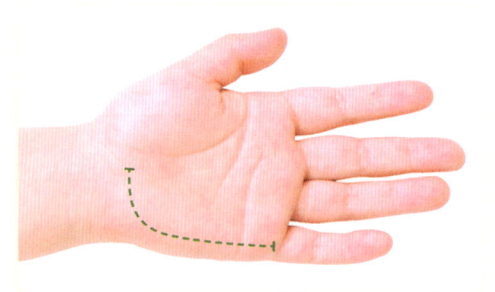

推天河水 从腕横纹中点推至肘横纹

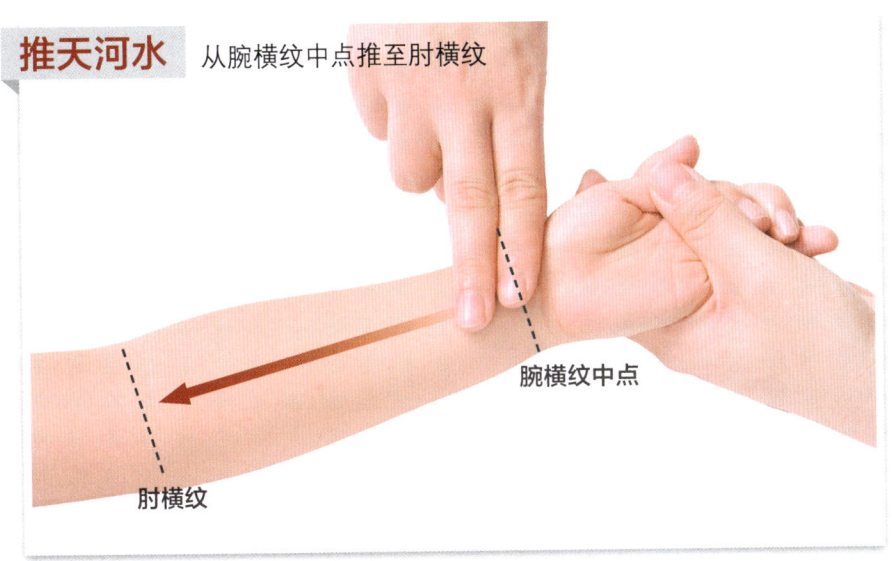

腕横纹中点

肘横纹

推三关 从前臂桡侧腕横纹推至肘横纹

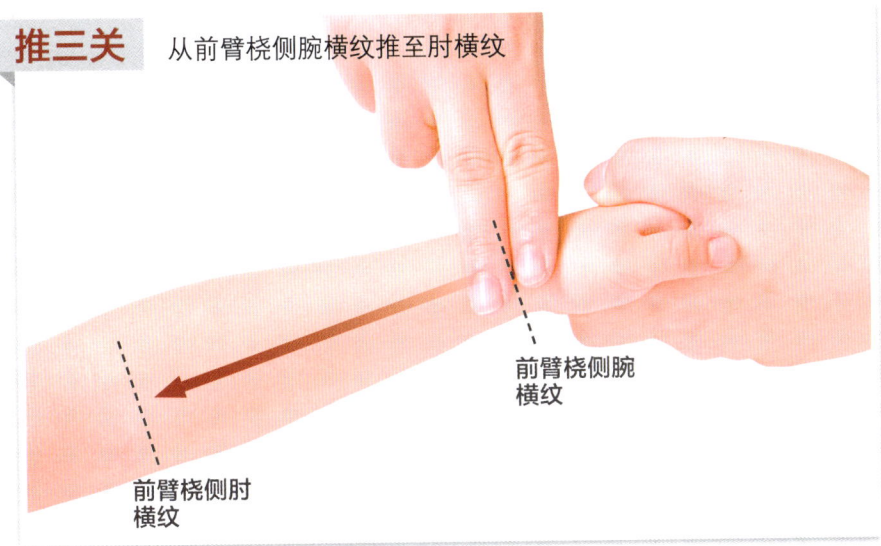

前臂桡侧腕横纹

前臂桡侧肘横纹

推后溪

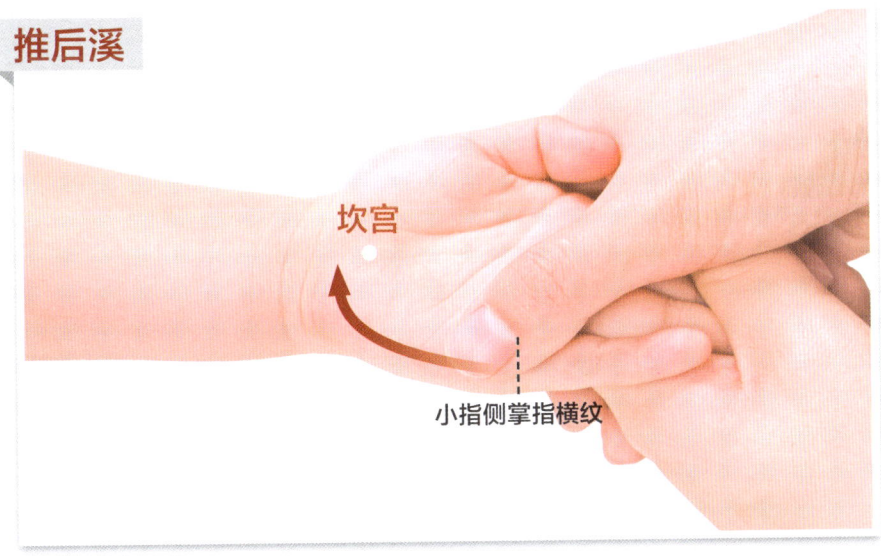

坎宫

小指侧掌指横纹

分阴阳　和气血，调阴阳，分寒热。

主治 寒热往来，气血不和，胸膈满闷。

部位 徐氏说："从小天心上横纹处两分，外推之。"但小天心上除掌根外别无横纹，从掌根中心向两旁推则又非是。李医师指出，应为从小天心略偏向掌根横纹处用两拇指向两旁分推。有人将两边的穴位称为阳池、阴池，但不是本书所指推拿穴位的阳池穴。

手法 用两拇指螺纹面从穴位中点向左右分推。

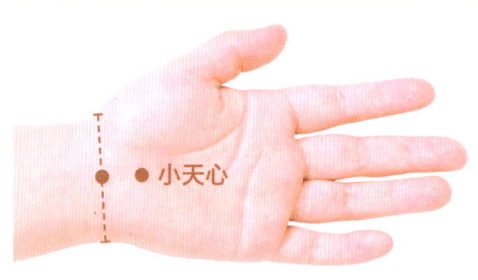

合阴阳　能使阴阳相交，气血谐和。

主治 胸膈满闷，气血不和。

部位 从小天心略偏向掌根横纹处，用两拇指从两旁向中心推。

手法 与分阴阳相反，照前部位从两边向中心合推之。

专家心得 徐氏说用本法与他穴配合治痰涎壅盛，先推肾穴取热，次用合阴阳法，最后推天河水，其痰既散。徐氏推各穴皆300次，应酌量增加。

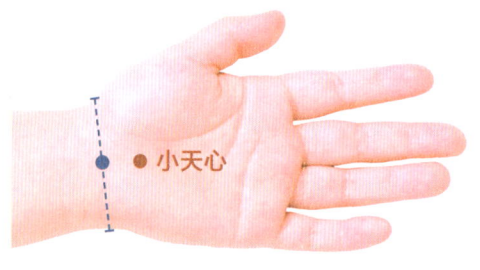

天门入虎口　健脾和胃，顺气和血。

主治 腹痛，泻痢，积滞，纳呆。

部位 拇指内侧。

手法 拇指内侧，由指端下推至指根。

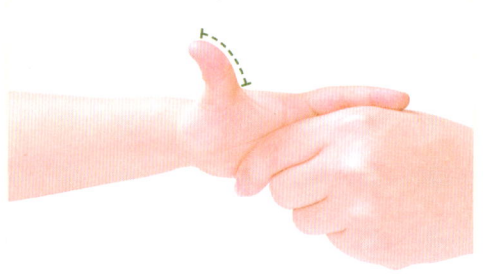

分阴阳 从穴位中点向左右分推

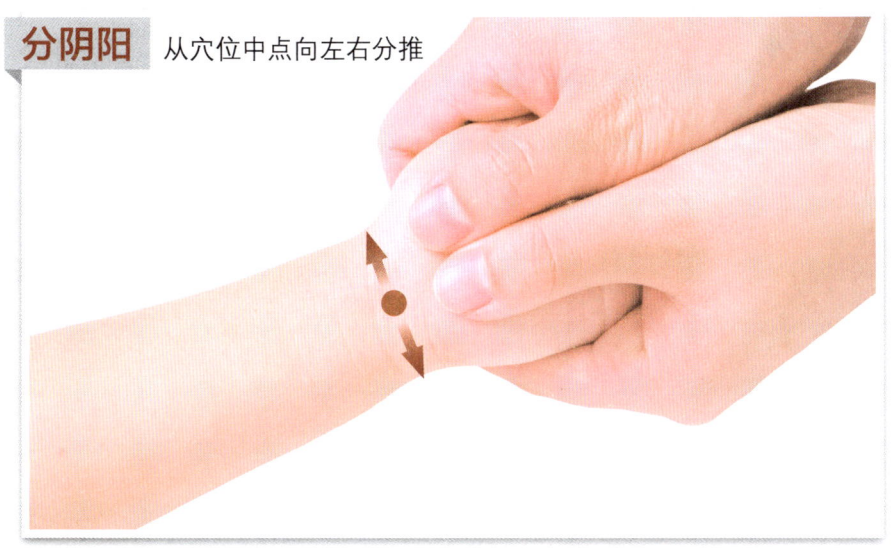

合阴阳 由左右两边向穴位合推

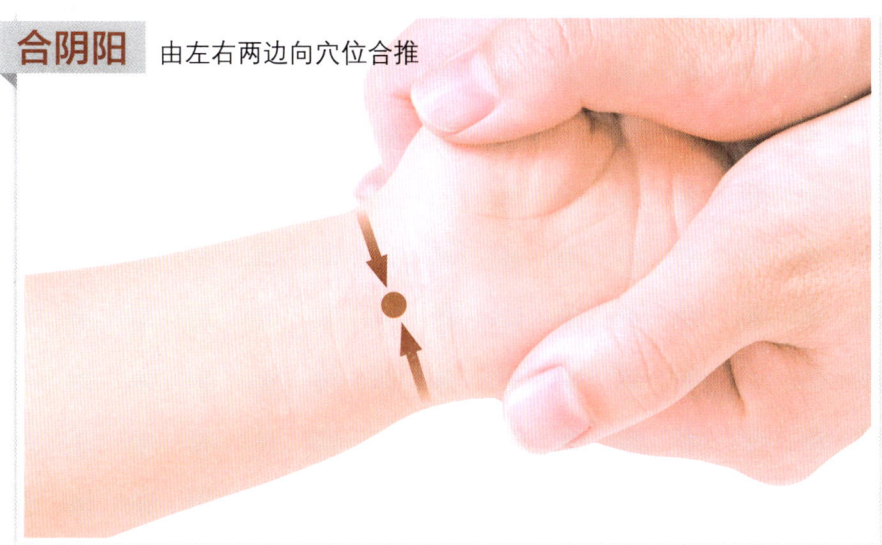

天门入虎口

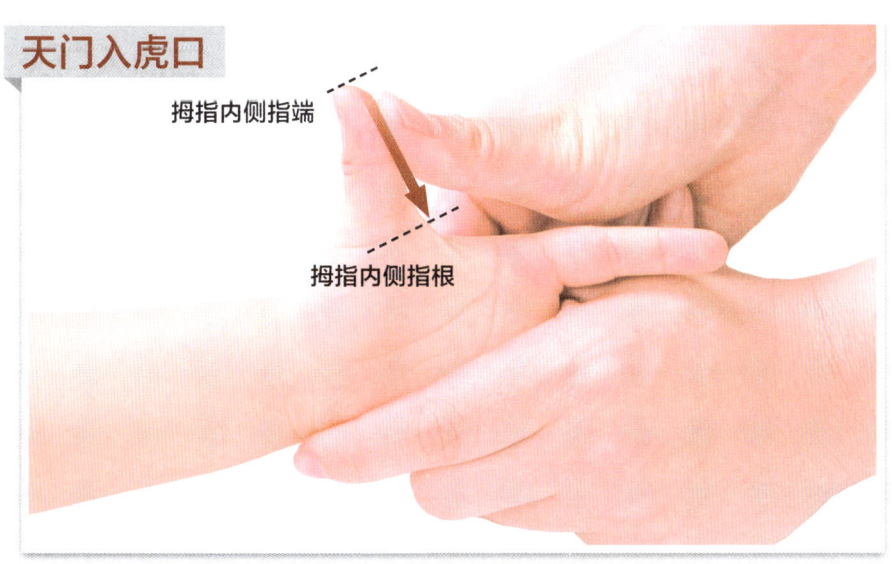

拇指内侧指端

拇指内侧指根

虎口入天门　　健脾和胃，顺气和血。

- **主治** 徐氏并未说明其主治，且与大肠穴重复。李老亦未用过，姑且存待考证。
- **部位** 拇指内侧。
- **手法** 徐氏书云："自食指下节（应为食指第一节）上推，为虎口入天门。"

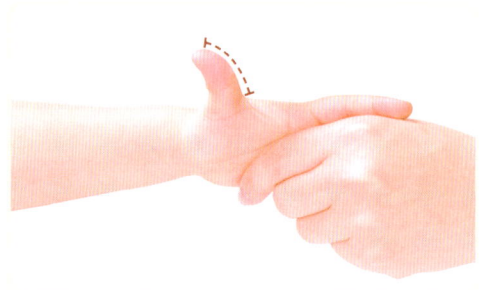

运水入土　　补肾健脾。

- **主治** 疳积，痢疾，腹泻，便秘。
- **部位** 自掌面小指尖沿掌边至坎宫。李医师说应推到拇指根部。
- **手法** 从小指尖沿掌边推至拇指根。

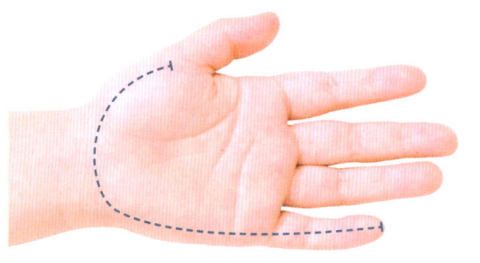

运土入水　　健脾补肾。

- **主治** 消化不良，吐泻，痢疾。
- **部位** 自掌面拇指尖沿掌边至小指根。
- **手法** 自掌面拇指尖沿掌边推至小指根。

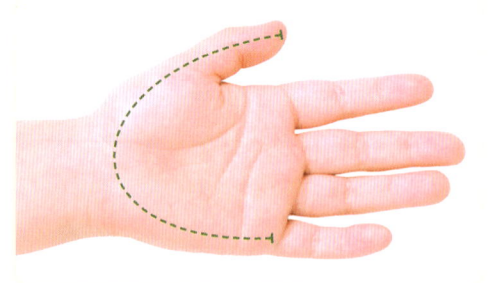

虎口入天门

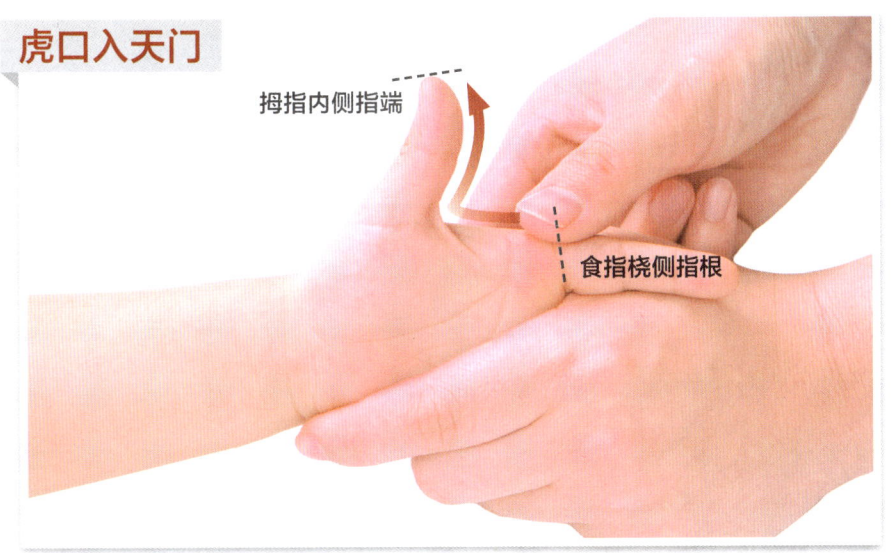

拇指内侧指端

食指桡侧指根

运水入土
从小指指端沿掌边推至拇指指根

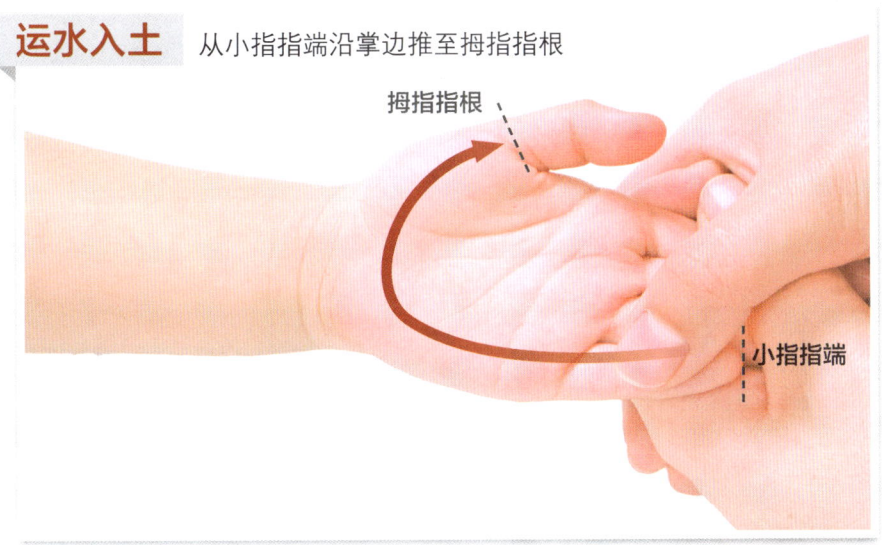

拇指指根

小指指端

运土入水
从拇指指端沿掌边推至小指指根

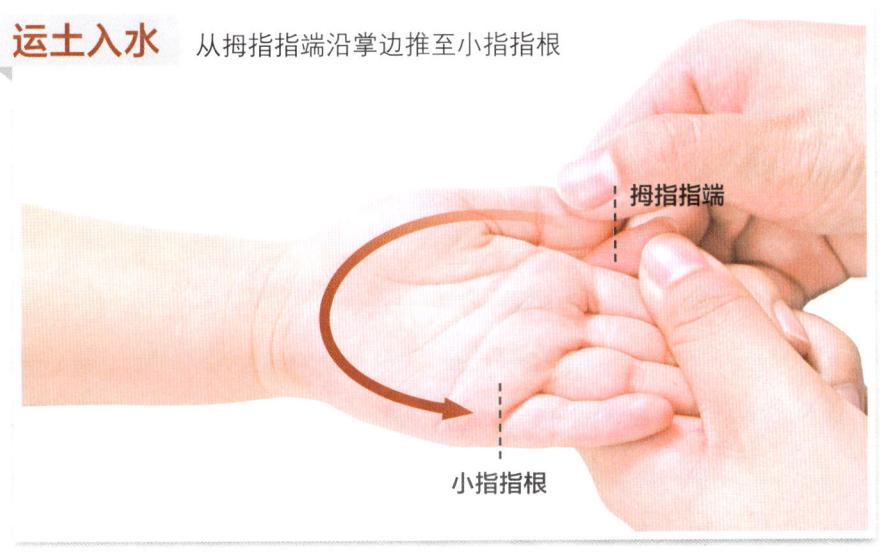

拇指指端

小指指根

二人上马　　温肾阳,清虚热。

主治 腰膝酸软,虚劳发热,久泻不止,夜啼,遗尿。

部位 在掌背小指、无名指两掌骨中间,由指根至腕横纹之掌骨二分点偏下,取凹陷处。二人上马常简称"二马"。

手法 左揉右揉同数。

专家心得 大补肾中水火。虚火牙痛,耳鸣阳痿,足软不能履地,腰以下痛,眼赤而不痛,一切属肾虚的证候,都可以用此穴补肾为治。凡虚火上炎,颈肿咽痛,单双蛾(扁桃体肿大)而下午痛甚,皆可用此穴以退虚热,以愈为度,如上午痛甚,就不是虚火,应以推六腑治之。

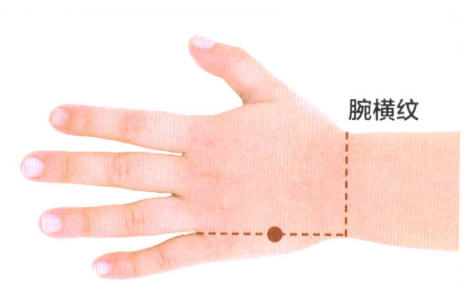

一窝风　　温中散寒,通窍。

主治 风寒感冒,鼻塞流涕。

部位 在掌背,掌与前臂相连的腕窝处,上屈时出现皱褶之中心。

手法 左揉右揉同数。

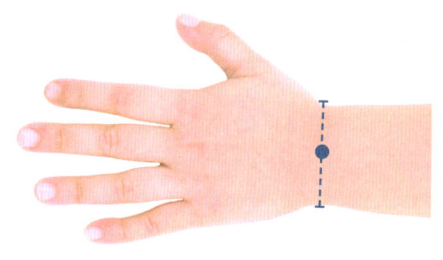

阳池　　升清降浊,止疼痛,明目,镇惊。

主治 头部一切疾患,头痛不论寒热虚实皆效,可用以治高血压眩晕。

部位 一窝风直上有一凹处,即为本穴。顺一窝风穴向腕上引直线,大人约寸余,小儿视手臂长短约计之。

手法 左揉右揉同数。

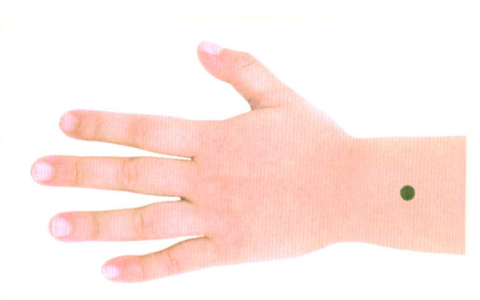

揉二人上马 用拇指指端揉,左揉右揉同数

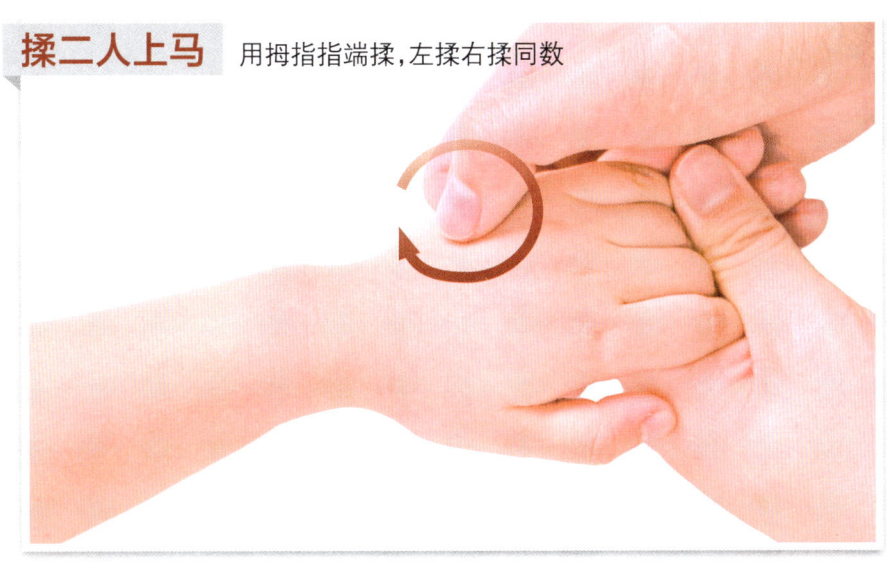

揉一窝风 用拇指指端揉,左揉右揉同数

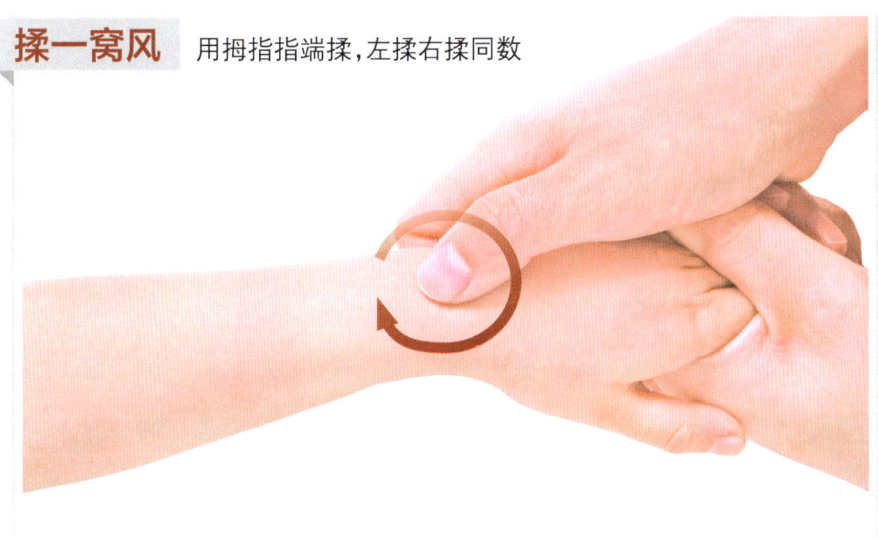

揉阳池 用拇指指端揉,左揉右揉同数

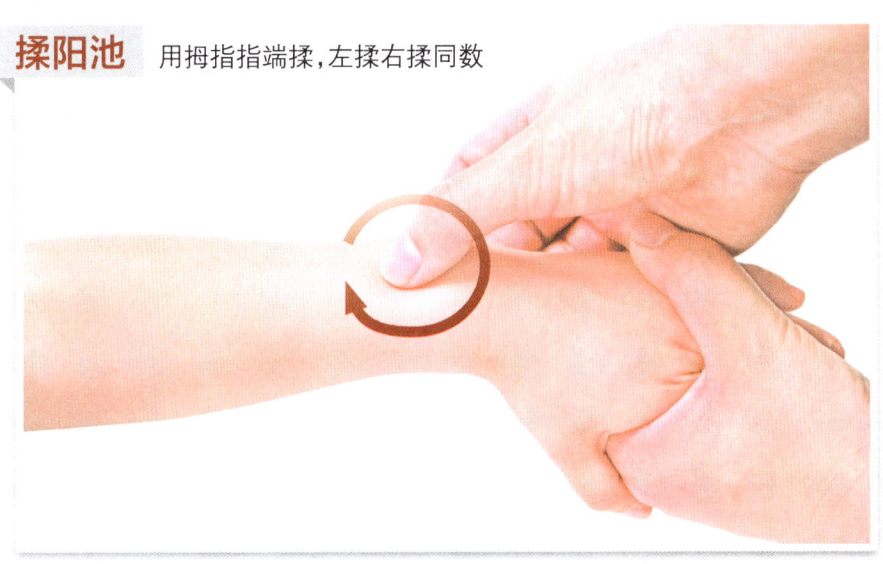

外劳宫　温里祛寒，止痛。

- **主治**　腹痛，腹泻，胃脘疼痛。
- **部位**　在掌背正中第3、第4掌骨中间凹处，与内劳宫相对。
- **手法**　左揉右揉同数，揉时应屈患者小指。
- **专家心得**　此为暖穴，善治下元寒证。凡脏腑风寒冷痛，腹痛属寒，日久不愈，揉不计数，以愈为度。

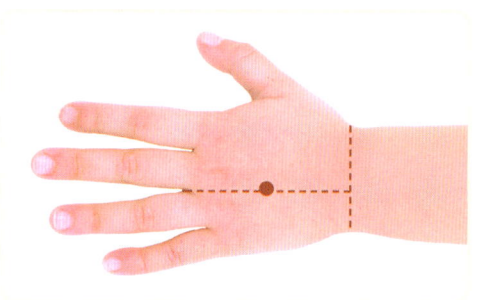

五指节　镇惊安神，调和气血。

- **主治**　伤风感冒，积滞，泄泻。
- **部位**　五指各关节。
- **手法**　用拇指端指甲揉、捻、掐之。
- **专家心得**　掌面和掌背五指各关节皆属五指节，掐五指节时掌面和掌背均可。多用得效，诸穴推毕，都可用此法以和气血。

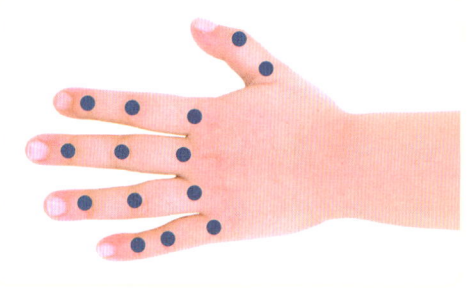

列缺　发汗解表，醒神开窍。

- **主治**　风寒感冒，头痛，鼻塞，痘疹。
- **部位**　在掌根连腕处两侧之凹陷内，非针灸学上之列缺穴。
- **手法**　用大拇指及食指、中指在腕两侧两穴处用力卡拿之，这就是推拿的"拿"法。
- **专家心得**　此为发汗、解表、通窍之穴，拿之汗出为止。歌哭无端，胡言乱语，俗所谓"邪祟"，拿列缺出汗，痰开神清，即可得愈。治中恶不省人事，阴脉不绝，拿之可醒。

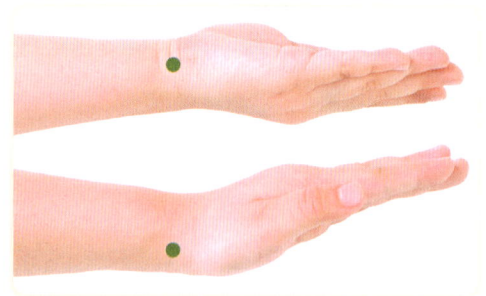

揉外劳宫
用拇指指端揉，左揉右揉同数

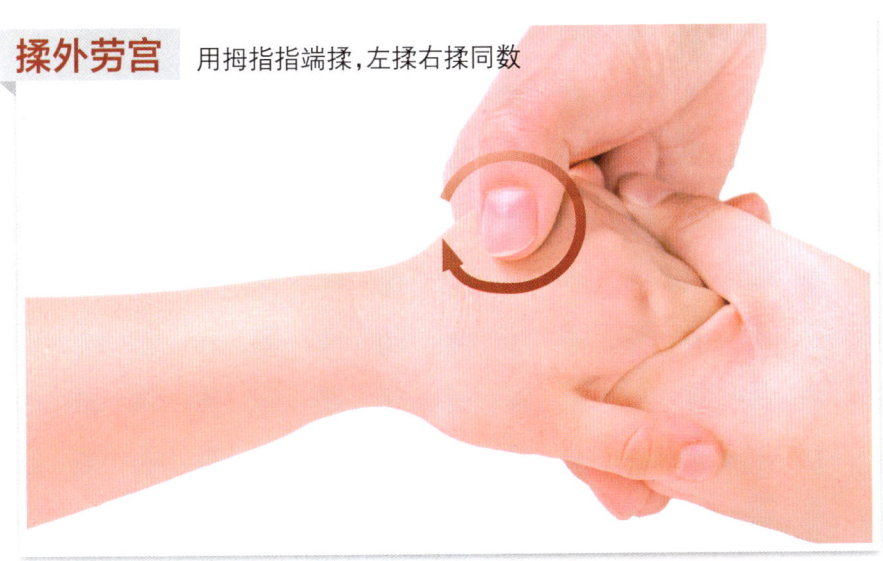

掐五指节
用拇指指甲掐揉五指各关节

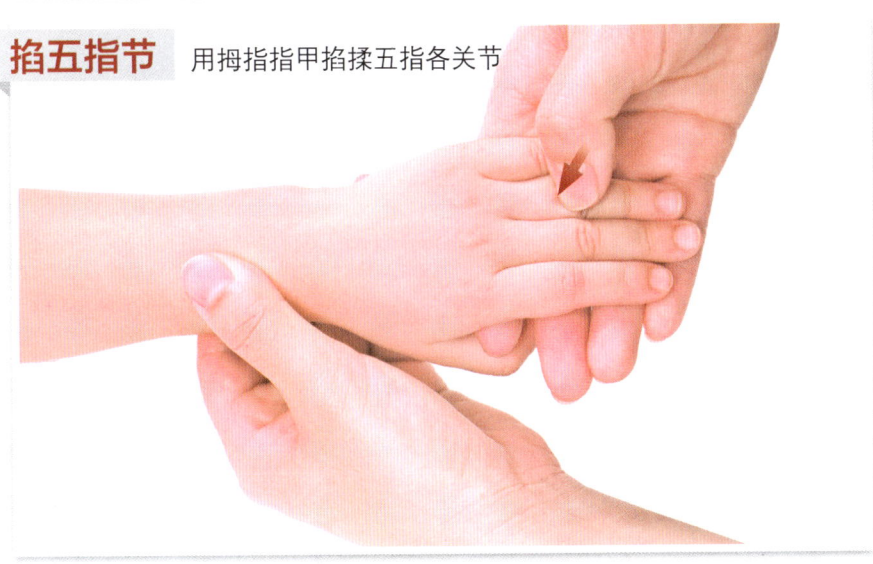

拿列缺
用拇指和食指用力卡拿

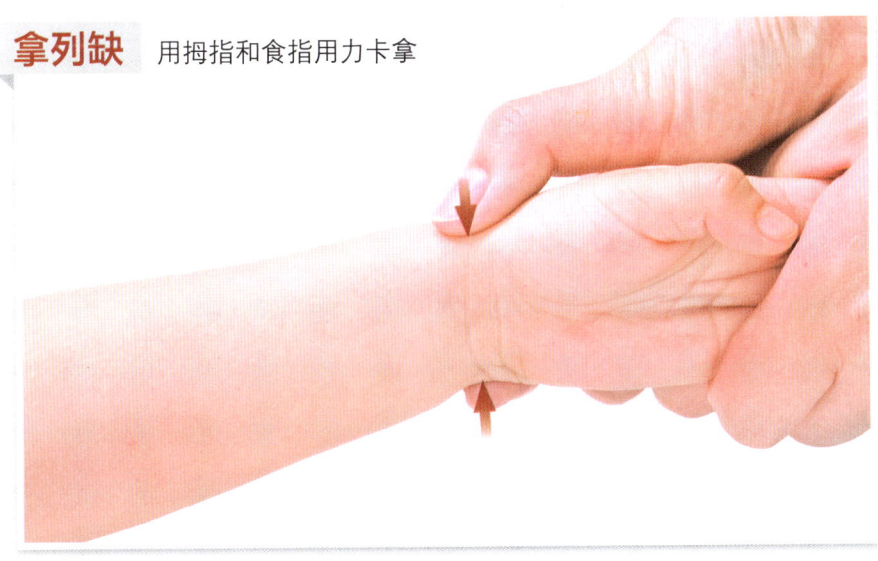

② 头面穴位

百会　升提阳气，温肾固脱。

- **主治**　头痛，脱肛，惊痫。
- **部位**　在头顶，前后正中线与两耳尖连线交会处。
- **手法**　按、揉。

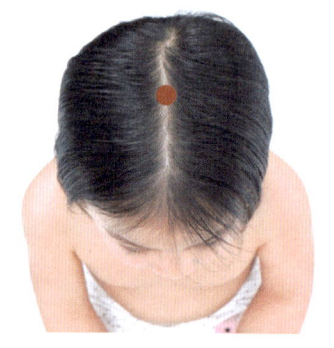

囟门　温通阳气，镇惊安神。

- **又名**　信风、囟会。
- **主治**　头痛，鼻塞，惊风。
- **部位**　百会前3寸，属督脉。从前发际正中引直线上至百会，百会前有凹陷处。
- **手法**　按、揉。

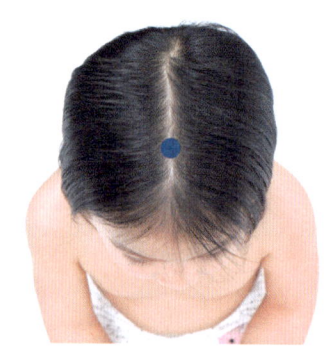

天庭　清心镇惊安神。

- **又名**　神庭、上天心、大天心、天门、三门。
- **主治**　头痛，眩晕，眼疾及口眼歪斜。
- **部位**　头部前正中线，入前发际0.5寸处，属督脉。
- **手法**　揉、按。

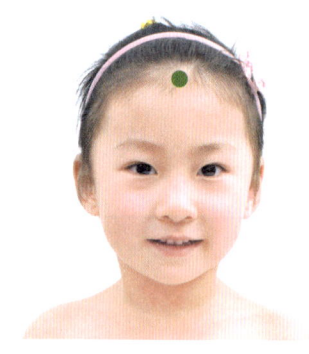

印堂　疏风清热，明目镇惊。

又名	眉心、二门。
主治	头痛，鼻出血，小儿惊风。
部位	在两眉之间，两眉头连线的中点。
手法	按、揉。

注　眉心印堂为望色之处，用水洗净以察其色，再结合脉象和症状，就可以做出诊断。

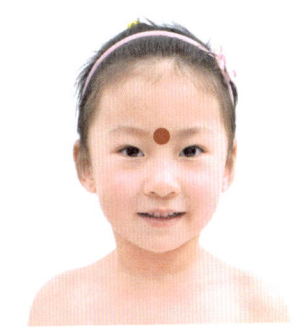

黄蜂入洞　发散风寒，宣通鼻窍。

主治	伤风感冒，鼻塞不通。
部位	两鼻孔。
手法	中指、食指抵入患者二鼻孔，左右旋转。这是特殊穴位的特殊手法。

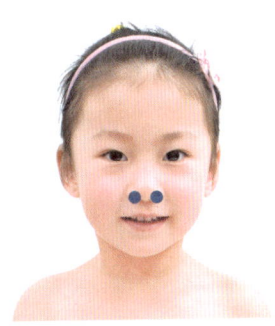

洗皂　发散外邪，宣通肺窍。

主治	风寒、风热感冒，鼻塞不通，鼻流浊涕。
部位	鼻翼两旁。
手法	医者用两手拇指外侧面，在患者鼻之两侧抵鼻旁及连鼻之颜面部自上向下推擦，齐鼻头而止。这也是特殊手法之一。

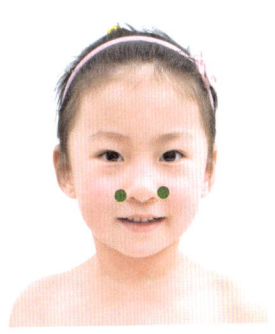

③ 基本手法

推法 要轻而不浮，快而着实。总的要求是"持久、有力、均匀、柔和"。推法是在穴位上用拇指外侧面，或食指、中指的掌面，按着穴位处的皮肤，以固定的幅度、频率向前、向后或来回往复推移，也就是有规律地、轻重均匀地连续直线推动。一般情况下，离心的方向为清，向心的方向为补，来回往复为清补。但有例外，如推天河水一穴，其方向是向心的，属于清法。推动的速度要比较快，力量的轻重，要据患者年龄的大小与体质的强弱而定，原则是以不使皮肤红肿为度。推拿时，蘸一点滑石粉，以取其滑利之效，其他手法有摩擦性的皆同。

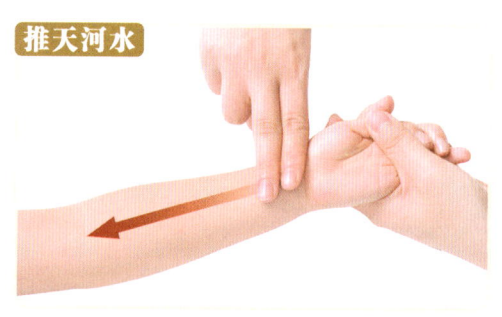
推天河水

揉法 医者将手指按在操作的穴位上，不离其处而旋转揉动。一般用拇指，或用中指、食指的螺纹面揉之，左揉右揉同数，左揉主升，右揉主降，其作用多偏于补，也有清补的作用。推法用于线状的穴位，揉法则用于点状的穴位，两者都是常用的手法。

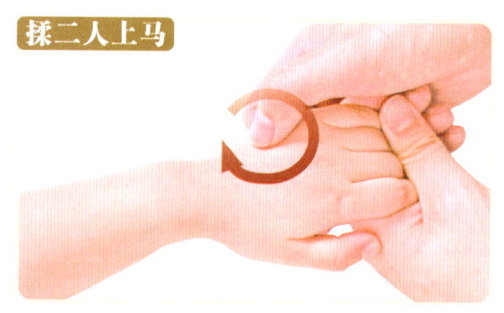
揉二人上马

拿法 要刚中有柔，刚柔相济。以拇指、食指两指，或并用中指，夹住穴位，同时用力卡拿。本派拿法专用于列缺穴，是一种强刺激性手法，可发汗、醒神、抑制癫狂等。

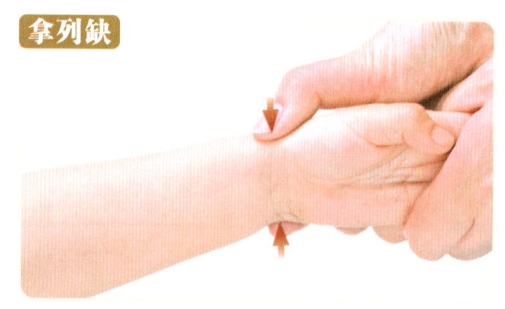
拿列缺

捣法

医者屈中指或食指，以其手背一面近掌之第一指间关节在穴位处均匀地捣打。向离心的方向捣为下捣，向向心的方向捣为上捣，向身体左侧的方向捣为左捣，向身体右侧的方向捣为右捣。其作用在于矫筋脉的拘急，总的功用是升降与矫正。如患急喘、实火、惊悸，可直捣（直上直下地捣），有镇降的疗效。李德修习惯用拇指、食指、中指联捣。

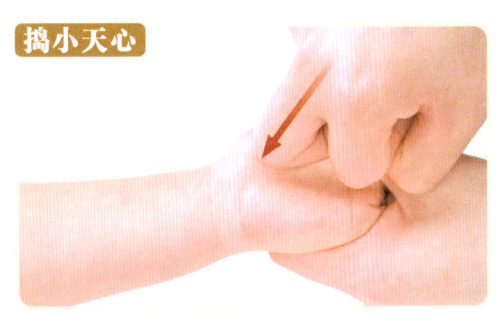

捣小天心

分法

医者用两手拇指的螺纹面同时从穴位中点向两旁做"←·→"方向的推动，如分阴阳疗法，具有分寒热、平气血的作用。

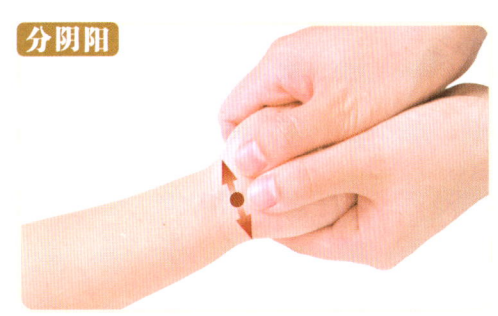

分阴阳

合法

医者用两手拇指的螺纹面同时从穴位左右两边向穴位中点做"→·←"方向的推动，如合阴阳疗法，可使阴阳相交、气血和谐，总的作用是调和阴阳。

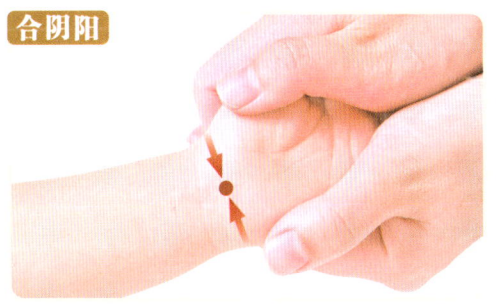

合阴阳

运法

医者用拇指侧面，或食指、中指、无名指指端螺纹面，单用或两指并用（治大人可三指并用）循穴位向一定方向做环转推动，或做半环形推动，叫作运法。环形运法如运八卦，可开气血、痰火之郁结；半环形运法如运水入土、运土入水，可调整水火或土的偏盛偏衰。总的作用是化郁，调整气血、阴阳。

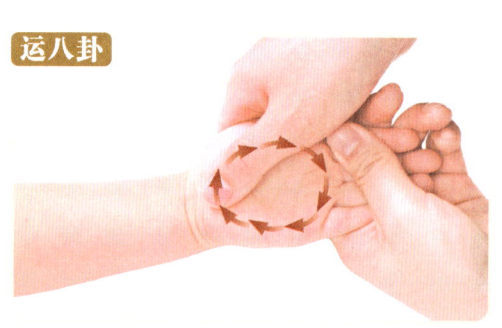

运八卦

掐法

医者用拇指指端爪甲部掐一定穴位或部位，逐渐用力切掐，可持续用力，也可间歇用力，有镇惊、醒神、开窍之功。

注意：不要长久用力，以免掐破皮肤。

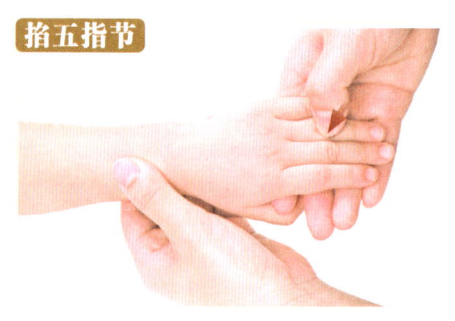

掐五指节

其他手法

另有两个穴位并推的情况，如推法中的平肝清肺并推法，两穴均是从指根推向指尖，或从指尖推向指根，中间只隔一个中指，就可以同时并推。如何隔开呢？幼儿手小，医者可以用自己的中指插在患儿食指和无名指之下，隔开患儿的中指，以食指垫住患儿无名指和食指之端，同时以无名指隔开患儿的小指，然后以食指和/或中指外推，非常方便。也可以用医者的左手握住患儿的中指及小指，使患儿食指、无名指高出在上，推时医者用右手的食指、中指、无名指，单用或两指并用，同时推肝、肺两穴，可减少操作时间，效果和分别推每个穴位完全一样。

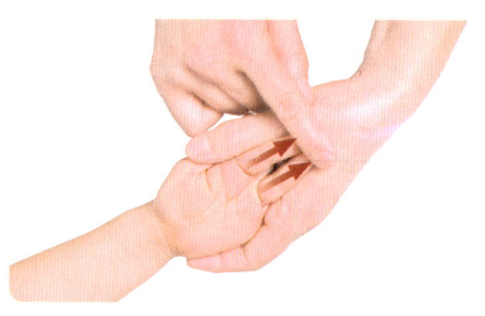

第二章

小儿常见病推拿治疗

小儿常见疾病的三字经派推拿治疗,手法简单易学,安全无副作用。推拿治疗可促进疾病的早日痊愈,使一些体弱多病的患儿体质增强,从而提高抗病能力。

感 冒

本病四季均可发生，尤以秋冬最常见，多因气候突变，遭受风寒侵袭，而使卫表失和、肺气不宣所致。

一般感冒 解表，散寒，清热。

临床表现：恶寒发热，头疼体疼，鼻塞流涕，咳嗽，喷嚏，食欲不振，呕吐，有汗或无汗，便秘，溲赤等。

发热轻 37.5℃~39℃

穴位处方：平肝10分钟，清肺10分钟，推天河水15分钟，掐五指节2~3遍。

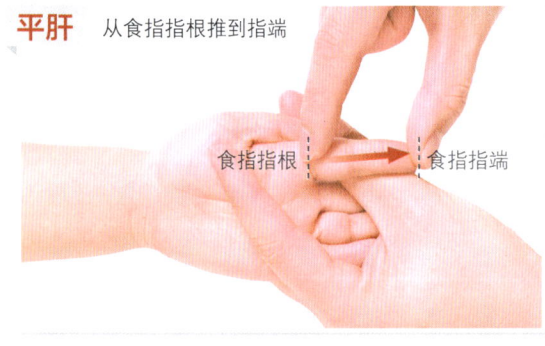

平肝 从食指指根推到指端

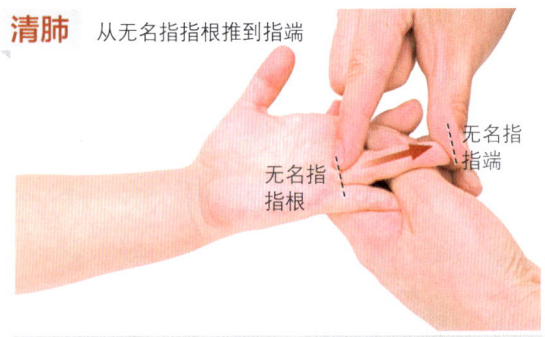

清肺 从无名指指根推到指端

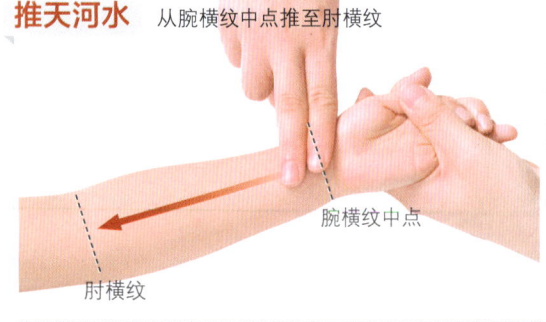

推天河水 从腕横纹中点推至肘横纹

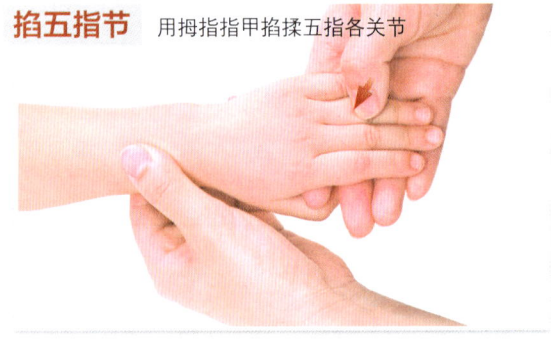

掐五指节 用拇指指甲掐揉五指各关节

发热重 39℃~40℃

穴位处方： 平肝清肺 10 分钟，推六腑 15 分钟，提捏大椎 5~10 次，掐五指节 2~3 遍。

对症加减： 鼻塞加揉阳池 10 分钟；呕吐加清胃 10 分钟；咳嗽重加顺运八卦 10 分钟。

平肝清肺 从食指和无名指指根并推向指端

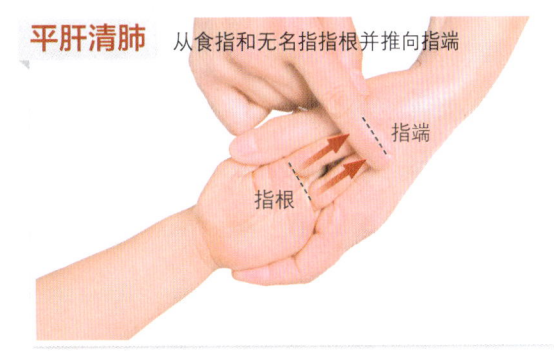

推六腑 从前臂尺侧肘横纹推至腕横纹

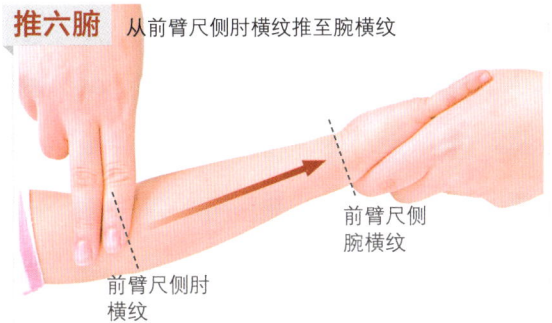

提捏大椎 用拇指和食指相对提捏大椎处皮肤

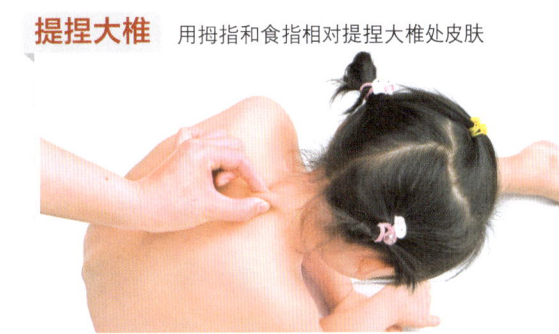

掐五指节 用拇指指甲掐揉五指各关节

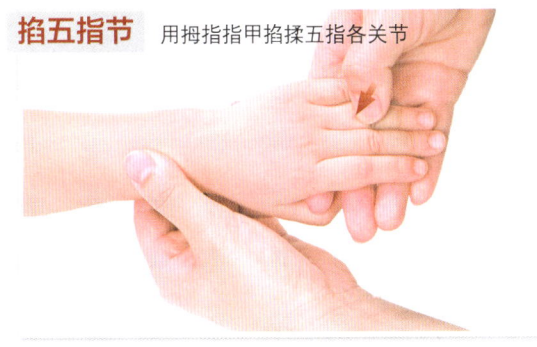

揉阳池 用拇指指端揉，左揉右揉同数

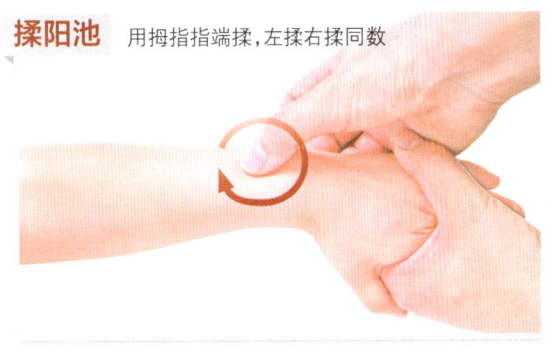

清胃 从腕部高骨处推至拇指指根

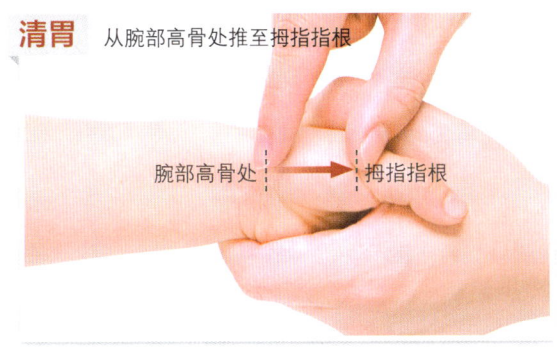

顺运八卦 从乾至兑，顺时针运八卦，运至离宫宜轻按

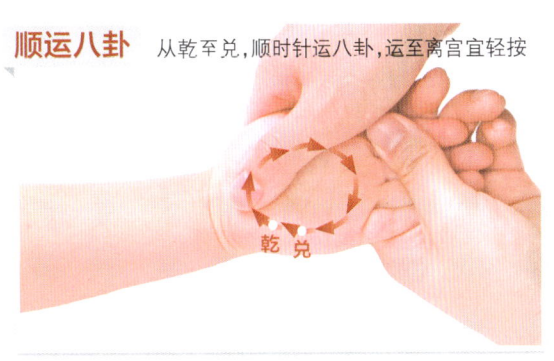

感冒夹痰　解表，祛风热，兼宽胸理气化痰。

临床表现： 感冒症状兼见咳痰，舌苔微黄、腻或黏，脉浮滑数。

穴位处方： 平肝10分钟，清肺15分钟，推天河水10分钟，顺运八卦15分钟。

对症加减： 痰盛加清补脾10分钟；高热加推六腑15分钟。

平肝 从食指指根推到指端

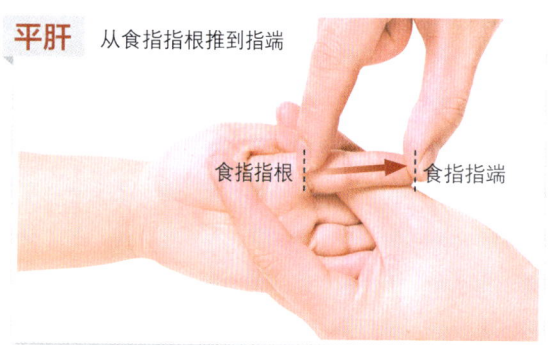

清肺 从无名指指根推到指端

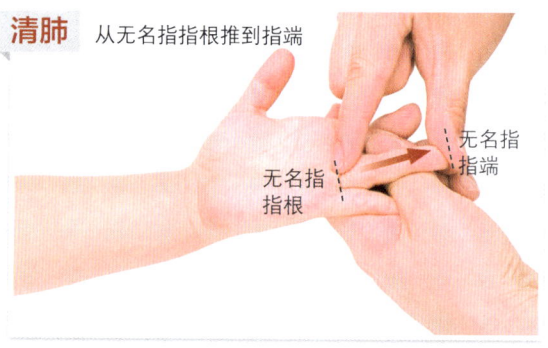

推天河水 从腕横纹中点推至肘横纹

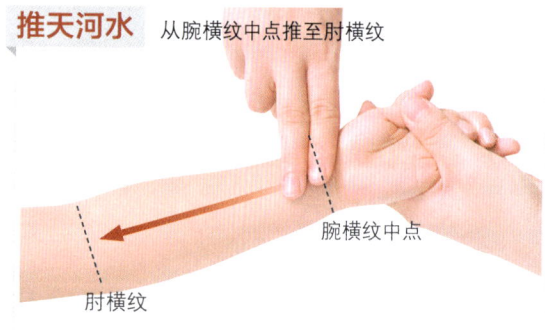

顺运八卦 从乾至兑，顺时针运八卦，运至离宫宜轻按

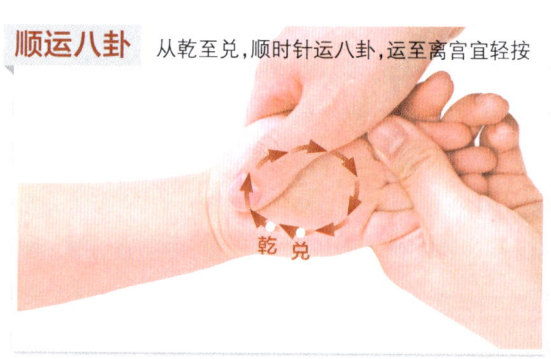

清补脾 拇指末节外侧，指端至指根来回推

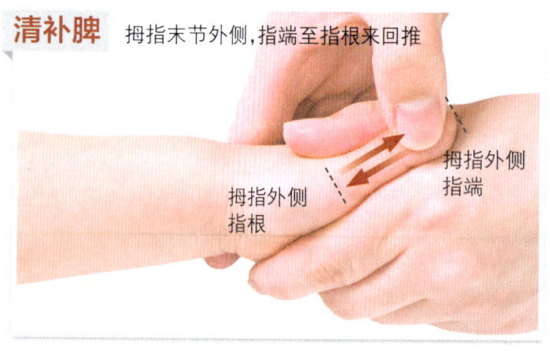

推六腑 从前臂尺侧肘横纹推至腕横纹

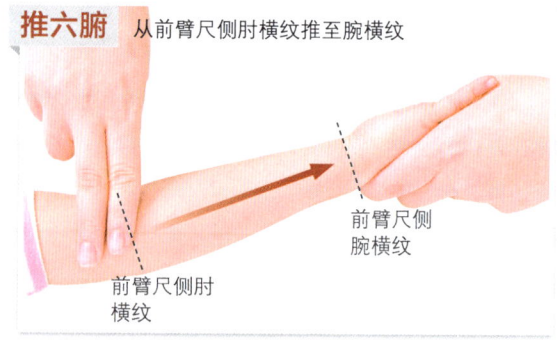

感冒夹滞 解表，祛风热，兼理气化积。

临床表现： 感冒症状兼乳食停滞者，症见纳呆、吐泻、腹胀、肠鸣，或见高热，舌苔黄厚，脉滑实。

穴位处方： 平肝清肺 15 分钟，推天河水 10 分钟，顺运八卦 15 分钟，清脾 10 分钟。

对症加减： 呕吐加清胃 10 分钟；见有形食积加清大肠 10 分钟；高热加推六腑 15 分钟。

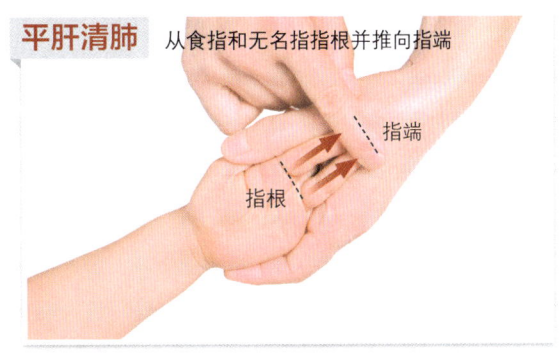
平肝清肺 从食指和无名指指根并推向指端

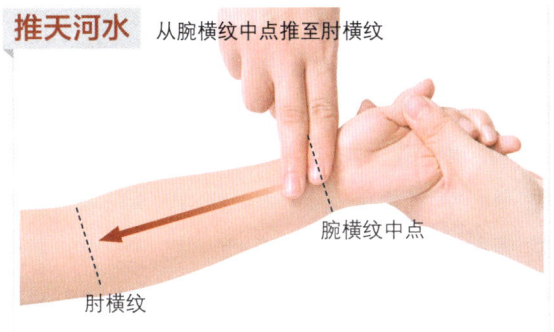
推天河水 从腕横纹中点推至肘横纹

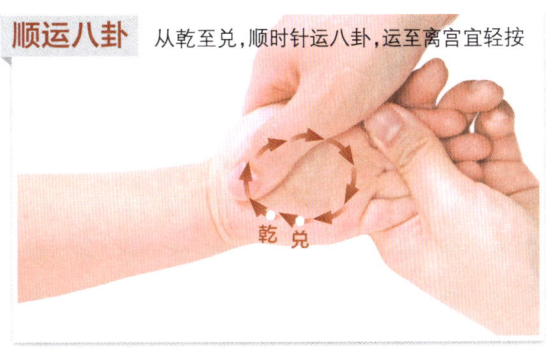
顺运八卦 从乾至兑，顺时针运八卦，运至离宫宜轻按

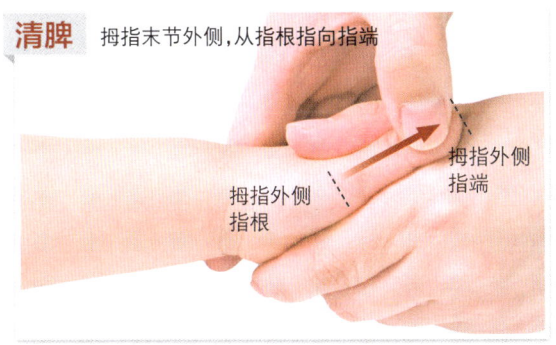
清脾 拇指末节外侧，从指根指向指端

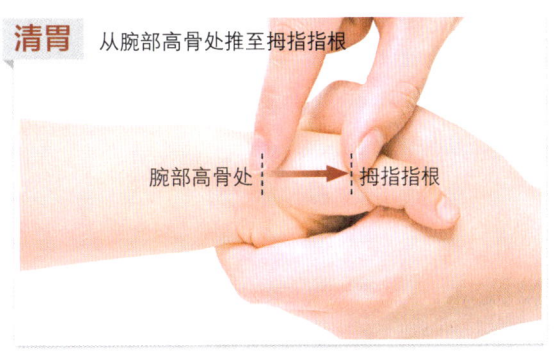
清胃 从腕部高骨处推至拇指指根

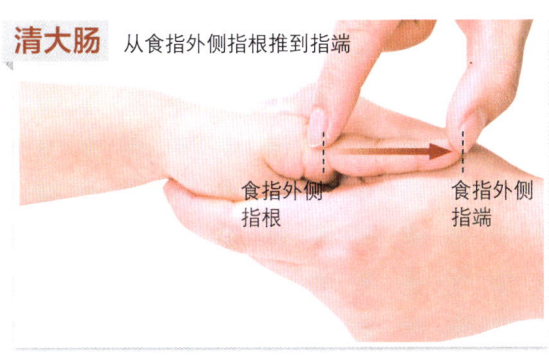
清大肠 从食指外侧指根推到指端

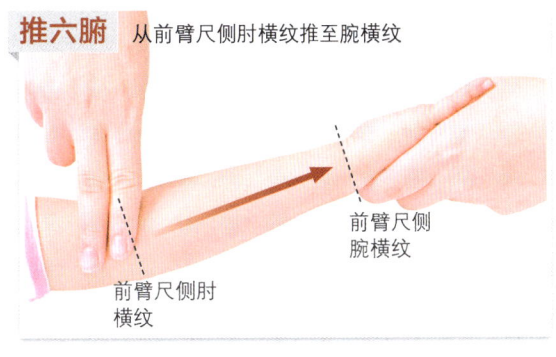
推六腑 从前臂尺侧肘横纹推至腕横纹

支气管炎

本病可由细菌或病毒感染引起,亦可由理化性刺激(如煤烟、灰尘、冷空气刺激等)引起,按病程长短,分为急性和慢性两种。

急性支气管炎 解表清肺,止咳化痰。

临床表现：初起有感冒的临床表现,继则咳嗽加重,可有发热、胸闷、气促、食欲不振,初为干咳,以后痰渐多。

穴位处方：顺运八卦 10~15 分钟,平肝 10 分钟,清肺 10 分钟,清胃 10 分钟,推天河水 10 分钟。

对症加减：① 若发热超过 38.5℃,以上手法加用推六腑 10 分钟。

顺运八卦 从乾至兑,顺时针运八卦,运至离宫宜轻按

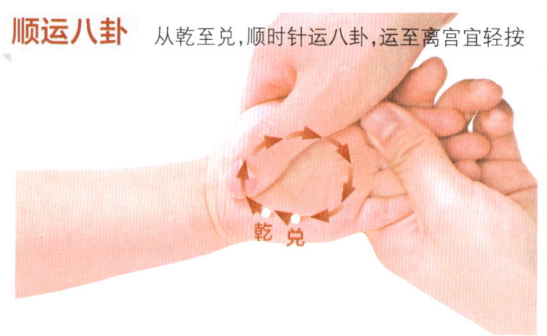

平肝 从食指指根推到指端

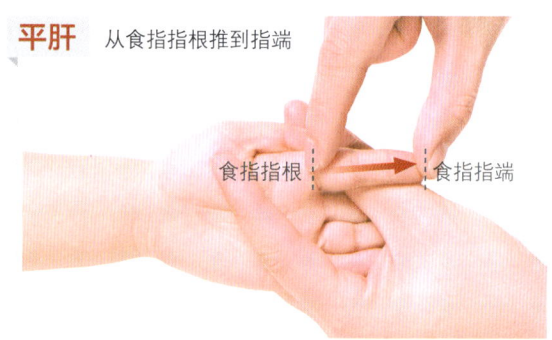

清肺 从无名指指根推到指端

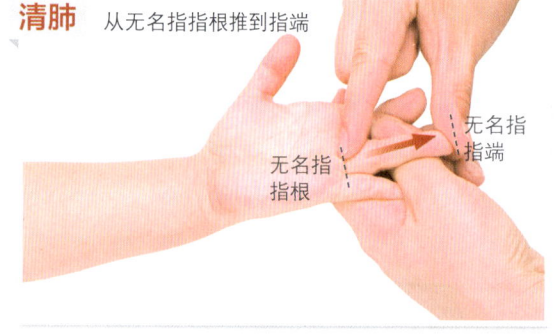

清胃 从腕部高骨处推至拇指指根

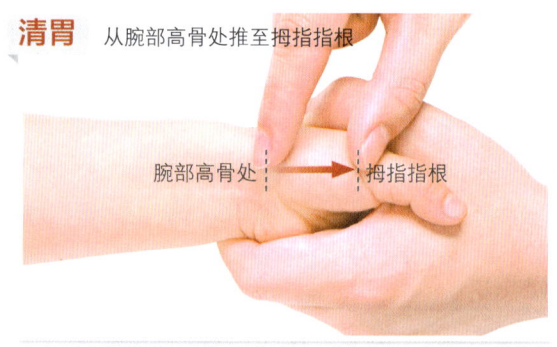

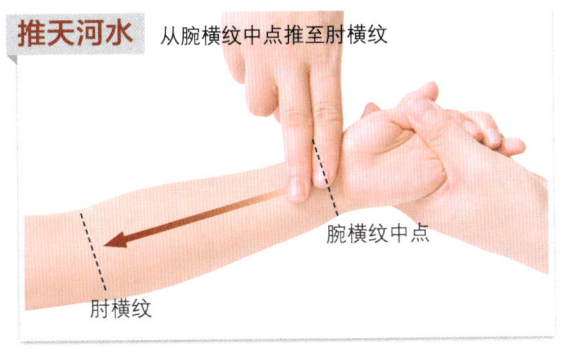

推天河水 从腕横纹中点推至肘横纹

腕横纹中点
肘横纹

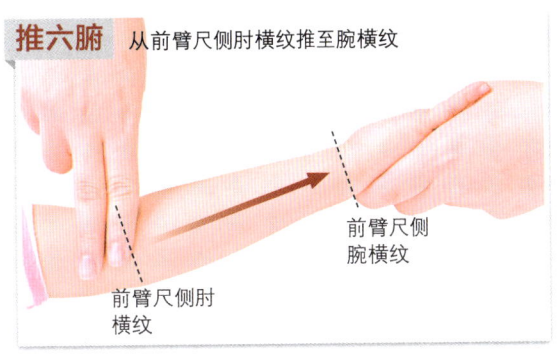

推六腑 从前臂尺侧肘横纹推至腕横纹

前臂尺侧腕横纹
前臂尺侧肘横纹

对症加减：②若喘重顺运八卦可改为逆运八卦 10 分钟；喘重痰多，肺部有湿性啰音，去清胃，加揉小横纹 10 分钟；唯独喘重，少痰或无痰，肺部有干性啰音，揉小横纹改用推大四横纹 10 分钟。

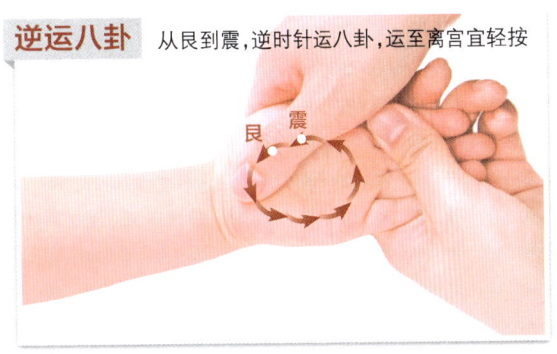

逆运八卦 从艮到震，逆时针运八卦，运至离宫宜轻按

艮　震

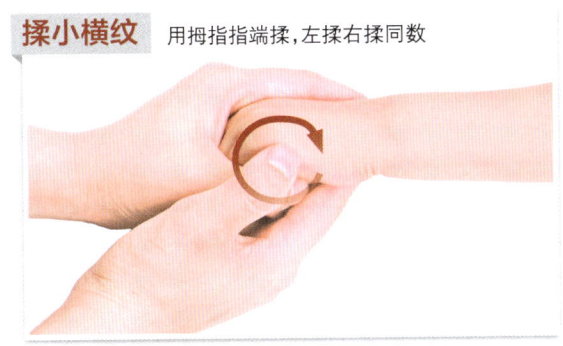

揉小横纹 用拇指指端揉，左揉右揉同数

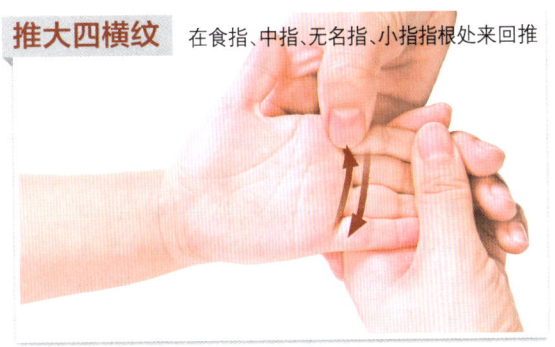

推大四横纹 在食指、中指、无名指、小指根处来回推

慢性支气管炎　健脾益气，止咳平喘。

临床表现：急性支气管炎如反复发作可发展为慢性支气管炎。轻者仅早晚咳嗽，重者可有发热、咳嗽、吐痰明显、活动后喘、呼吸带哮鸣声、日渐消瘦等表现。

穴位处方：可先按急性气管炎治疗，推拿 2 次后改用补法：揉二人上马 10 分钟，补脾 10 分钟，平肝 5 分钟，清肺 10 分钟。

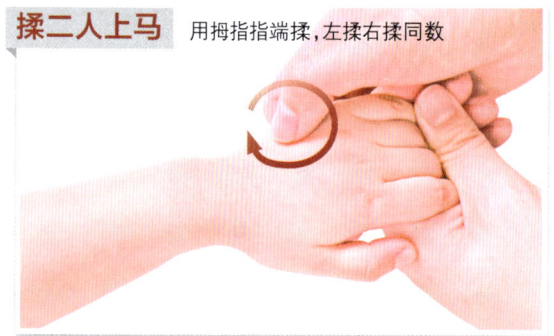

揉二人上马 用拇指指端揉,左揉右揉同数

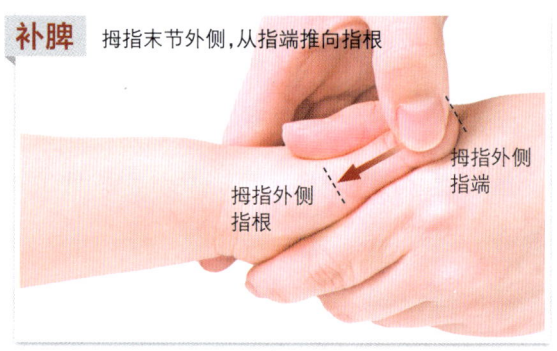

补脾 拇指末节外侧,从指端推向指根

拇指外侧指端
拇指外侧指根

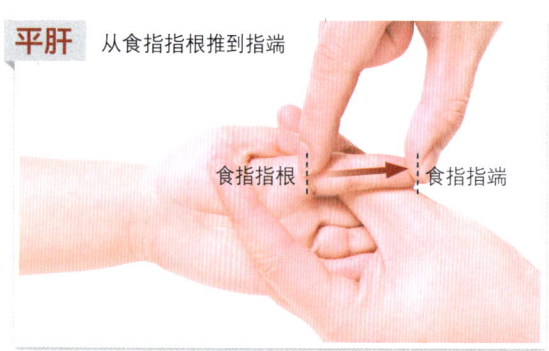

平肝 从食指指根推到指端

食指指根
食指指端

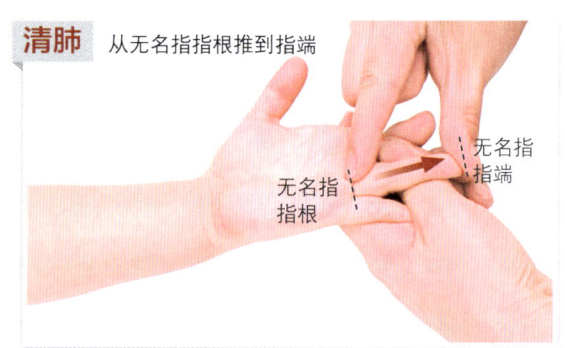

清肺 从无名指指根推到指端

无名指指根
无名指指端

慢性支气管炎急性发作 清补兼施。穴位处方二选一。

临床表现：出现发热、喘重、痰多,此是虚中夹实证。

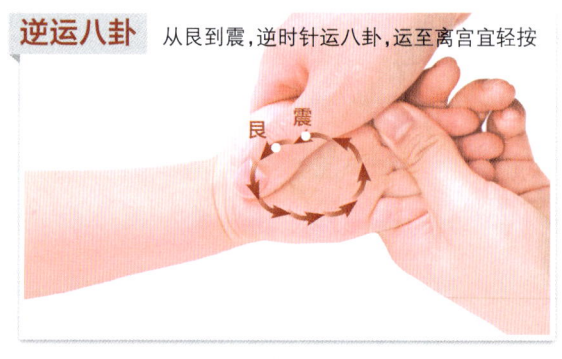

逆运八卦 从艮到震,逆时针运八卦,运至离宫宜轻按

艮 震

穴位处方：① 逆运八卦 10 分钟,揉二人上马 10 分钟,推大四横纹 10 分钟,清胃 5 分钟,推六腑 15 分钟。

揉二人上马 用拇指指端揉,左揉右揉同数 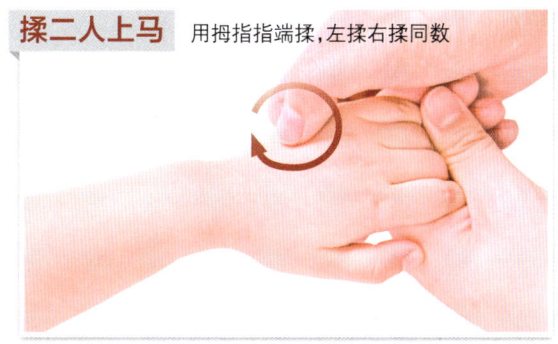	**推大四横纹** 在食指、中指、无名指、小指指根处来回推 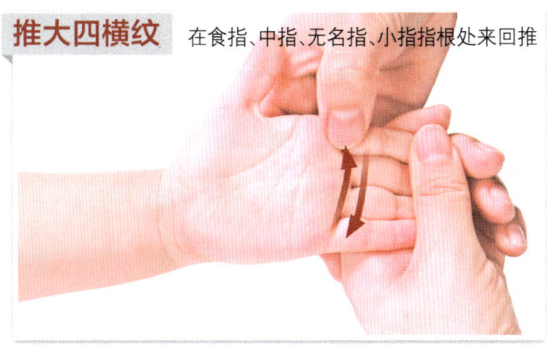
清胃 从腕部高骨处推至拇指指根 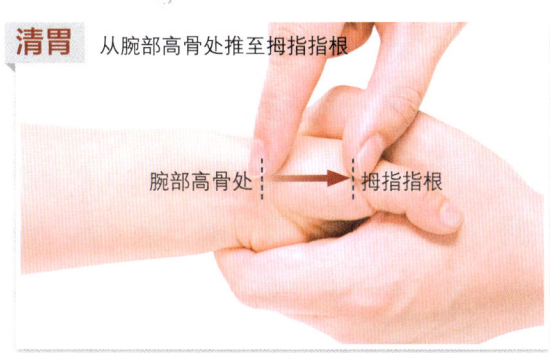	**推六腑** 从前臂尺侧肘横纹推至腕横纹 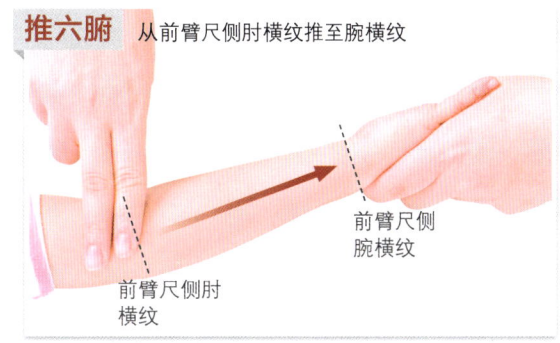

穴位处方:②揉二人上马 10 分钟,补脾 10 分钟,清肺 10 分钟,推天河水 10 分钟。

揉二人上马 用拇指指端揉,左揉右揉同数 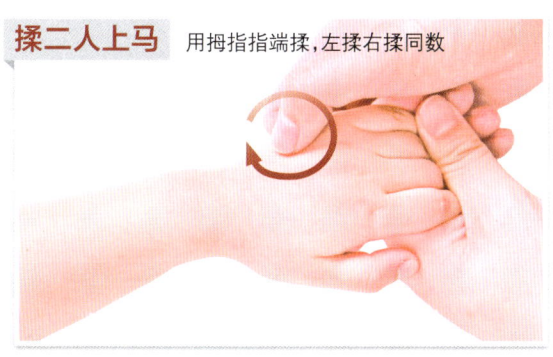	**补脾** 拇指末节外侧,从指端推向指根 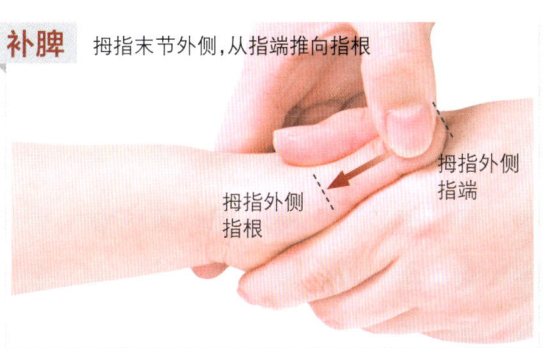
清肺 从无名指指根推到指端 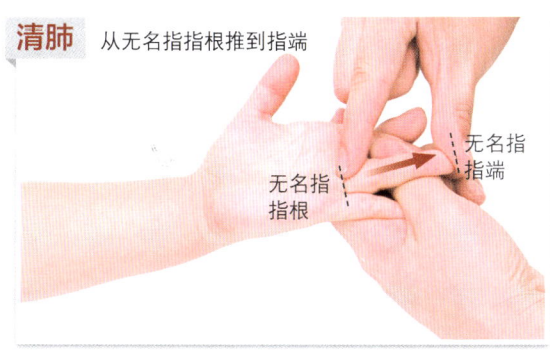	**推天河水** 从腕横纹中点推至肘横纹 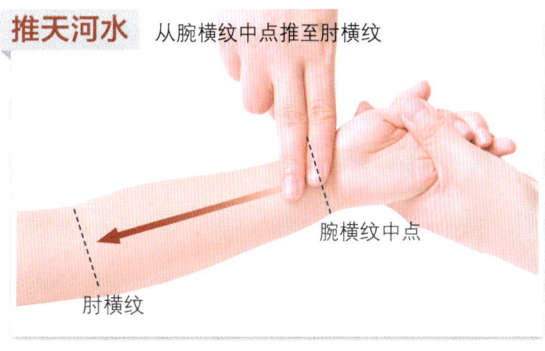

肺 炎

小儿肺炎多是由病原体感染或吸入羊水等引起的肺部炎症。主要临床表现有发热、咳嗽、呼吸急促或呼吸困难,可闻及肺部啰音。

肺炎 清肺化痰。

临床表现:初起发热,咳嗽,流涕,食欲不振,有时呕吐,继则出现呼吸困难。

穴位处方:逆运八卦 10 分钟,平肝 10 分钟,清肺 10 分钟,揉小横纹 10 分钟,推六腑 10 分钟。

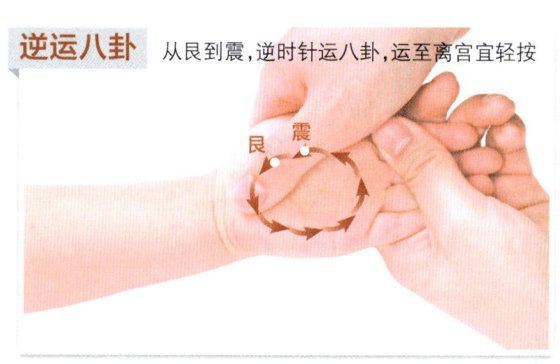

逆运八卦 从艮到震,逆时针运八卦,运至离宫宜轻按

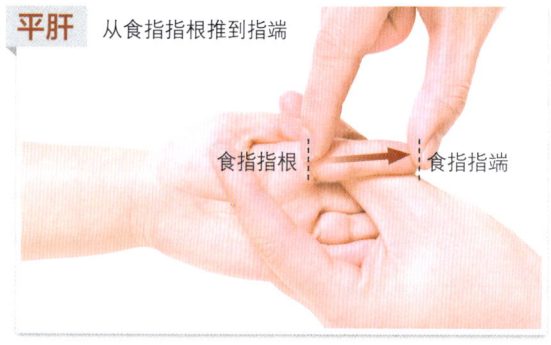

平肝 从食指指根推到指端

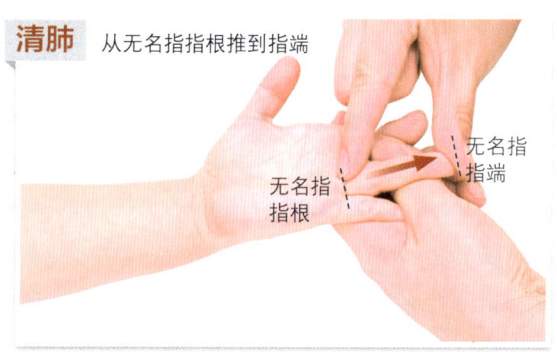

清肺 从无名指指根推到指端

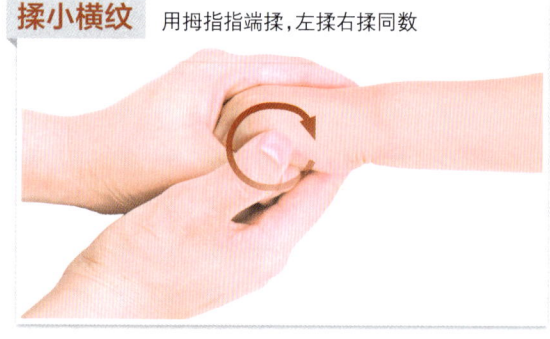

揉小横纹 用拇指指端揉,左揉右揉同数

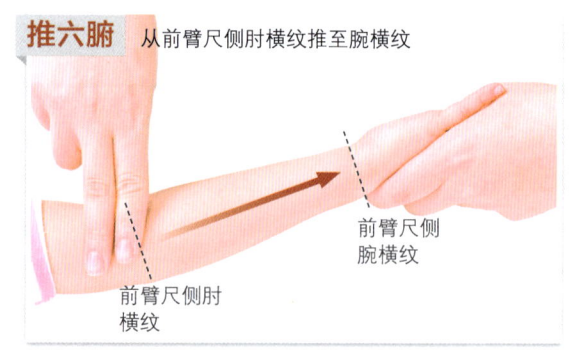

推六腑 从前臂尺侧肘横纹推至腕横纹

对症加减：①若高热引起惊厥，加捣小天心 1~2 分钟；若头痛鼻塞加揉阳池 10 分钟。

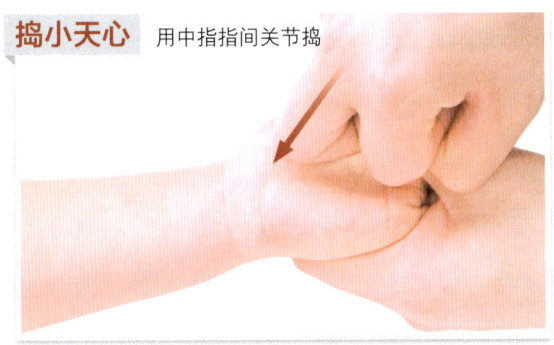

捣小天心 用中指指间关节捣

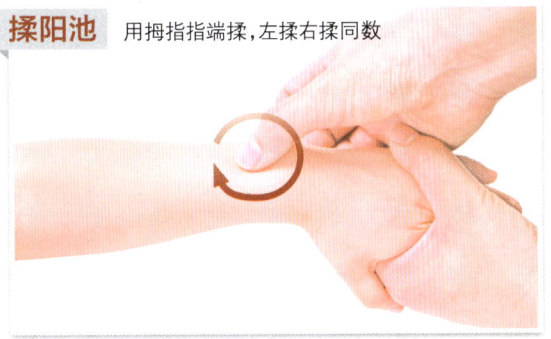

揉阳池 用拇指指端揉，左揉右揉同数

对症加减：②治疗后体温下降，咳喘减轻，少痰或无痰，肺有干啰音者，改用顺运八卦 10 分钟、平肝清肺 10 分钟、推大四横纹 10 分钟、推天河水 10 分钟。

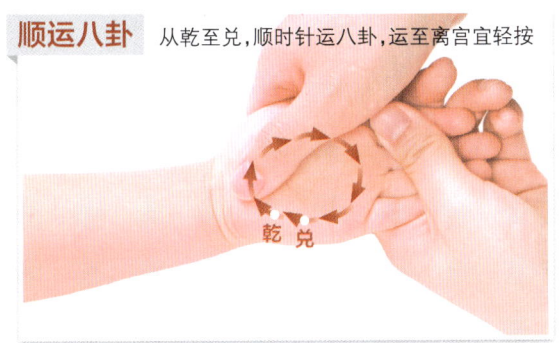

顺运八卦 从乾至兑，顺时针运八卦，运至离宫宜轻按

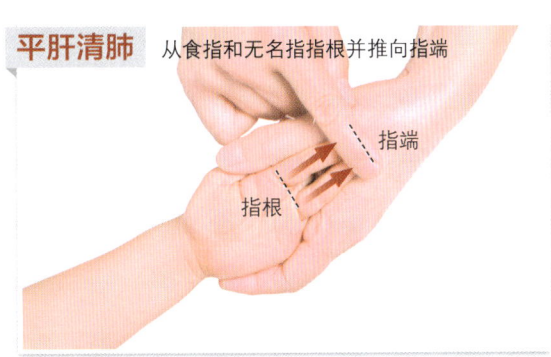

平肝清肺 从食指和无名指指根并推向指端

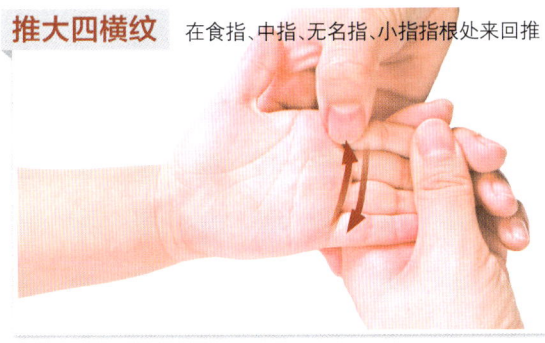

推大四横纹 在食指、中指、无名指、小指指根处来回推

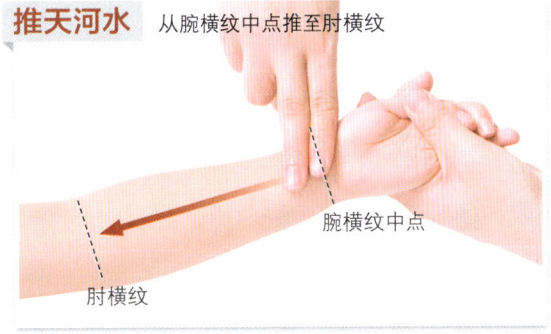

推天河水 从腕横纹中点推至肘横纹

鼻炎

鼻炎是由病毒、细菌、各种理化因子及某些全身性疾病引起的鼻腔黏膜的炎症。中医认为，多因外感风热或风寒，肺气虚寒，胆经郁热，郁久化火，上犯于鼻而致。

鼻炎 宣肺通窍，清泻肝胆。

临床表现：鼻塞，流涕。主要观察鼻涕的色、质、量、气味等。涕量多，色白，清稀无味，多属寒。涕量多，色黄，质稠有味但不重，多属热。鼻塞严重，流涕色黄绿，质稠味重，或带血迹，多属胆热移脑。

穴位处方：寒证：平肝10分钟，清肺10分钟，揉一窝风10分钟，揉外劳宫5分钟。

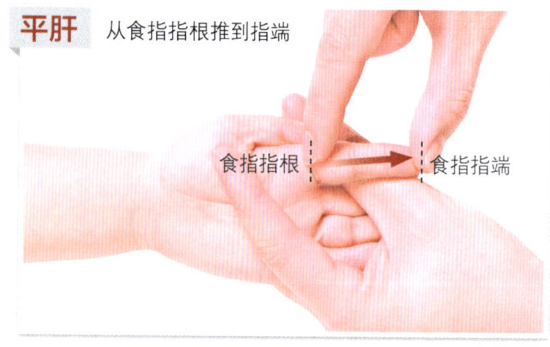

平肝　从食指指根推到指端

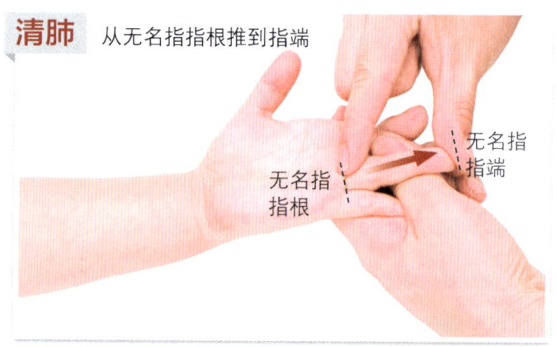

清肺　从无名指指根推到指端

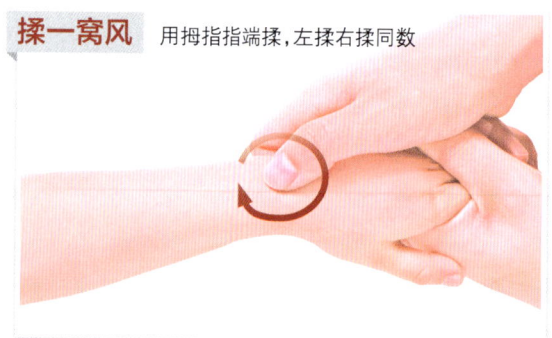

揉一窝风　用拇指指端揉，左揉右揉同数

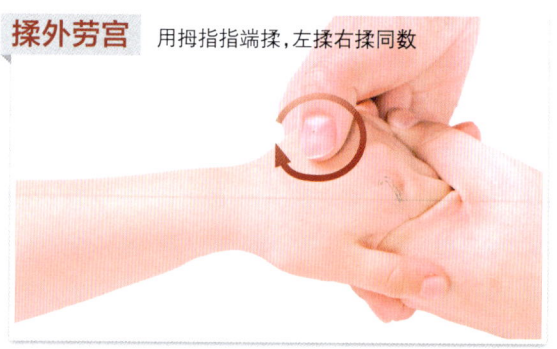

揉外劳宫　用拇指指端揉，左揉右揉同数

穴位处方：热证：推天河水 10 分钟，平肝清肺 10 分钟，揉阳池 10 分钟。

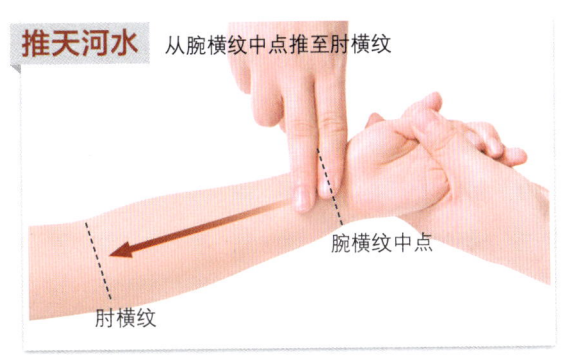

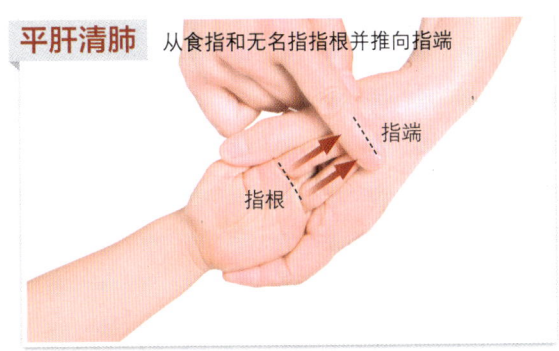

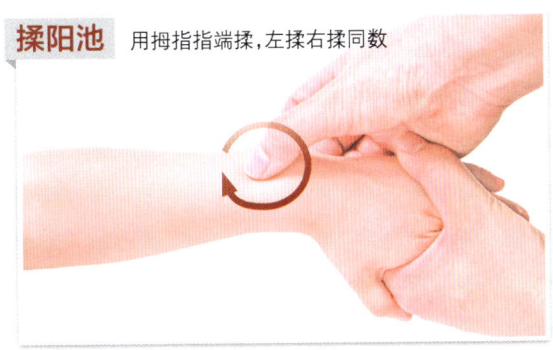

对症加减：流涕色黄绿，质稠味重者，取穴改用平肝清肺 20 分钟、推六腑 15 分钟、揉阳池 10 分钟。

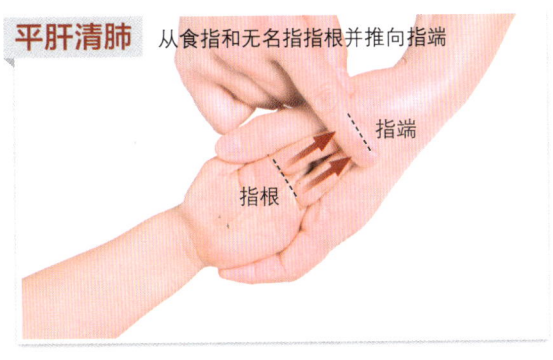

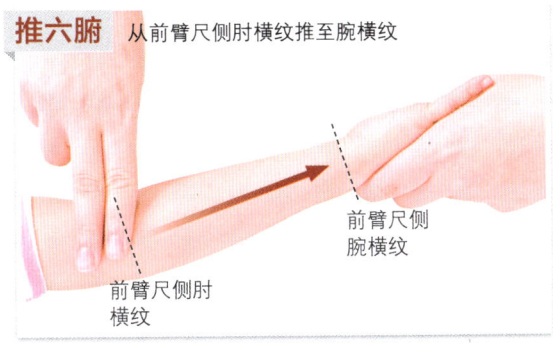

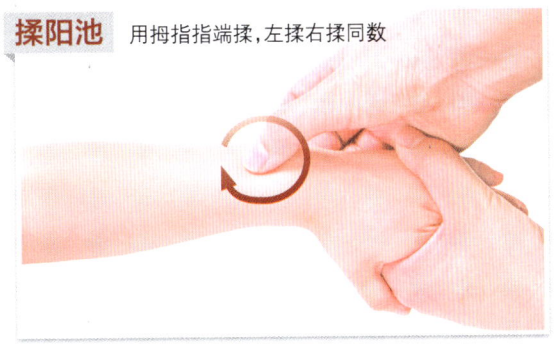

扁桃体炎

风热邪毒从口鼻而入,侵犯肺胃二经,咽喉为肺胃之门户,首当其冲,邪毒相搏上炎,郁结于咽喉两旁导致扁桃体炎。此病多为急性,多属实证。

扁桃体炎　清热解毒,利咽通腑。

临床表现:发热或高或低,咽疼,吞咽不利,有时伴烦躁、口干、便秘。
穴位处方:平肝清肺 10 分钟,清胃 10 分钟,推天河水 20 分钟。
对症加减:热重者,去推天河水,改用推六腑 30 分钟。

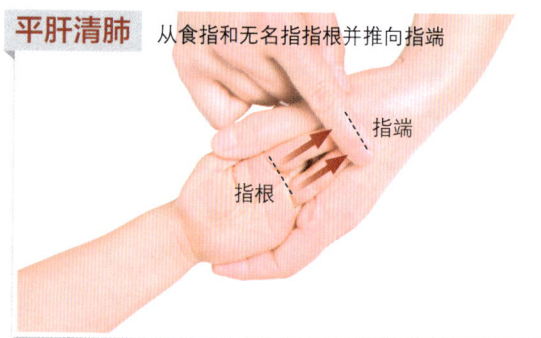

平肝清肺　从食指和无名指指根并推向指端

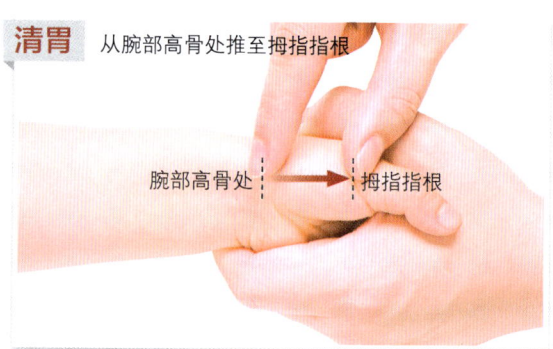

清胃　从腕部高骨处推至拇指指根

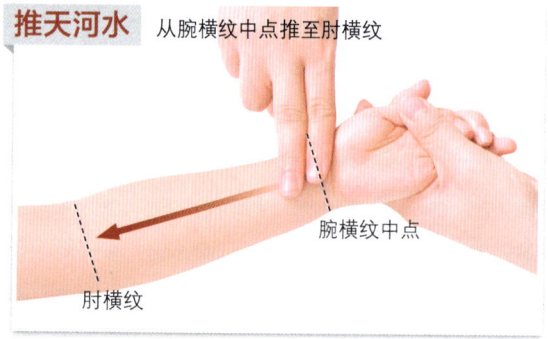

推天河水　从腕横纹中点推至肘横纹

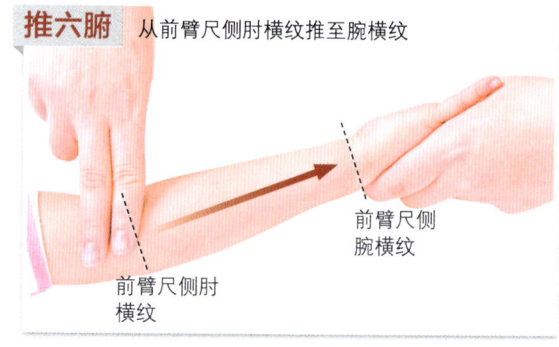

推六腑　从前臂尺侧肘横纹推至腕横纹

单纯性口腔炎

本病多数是因上火引起,也有因消化不良,或食物太热烫伤黏膜而致口腔内发炎。

单纯性口腔炎　清泻里热。

临床表现:患者多有牙龈红肿,面颊内黏膜红肿,或舌上有少量溃疡(多呈白点状,俗称"口苔"),唾液量增多,嚼食时疼痛,因而食欲减退,吃乳时哭闹,睡眠也时常不安。发热者脉多数,其他原因者脉多无显著的改变,体温也无变化。

穴位处方:清胃10分钟,推天河水20分钟,推六腑10分钟。不发热者去推六腑。

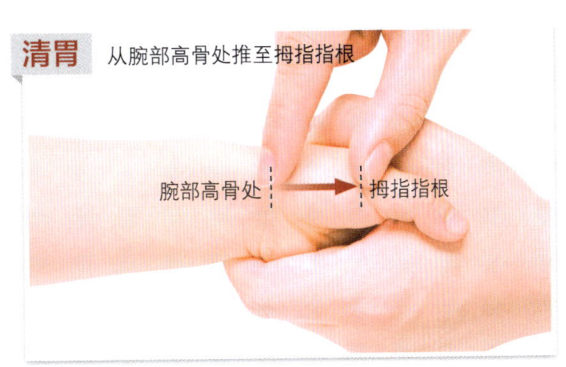

清胃　从腕部高骨处推至拇指指根

腕部高骨处 → 拇指指根

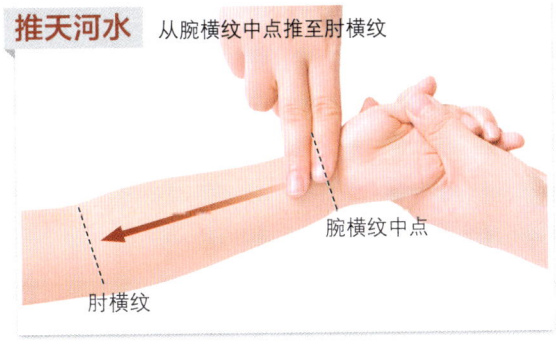

推天河水　从腕横纹中点推至肘横纹

腕横纹中点
肘横纹

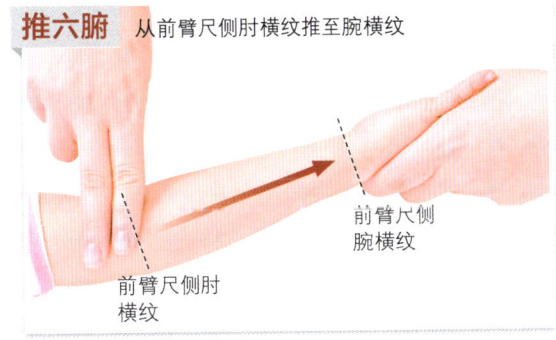

推六腑　从前臂尺侧肘横纹推至腕横纹

前臂尺侧肘横纹
前臂尺侧腕横纹

口 疮

口疮是指口腔黏膜发生的炎症性的病变,多见于上呼吸道感染、发热之后。中医认为,多因内热蕴于心脾二经,循经发于口舌所致。

口疮 清心泻火。

临床表现: 舌尖红赤,舌有白色溃疡点,流口水,往往因疼痛而吮乳困难,重者发热,烦躁不安。

穴位处方: 清胃 15 分钟,推天河水 15 分钟,推大四横纹 10 分钟。

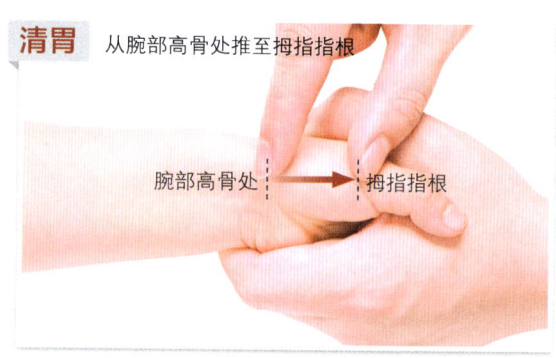

清胃 从腕部高骨处推至拇指指根

腕部高骨处 → 拇指指根

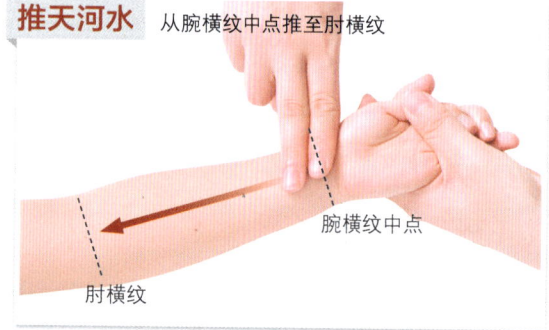

推天河水 从腕横纹中点推至肘横纹

腕横纹中点

肘横纹

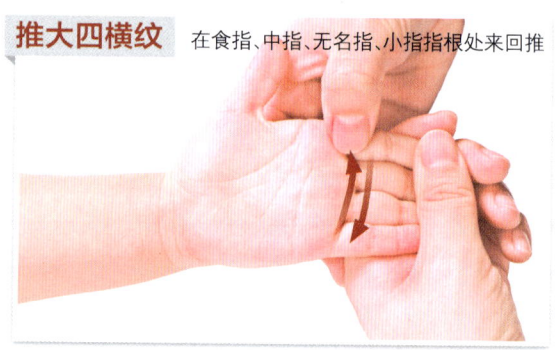

推大四横纹 在食指、中指、无名指、小指指根处来回推

哮 喘

哮喘是一种发作性痰鸣气喘的疾病,以阵发性哮鸣气促、呼气延长为特征,多与肺、脾、肾三脏有关,其病机多为本虚标实,一般急性发作期以邪实为主,缓解期以正虚为主。

哮喘 寒证宜温肺化痰、降逆平喘;热证宜清热化痰、降逆平喘;缓解期宜健脾补肾纳气。

临床表现: 寒证者,咳喘哮鸣,吐痰清稀,面色㿠白,形寒怕冷;热证者,咳喘哮鸣,痰色黄稠,口干咽燥或有发热;缓解期,面色㿠白,神疲乏力,自汗,食少便溏,形寒怕冷。

穴位处方: 寒证:逆运八卦15分钟,揉外劳宫10分钟,推大四横纹10分钟,清肺5分钟。

热证:逆运八卦15分钟,推天河水10分钟,推大四横纹10分钟。

缓解期:揉二人上马15分钟,清补脾15分钟,顺运八卦10分钟。

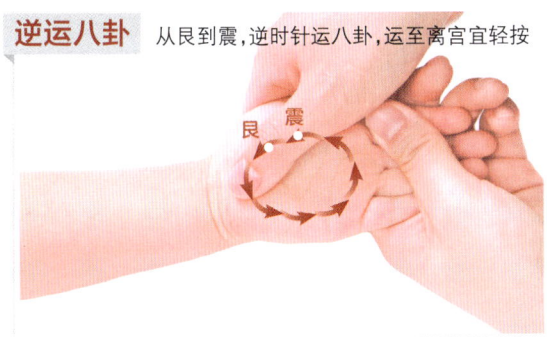

逆运八卦 从艮到震,逆时针运八卦,运至离宫宜轻按

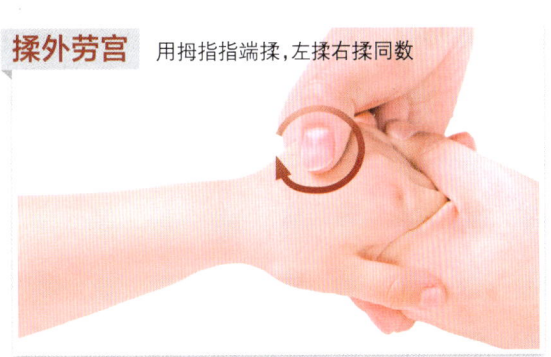

揉外劳宫 用拇指指端揉,左揉右揉同数

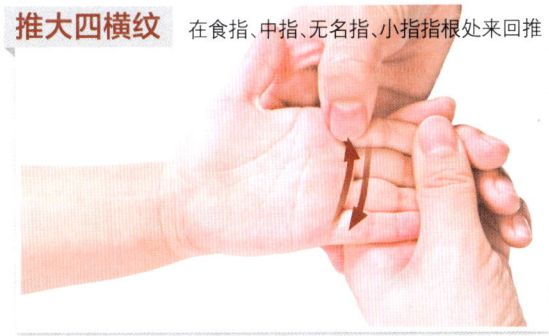

推大四横纹 在食指、中指、无名指、小指指根处来回推

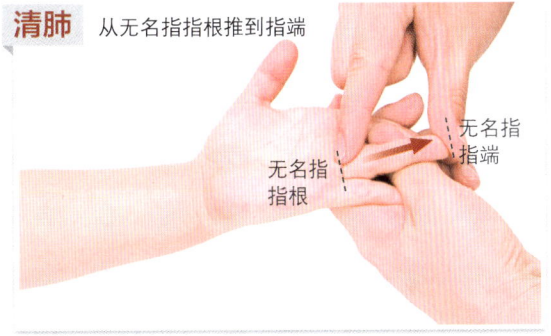

清肺 从无名指指根推到指端

推天河水 从腕横纹中点推至肘横纹 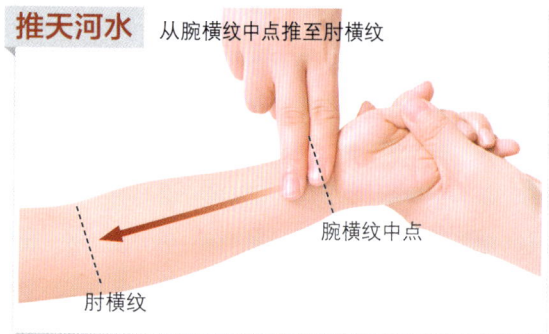	**揉二人上马** 用拇指指端揉，左揉右揉同数 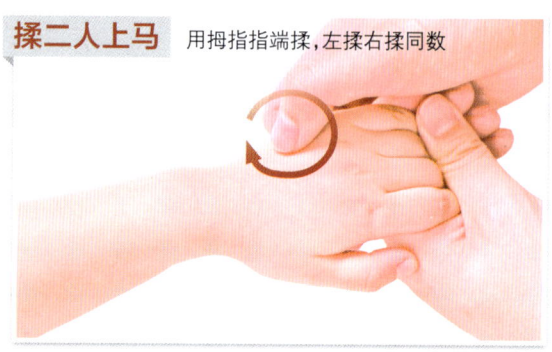
清补脾 拇指末节外侧，指端至指根来回推 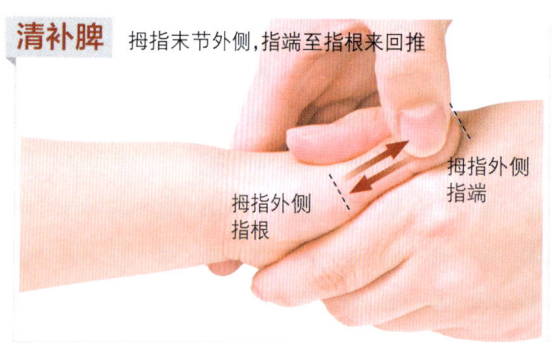	**顺运八卦** 从乾至兑，顺时针运八卦，运至离宫宜轻按 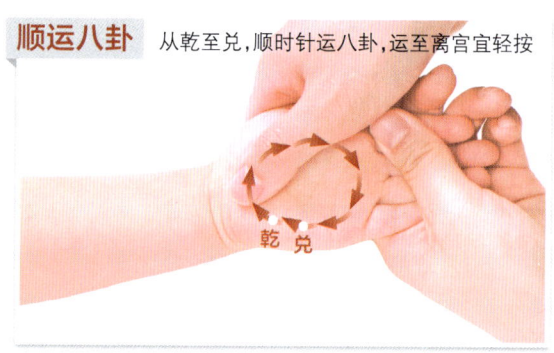
对症加减：如热重，去推天河水，改用推六腑15分钟。	**推六腑** 从前臂尺侧肘横纹推至腕横纹 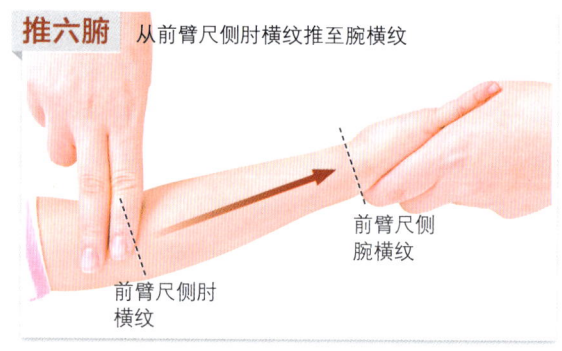

脘腹痛

小儿腹痛较为常见,部位不定,病因非一,总由气机遏阻,血瘀气滞,因而作痛。病位在中脘,或在近两胁处,或绕脐,或在脐下。小儿肠胃功能尚弱,运化无力,内外干扰皆可致痛,或受寒邪,或因郁热,或因食积气滞,或因跌仆血瘀,或因虚冷,病因较多。

气郁腹痛 理气止痛。

临床表现: 小孩因故哭叫,家人抑制使其不能发泄,或强以乳食,迫使小儿止哭入睡,睡中时作痉挛性长息,易患胸胁痛,甚至发热,一般皆以为腹痛,以痛时身体扭动为特征,或见呃逆,舌苔滞(苔与舌质不分),脉弦紧。

穴位处方: 平肝 15 分钟,顺运八卦 15 分钟,推大四横纹 10 分钟,揉板门 10 分钟。

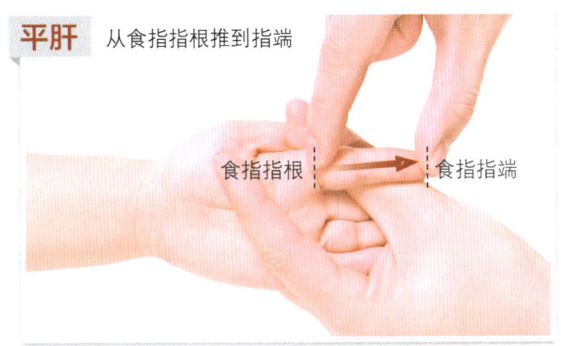

平肝 从食指指根推到指端

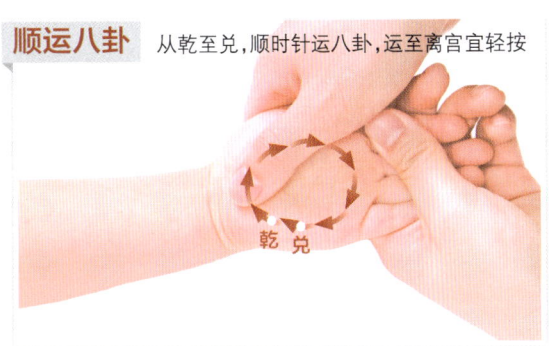

顺运八卦 从乾至兑,顺时针运八卦,运至离宫宜轻按

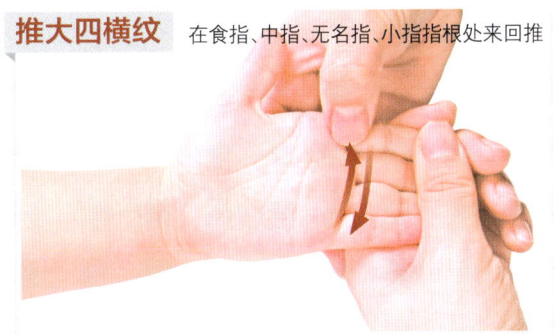

推大四横纹 在食指、中指、无名指、小指指根处来回推

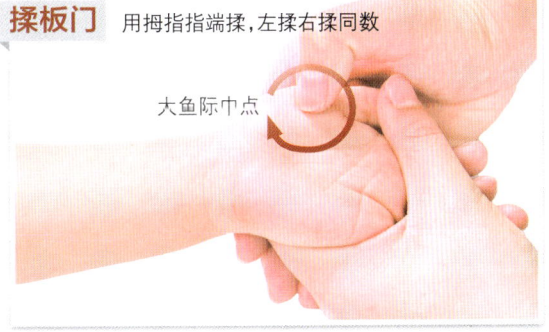

揉板门 用拇指指端揉,左揉右揉同数

食积腹痛 消导,清热,止痛。

临床表现: 饮食不节,零食无度,食积不消而易生热,且致气机郁滞,肠鸣辘辘,扪有散块,或见呕吐,得泻痛减,苔厚,脉滑数。

穴位处方: 平肝10分钟,清胃10分钟,清脾10分钟,顺运八卦15分钟,揉板门15分钟,清大肠15分钟。

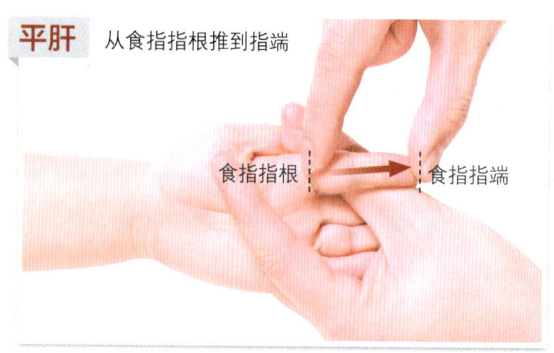
平肝 从食指指根推到指端

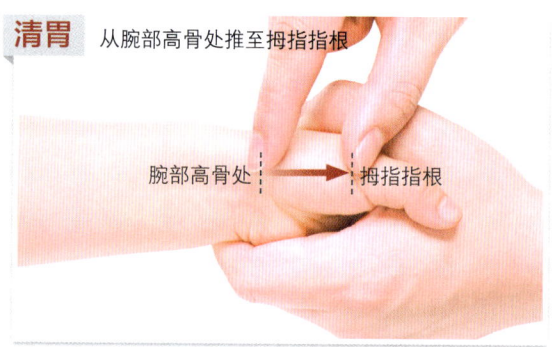
清胃 从腕部高骨处推至拇指指根

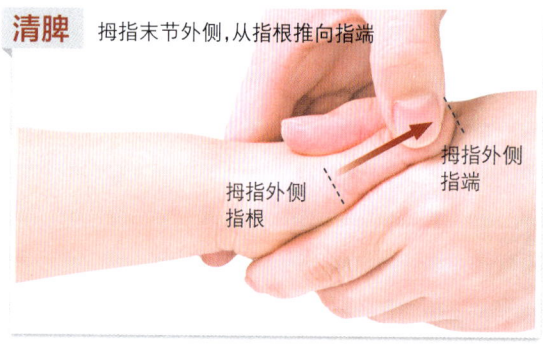
清脾 拇指末节外侧,从指根推向指端

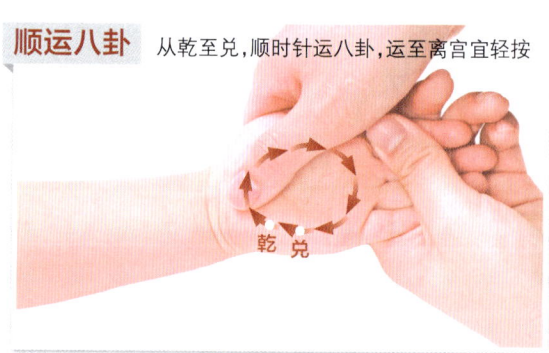
顺运八卦 从乾至兑,顺时针运八卦,运至离宫宜轻按

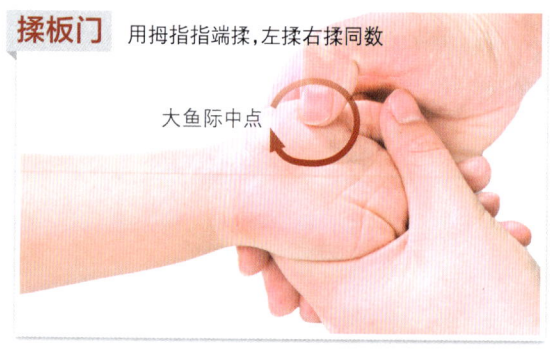
揉板门 用拇指指端揉,左揉右揉同数

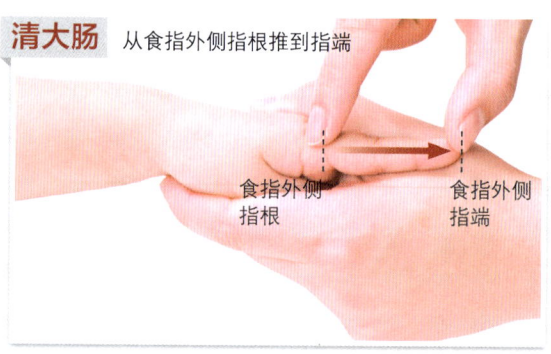
清大肠 从食指外侧指根推到指端

寒性腹痛　温中散寒,理气止痛。

临床表现: 感受寒邪,脐腹为风寒所侵,或当风进食,或恣食生冷瓜果,寒邪滞于肠胃,寒凝收引,不能通和,因而作痛,痛多绕脐,思热饮,喜暖,舌苔薄白,脉象沉紧或迟。

穴位处方: 揉一窝风10分钟,揉外劳宫10分钟,揉板门15分钟,顺运八卦15分钟,推天河水10分钟。

对症加减: 若为有形寒积,可加清补大肠10分钟。

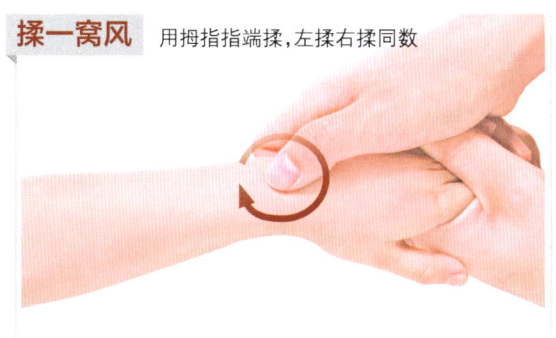

揉一窝风　用拇指指端揉,左揉右揉同数

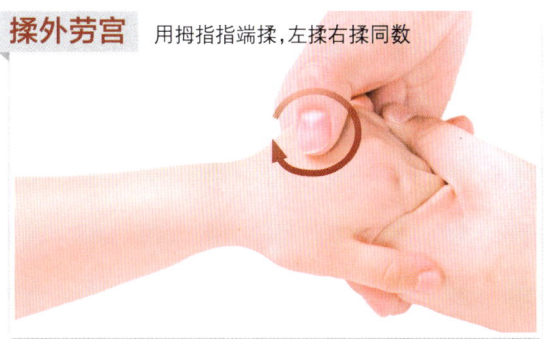

揉外劳宫　用拇指指端揉,左揉右揉同数

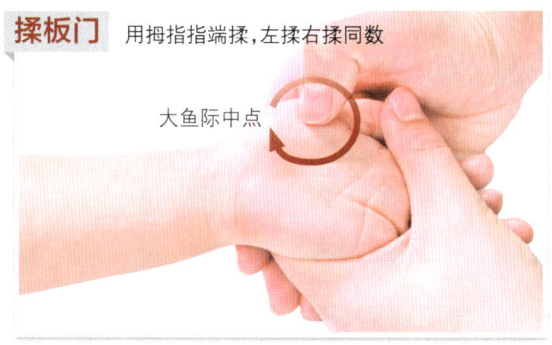

揉板门　用拇指指端揉,左揉右揉同数

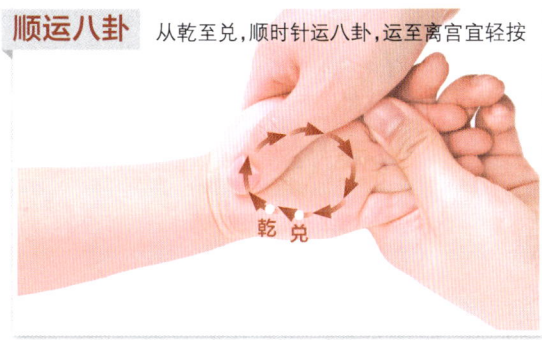

顺运八卦　从乾至兑,顺时针运八卦,运至离宫宜轻按

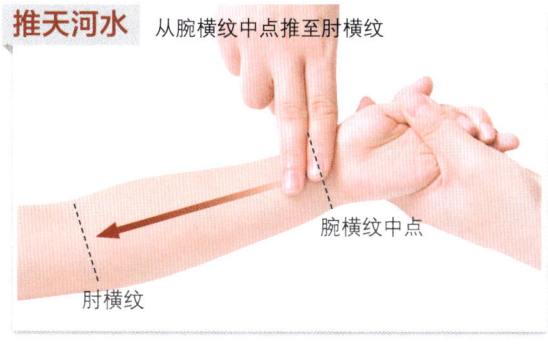

推天河水　从腕横纹中点推至肘横纹

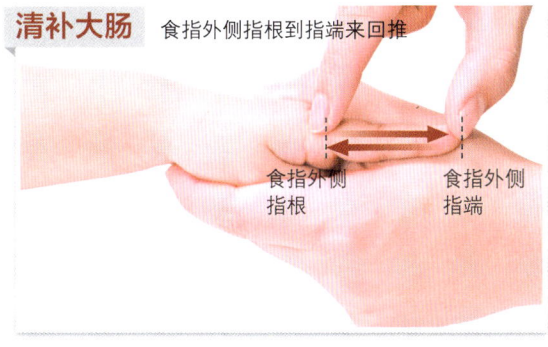

清补大肠　食指外侧指根到指端来回推

热性腹痛 散热,和胃肠,止痛。

临床表现:热邪内郁,腹外部扪之亦热,肠鸣作呕,舌苔黄腻,脉滑濡而数。

穴位处方:平肝10分钟,清胃10分钟,推天河水10分钟,揉板门15分钟。

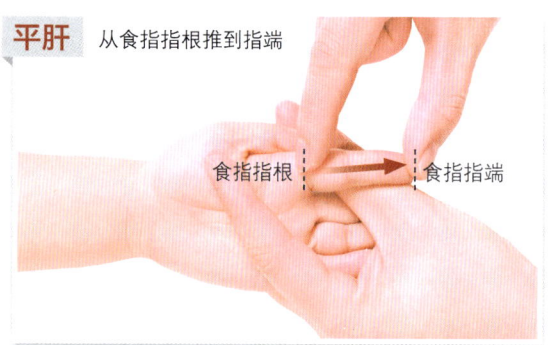

平肝 从食指指根推到指端
食指指根 → 食指指端

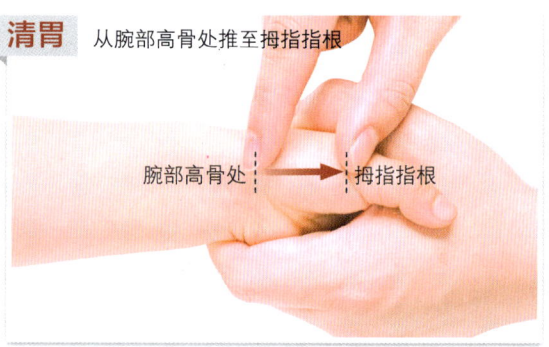

清胃 从腕部高骨处推至拇指指根
腕部高骨处 → 拇指指根

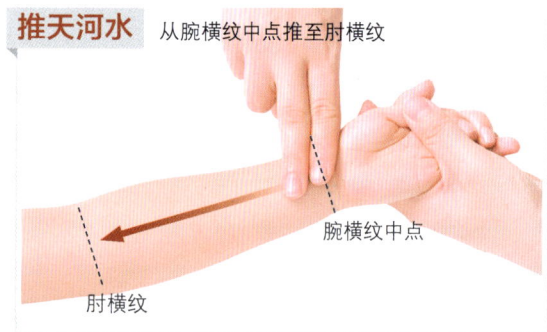

推天河水 从腕横纹中点推至肘横纹
腕横纹中点
肘横纹

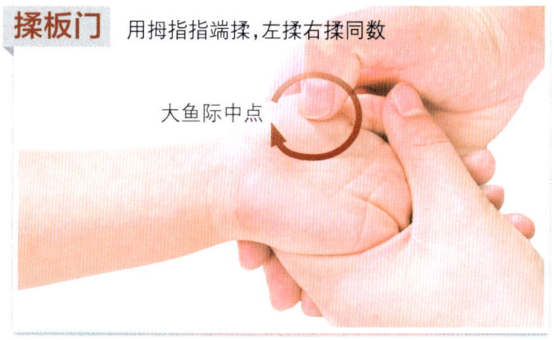

揉板门 用拇指指端揉,左揉右揉同数
大鱼际中点

呕吐

小儿呕吐,病因非一,食积胃肠、胃阴不足、跌仆受惊等各种原因使胃气不得和降,皆可致呕吐。总因脏腑气血失调,胃失和降而上逆,或干呕,或吐食,久则脾胃正气虚损,导致营养不良,而生他变,必须审证求因,及时治疗。小儿呕吐,寒热虚实皆有。

伤食呕吐　消积,降逆止吐。

临床表现: 给乳儿喂乳过量,幼儿过食甜腻食物及难消化食物,而使食滞积于中脘,每见食乳中间或饮食后忽然呕吐,或见喷溢状呕吐,往往无呕恶之声,舌苔厚,脉弦滑。

穴位处方: 揉板门 15 分钟,顺运八卦 15 分钟,清胃 10 分钟,清补脾 10 分钟。

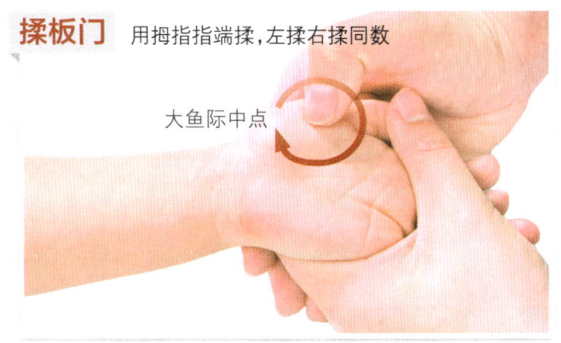

揉板门　用拇指指端揉,左揉右揉同数
大鱼际中点

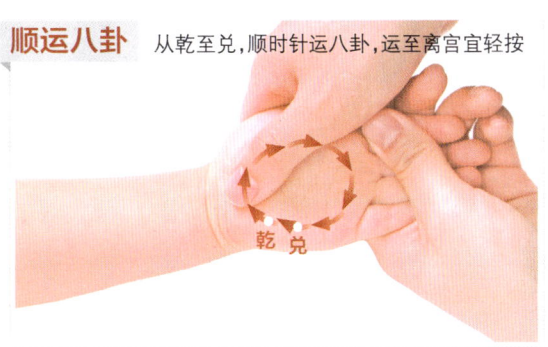

顺运八卦　从乾至兑,顺时针运八卦,运至离宫宜轻按
乾　兑

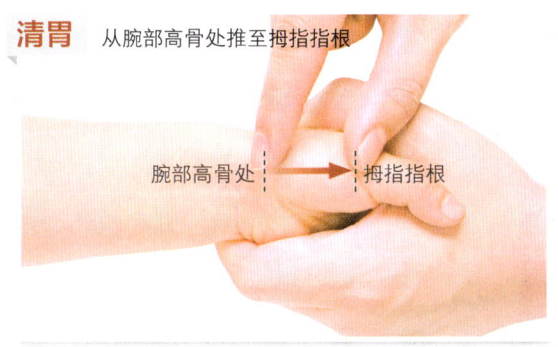

清胃　从腕部高骨处推至拇指指根
腕部高骨处 → 拇指指根

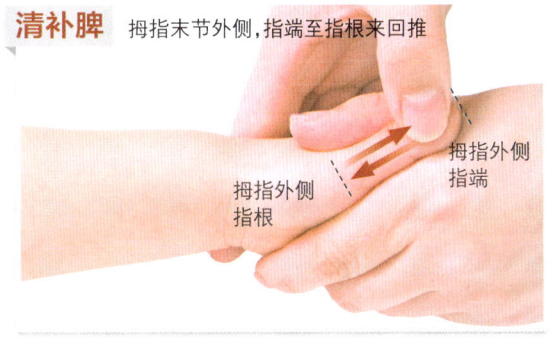

清补脾　拇指末节外侧,指端至指根来回推
拇指外侧指根　拇指外侧指端

胃热呕吐 清胃,和中,降逆。

临床表现: 烦躁口渴,腹内热,恶心,食入即吐,吐物酸腐,大便臭秽或见秘结,唇赤,舌质红,苔黄,脉象滑数有力。

穴位处方: 清胃 15 分钟,平肝 10 分钟,推天河水 10 分钟,顺运八卦 15 分钟。

对症加减: 腹痛加揉板门 15 分钟;便秘加清大肠 10 分钟。

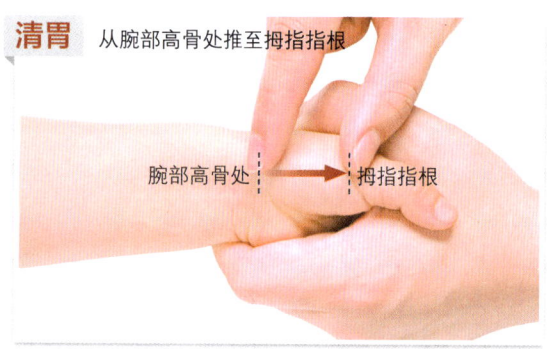

清胃　从腕部高骨处推至拇指指根

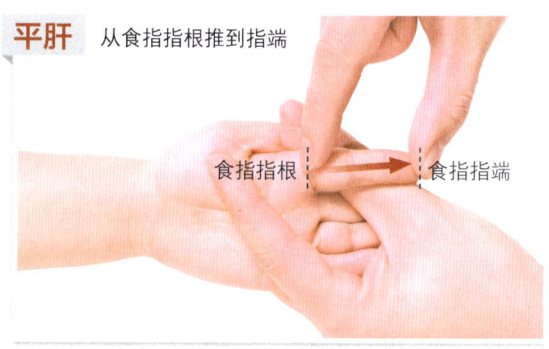

平肝　从食指指根推到指端

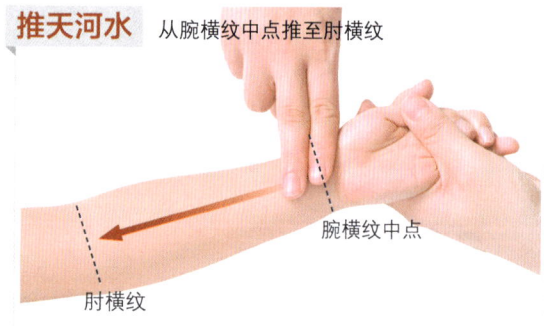

推天河水　从腕横纹中点推至肘横纹

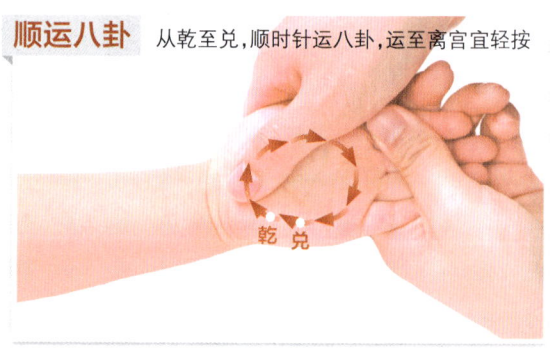

顺运八卦　从乾至兑,顺时针运八卦,运至离宫宜轻按

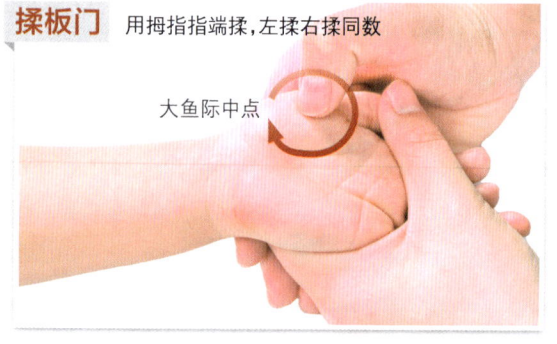

揉板门　用拇指指端揉,左揉右揉同数

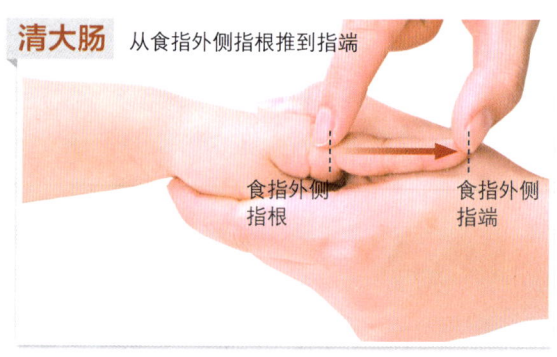

清大肠　从食指外侧指根推到指端

夹惊呕吐 平肝镇惊，清热降逆，化痰止呕。

临床表现： 跌仆受惊，或食时被惊，或先有痰热，而致气机逆乱，胃失和降，食随气逆，常见痉挛、喷射性呕吐。或痰热上涌，气血逆乱，蛔虫不安而上扰，有时吐蛔，皆属此类。兼见恶心时作，呕吐黏涎，夜眠多惊，抽搐，或手足蠕动，易成惊风。

穴位处方： 平肝 10 分钟，清胃 10 分钟，顺运八卦 15 分钟，揉板门 15 分钟，推天河水 10 分钟，揉外劳宫 10 分钟。

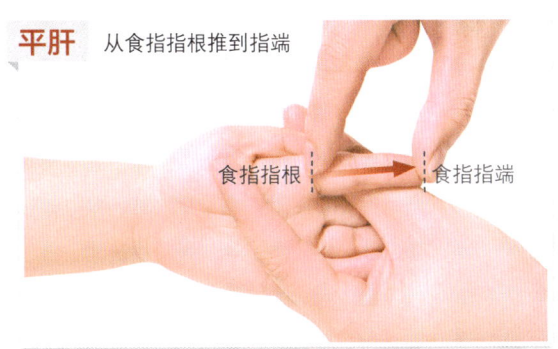

平肝 从食指指根推到指端

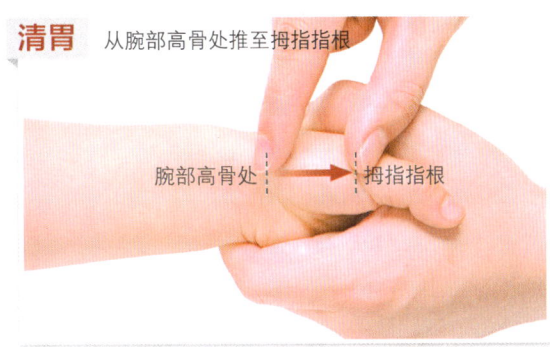

清胃 从腕部高骨处推至拇指指根

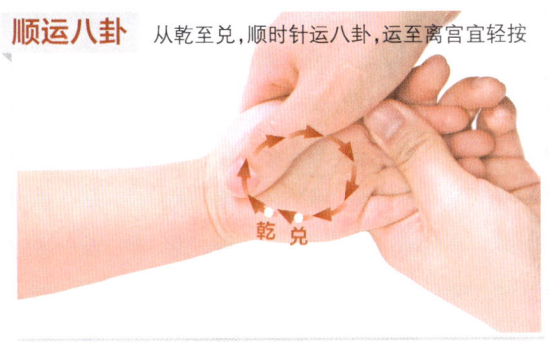

顺运八卦 从乾至兑，顺时针运八卦，运至离宫宜轻按

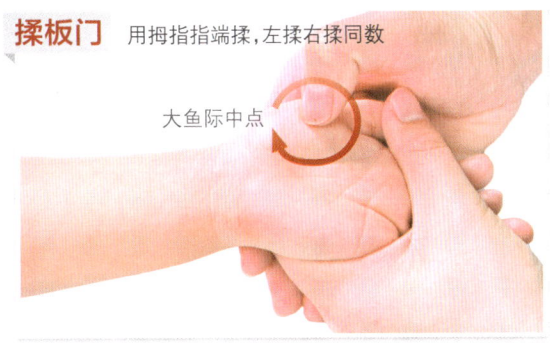

揉板门 用拇指指端揉，左揉右揉同数

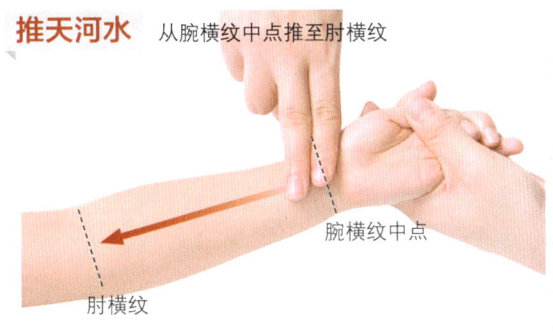

推天河水 从腕横纹中点推至肘横纹

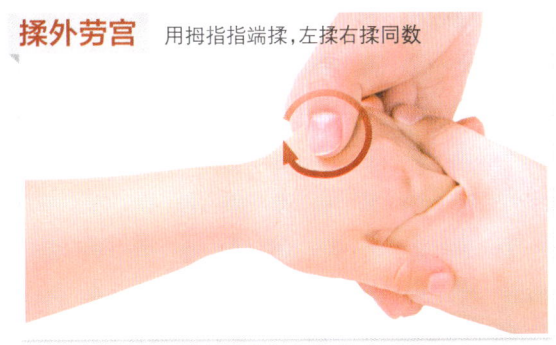

揉外劳宫 用拇指指端揉，左揉右揉同数

胃寒呕吐 温中降逆,驱除寒积。

临床表现: 小儿素体脾胃虚弱,中阳不足,又因恣食生冷瓜果,寒滞中脘,或感寒邪,客于胃肠,阻滞升降之机,以致胃气上逆,食后移时方呕,可朝食暮吐,吐物无腐气,腹多寒痛,或伴腹泻,舌淡苔白,脉弦迟或沉紧。

穴位处方: 揉外劳宫 15 分钟,揉板门 15 分钟,平肝 10 分钟,清胃 10 分钟,顺运八卦 15 分钟。

对症加减: 外中寒邪致腹痛,加揉一窝风 15 分钟;有形寒积加清大肠 15 分钟;寒伤脾胃加清补脾 10 分钟,兼冷泻亦同。

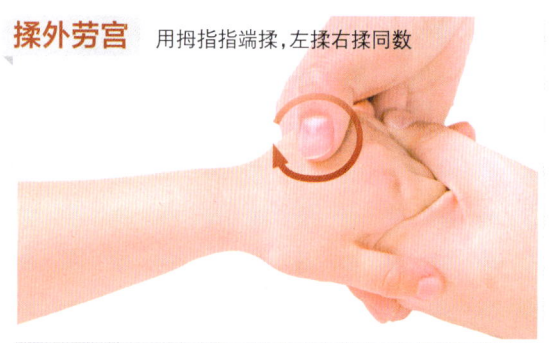

揉外劳宫 用拇指指端揉,左揉右揉同数

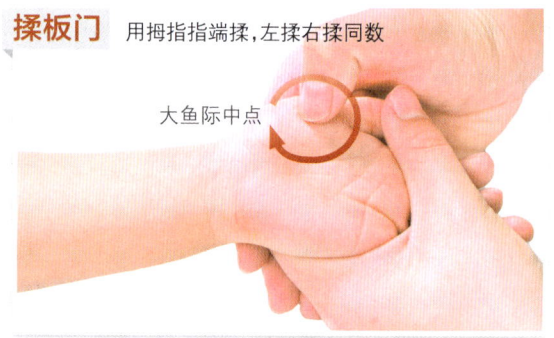

揉板门 用拇指指端揉,左揉右揉同数

大鱼际中点

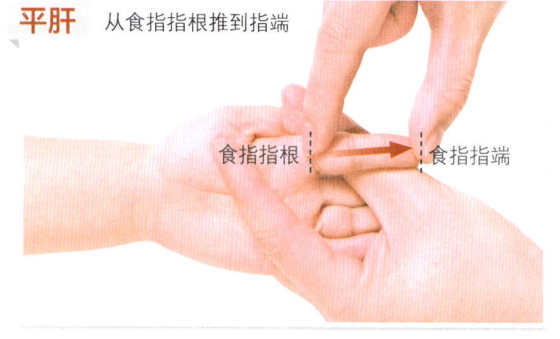

平肝 从食指指根推到指端

食指指根 → 食指指端

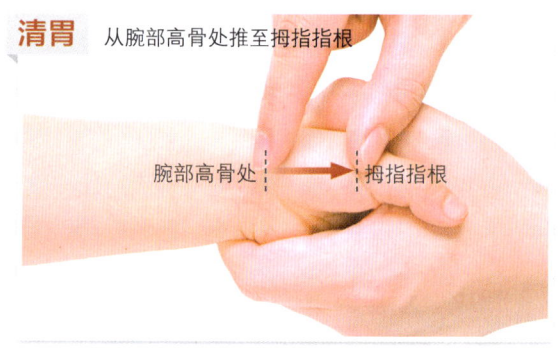

清胃 从腕部高骨处推至拇指指根

腕部高骨处 → 拇指指根

顺运八卦 从乾至兑,顺时针运八卦,运至离宫宜轻按

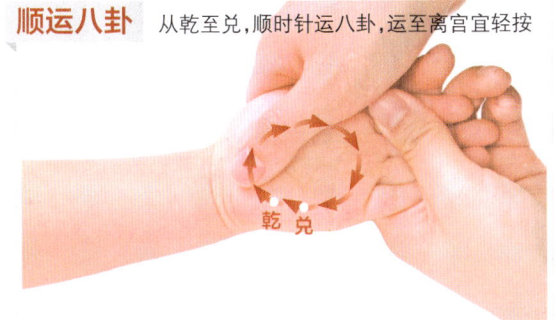

揉一窝风 用拇指指端揉,左揉右揉同数

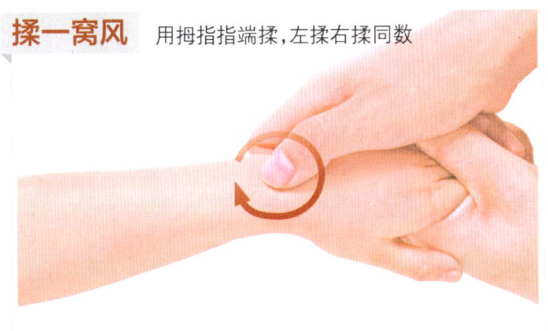

清大肠 从食指外侧指根推到指端

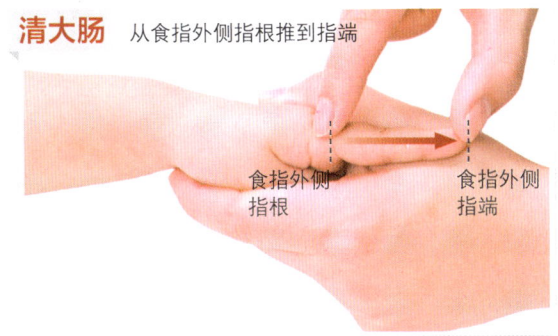

清补脾 拇指末节外侧,指端至指根来回推

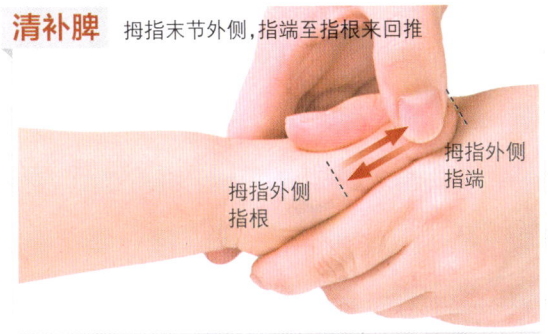

呃逆

呃逆是指气逆上冲，以喉间呃呃作声为特征的一种病症。其虽属胃病，但与肺、肝、肾等脏有关，多因寒热相搏，胃气上逆动膈而致。本节讨论的是以单纯出现的持续性呃逆为主，若在其他疾病过程中出现亦可参考。

呃逆 和胃降逆。

临床表现：如呃声持续高亢、有力者多属实证，有时伴口臭、烦渴、便干等热象。呃声低怯无力而断续者，多属虚证，有时伴食少便溏、手足不温。

穴位处方：实证有热者：顺运八卦10分钟，清胃10分钟，推六腑15分钟。

顺运八卦 从乾至兑，顺时针运八卦，运至离宫宜轻按

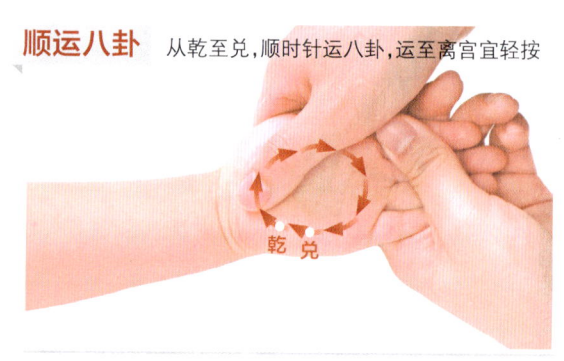

清胃 从腕部高骨处推至拇指指根

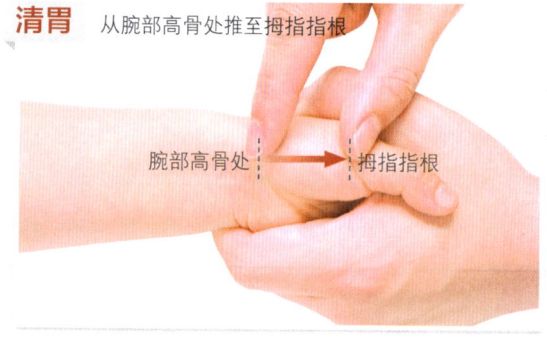

推六腑 从前臂尺侧肘横纹推至腕横纹

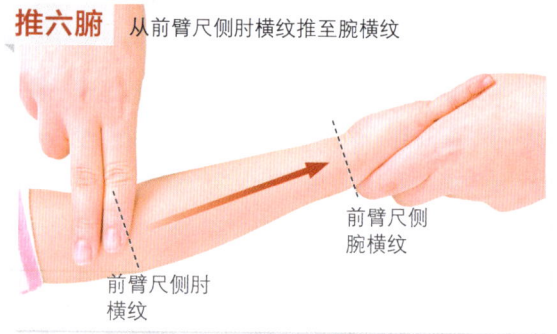

穴位处方：虚证有寒者：顺运八卦 10 分钟，揉外劳宫 10 分钟，清补脾 15 分钟。

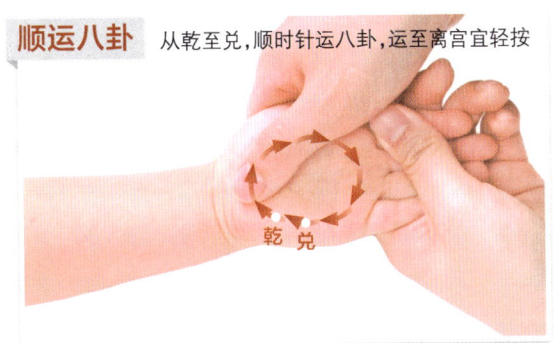

顺运八卦 从乾至兑，顺时针运八卦，运至离宫宜轻按

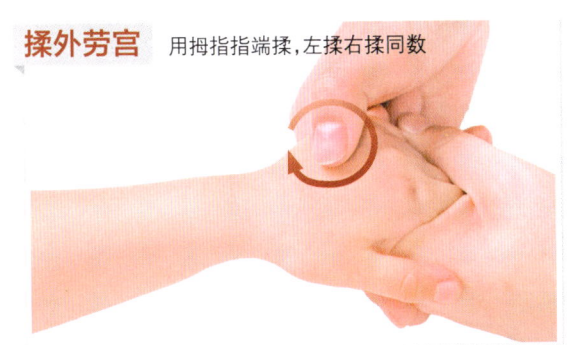

揉外劳宫 用拇指指端揉，左揉右揉同数

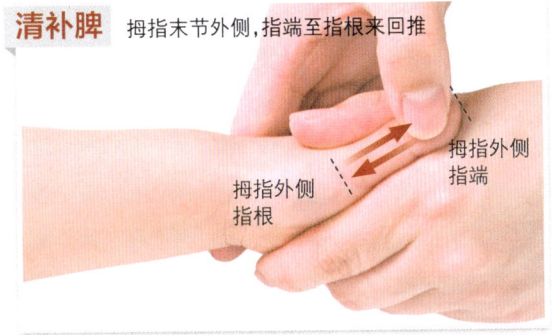

清补脾 拇指末节外侧，指端至指根来回推

厌食

厌食又名"恶食",是指小儿食欲不振,甚至不思饮食,日久精神疲惫,体重减轻,抗病力弱。厌食产生的原因一般为乳食不节伤及脾胃,或禀赋不足,脾胃虚弱等。厌食往往不是一个独立的病症,而是常常发生于其他疾病的过程中或疾病愈后。因此,临床上要参考其他病症。

厌食 健脾和胃,消食化积。

临床表现:厌食或拒食,食之无味,面色无华或萎黄,形体偏瘦,大便不成形,或次数多,或夹不消化食物。

穴位处方:顺运八卦10分钟,清胃10分钟,推天河水10分钟,推大四横纹10分钟。

顺运八卦 从乾至兑,顺时针运八卦,运至离宫宜轻按

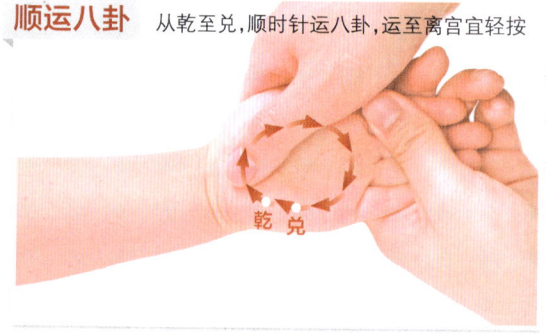

清胃 从腕部高骨处推至拇指指根

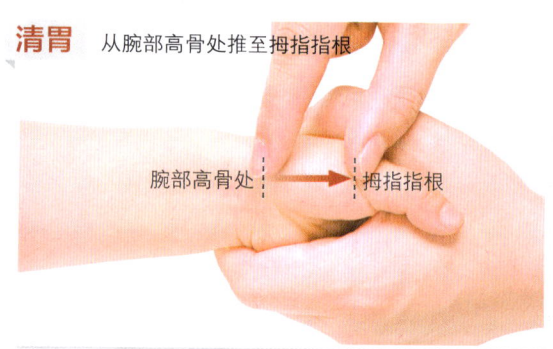

推天河水 从腕横纹中点推至肘横纹

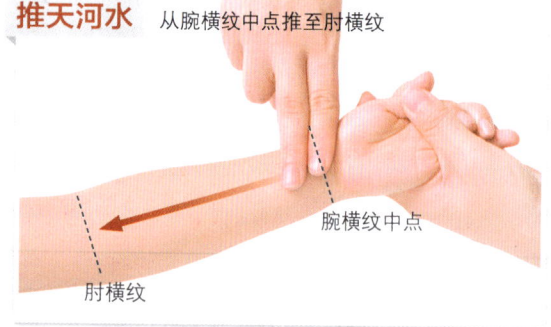

推大四横纹 在食指、中指、无名指、小指指根处来回推

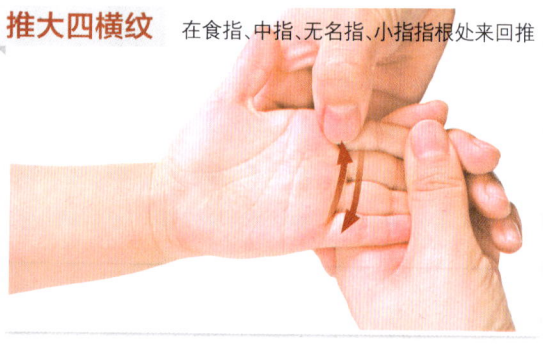

对症加减： 如属脾胃虚弱，可去清胃，改用清补脾 10 分钟，加捏脊 5～7 遍。

清补脾 拇指末节外侧，指端至指根来回推

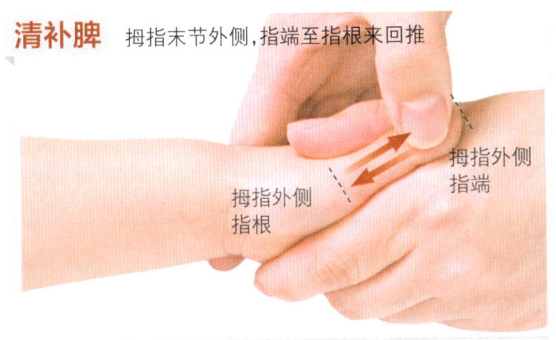

拇指外侧指端

拇指外侧指根

捏脊 用拇指和食指中节桡侧缘从龟尾捏拿至大椎

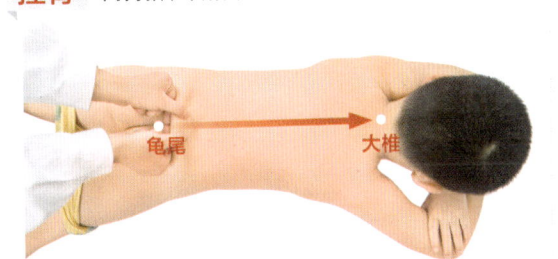

龟尾　　大椎

捏脊手法： 双手的拇指与食指中节桡侧缘相对提捏脊柱两旁的皮肤，自下而上，从龟尾穴至大椎穴，一般捏 5~7 遍。

疳积

疳积以精神萎靡、面黄肌瘦,甚至肚大筋露、毛发干枯为主症。本病主要由于母乳不足或喂养不当所致。早产,或长期生病,如慢性腹泻、慢性痢疾、结核病等,也是常见的致病原因。

疳积(小儿营养不良) 消导攻积,补脾健胃。

临床表现:面色青黄,肌肉消瘦,皮毛干燥,肚大坚硬,青筋暴露,懒进饮食,大便臭秽(长期消化不良所致),小便混浊。

穴位处方:揉二人上马 15 分钟,补脾 15 分钟,平肝 5 分钟。

对症加减:腹胀重,加推大四横纹 10 分钟;有痰者,加顺运八卦 10 分钟;腹痛明显者改用揉外劳宫 15 分钟、补脾 15 分钟、平肝 5 分钟。

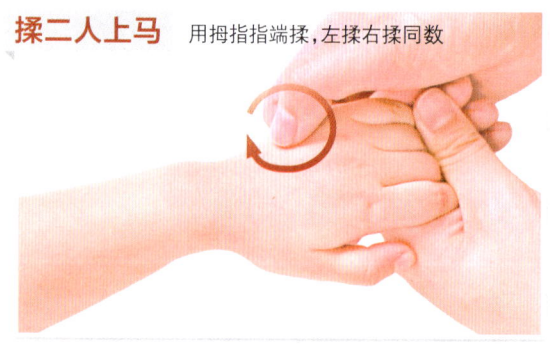

揉二人上马 用拇指指端揉,左揉右揉同数

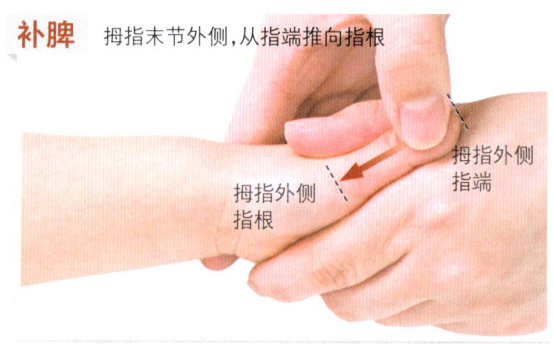

补脾 拇指末节外侧,从指端推向指根

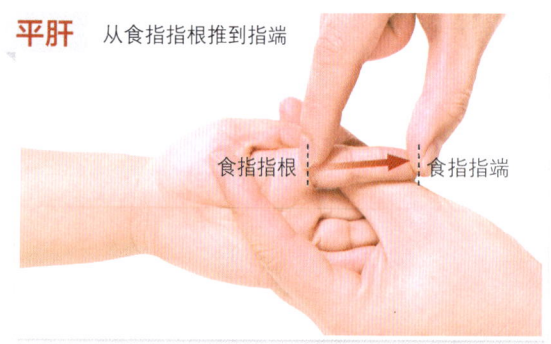

平肝 从食指指根推到指端

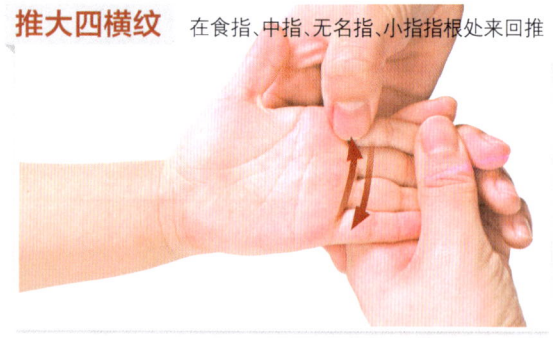

推大四横纹 在食指、中指、无名指、小指指根处来回推

顺运八卦 从乾至兑,顺时针运八卦,运至离宫宜轻按

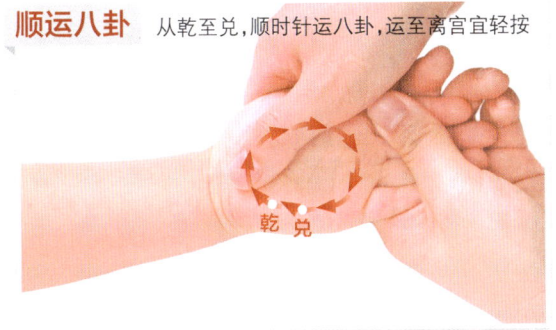

揉外劳宫 用拇指指端揉,左揉右揉同数

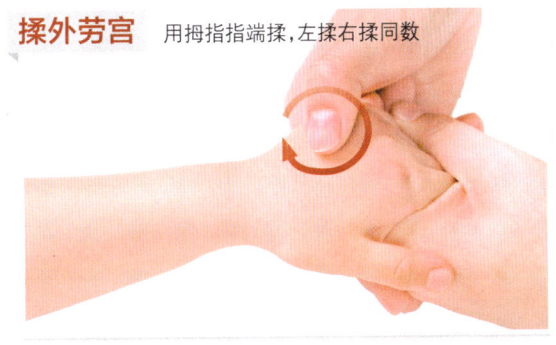

补脾 拇指末节外侧,从指端推向指根

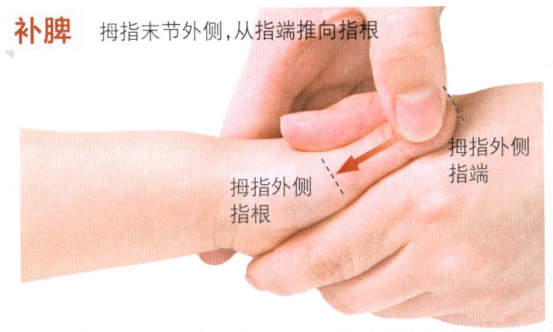

平肝 从食指指根推到指端

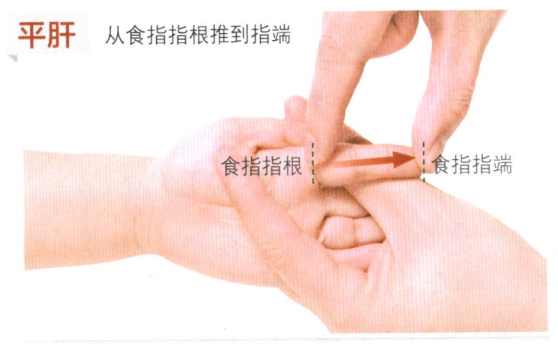

四缝穴

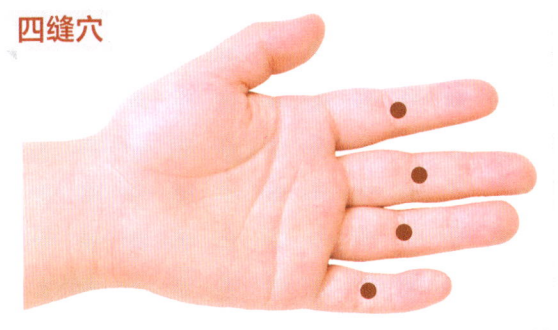

以上疗法加刺四缝穴,隔日针一次,对疳积有特效。四缝穴位于食指、中指、无名指、小指四指的掌面近掌侧指关节横纹的中点。刺四缝穴可以清热除烦、通调百脉,治疗疳积,特别适用于烦躁明显者。

自汗盗汗

所谓自汗,是不因活动、炎热或衣服过厚等原因而汗出不已,多因卫气不固而使津液外泄所致。盗汗则是睡中汗出,醒后即收,收后不恶寒,反觉烦热,多由于阴虚热扰,心液不能敛涩所致。由于汗证发越阳气,外泄阴液,故可影响阳气的盛衰和津液的消长。

自汗盗汗 自汗,益气固表止汗。盗汗,益气养阴止汗。

临床表现: 自汗:经常汗出,动则尤甚,形寒肢冷,神疲乏力,易感冒。

盗汗:睡时汗出,醒后自止,五心烦热,精神萎靡,舌红少苔。

穴位处方: 自汗:揉二人上马 15 分钟,清补脾 10 分钟,顺运八卦 10 分钟,清肺 5 分钟。

揉二人上马　用拇指指端揉,左揉右揉同数

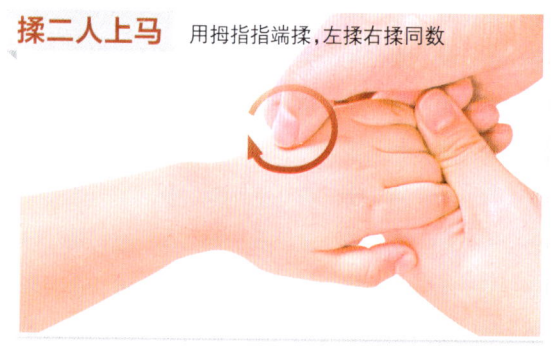

清补脾　拇指末节外侧,指端至指根来回推

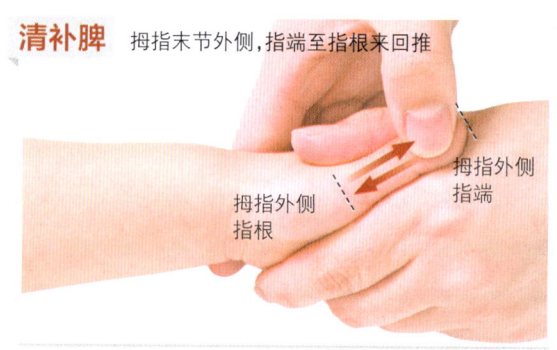

顺运八卦　从乾至兑,顺时针运八卦,运至离宫宜轻按

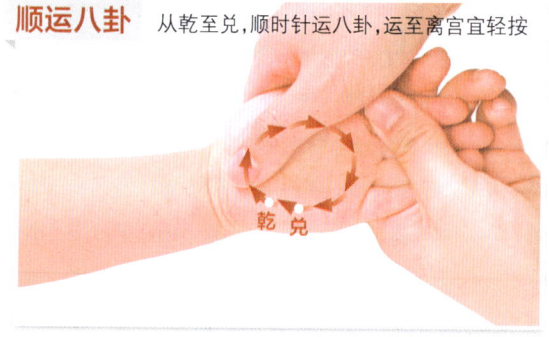

清肺　从无名指指根推到指端

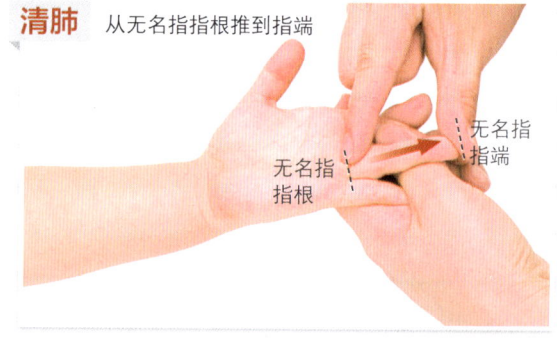

穴位处方： 盗汗：顺运八卦 10 分钟，揉二人上马 10 分钟，推天河水 10 分钟，平肝 5 分钟。

顺运八卦 从乾至兑，顺时针运八卦，运至离宫宜轻按

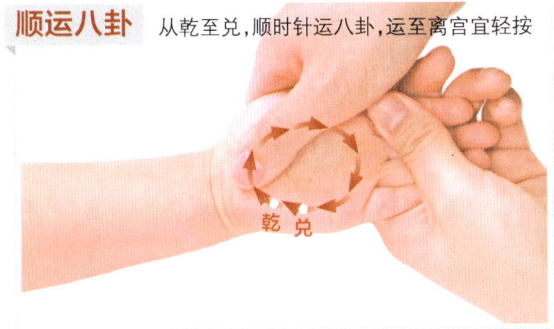

揉二人上马 用拇指指端揉，左揉右揉同数

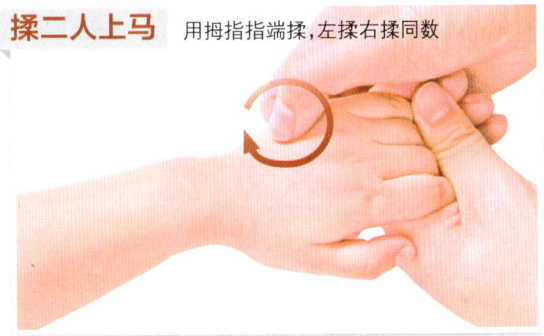

推天河水 从腕横纹中点推至肘横纹

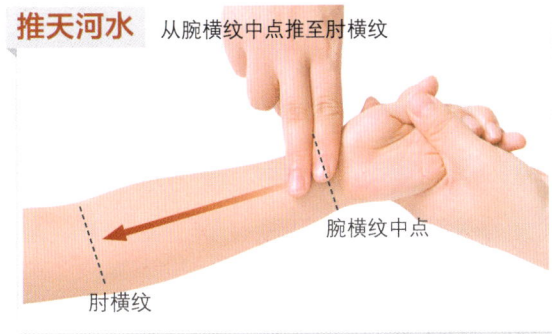

平肝 从食指指根推到指端

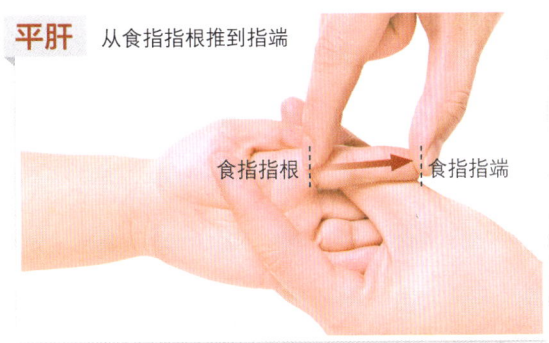

遗 尿

遗尿俗称"尿床",多指3岁以上小儿睡中小便自遗,醒后方觉的一种疾病。3岁以下小儿或年长儿偶有遗尿不属病态。遗尿的发生主要由于脏腑虚寒所致,或病后体虚而肺脾气虚不摄所致。

遗尿 温补脾肾,固涩小便。

临床表现:睡中遗尿,尿频清长,神疲乏力,面色㿠白,或气短自汗,大便稀溏。

穴位处方:揉二人上马20分钟,清补脾10分钟,揉外劳宫10分钟。

对症加减:如症见小便量少色黄、性情急躁、手足心热者,去揉外劳宫,加平肝5分钟、推天河水10分钟。

揉二人上马 用拇指指端揉,左揉右揉同数

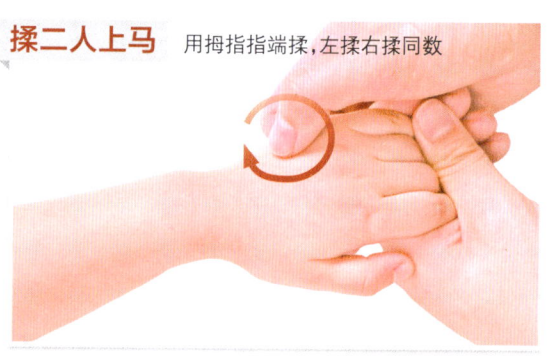

清补脾 拇指末节外侧,指端至指根来回推

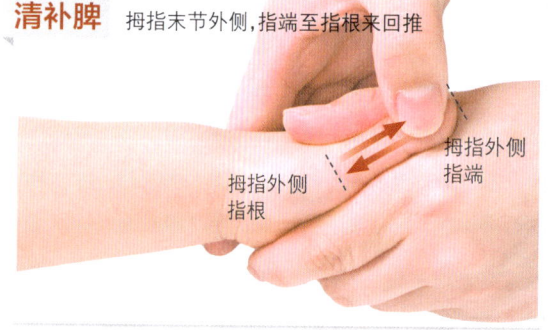

揉外劳宫 用拇指指端揉,左揉右揉同数

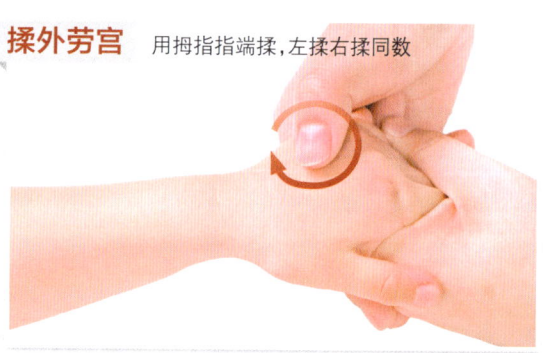

平肝 从食指指根推到指端

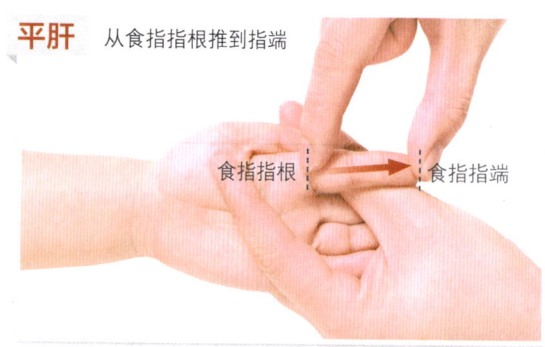

推天河水 从腕横纹中点推至肘横纹

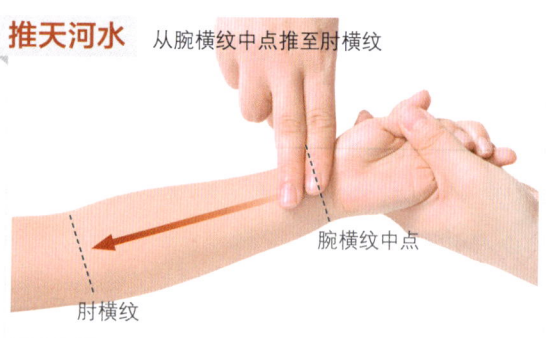

注:尿频,小便频数者,多属虚证,或气虚,或阴虚,治疗可参考遗尿。

脱肛

脱肛又称"直肠脱垂",多见于1~3岁小儿,常并发于其他疾病,因体质虚弱而单纯发病者较少。小儿脱肛,除体质虚弱外,还有其他诱因,如长期腹泻、脾虚气陷、久咳肺虚(因肺与大肠相表里)等,均可导致脱肛。

脱肛 益气固涩。

临床表现:脱肛,初起可自行回复,日久则不能,需用外力,多伴有食欲不振、神疲乏力、自汗、面黄等。

穴位处方:补脾15分钟,揉外劳宫10分钟,清补大肠10分钟。

对症加减:大便干,加运水入土5~10分钟;脾肾不足,大便稀溏,加揉二人上马10分钟。

补脾 拇指末节外侧,从指端推向指根

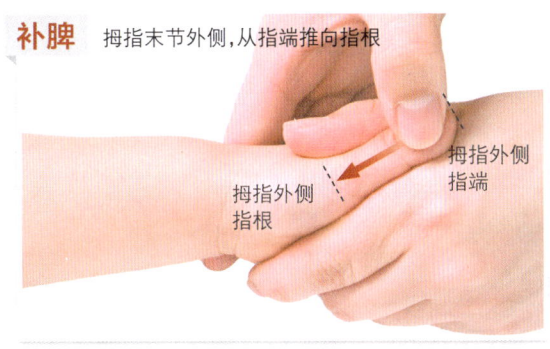

揉外劳宫 用拇指指端揉,左揉右揉同数

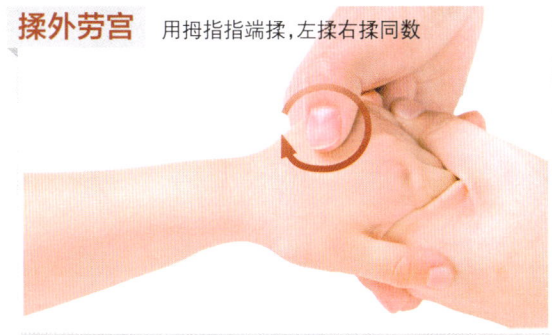

清补大肠 食指外侧指根到指端来回推

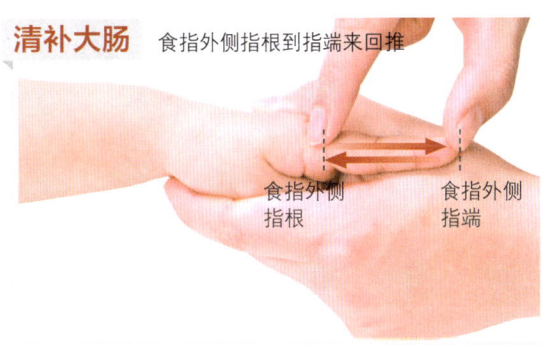

运水入土 从小指指端沿掌边推至拇指指根

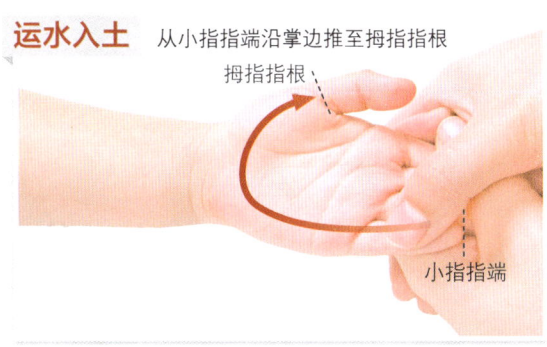

揉二人上马 用拇指指端揉,左揉右揉同数

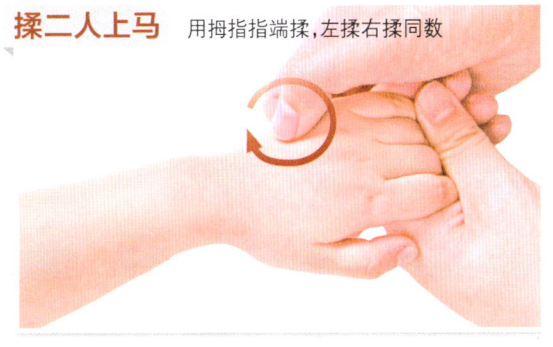

便 秘

便秘是指粪便干燥坚硬,排出困难,排便次数减少。本病多因喝水太少,或没有养成按时排便的习惯,肠中积热,肠道阴津不足致大肠失润而引起。

便秘 健脾行气,清泻里热。穴位处方二选一。

临床表现: 大便秘结,排便费力,几日一行,重者肛裂出血或脱肛。

穴位处方: ①清补脾10分钟,清大肠15分钟,运水入土10分钟,平肝5分钟。

清补脾 拇指末节外侧,指端至指根来回推

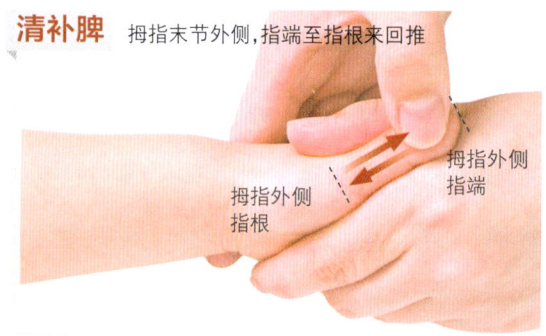

清大肠 从食指外侧指根推到指端

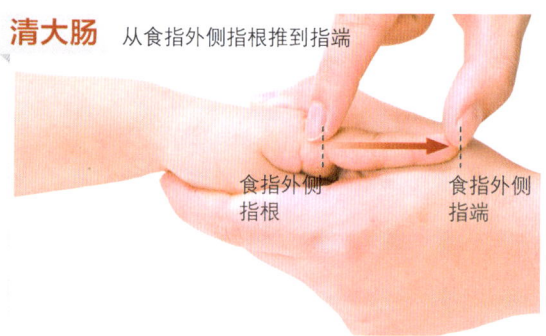

运水入土 从小指指端沿掌边推至拇指指根

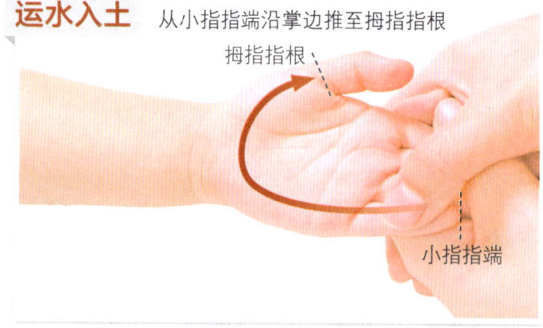

平肝 从食指指根推到指端

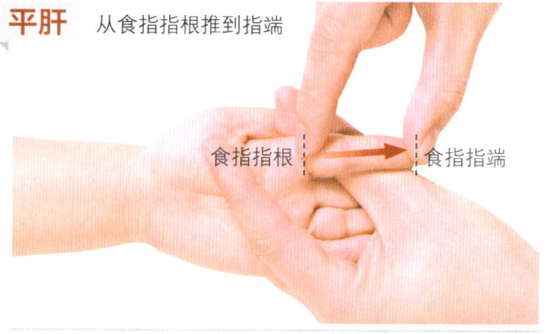

穴位处方：②独揉神阙（即肚脐）10~15分钟，效果较好。

对症加减：腹胀加推大四横纹10分钟。略带热象者改用运水入土10分钟、清大肠15分钟、平肝清肺10分钟、推天河水5分钟。

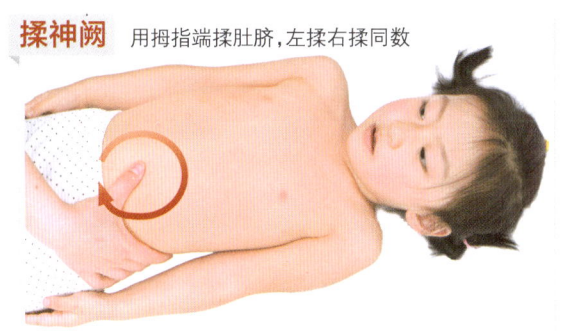

揉神阙　用拇指端揉肚脐，左揉右揉同数

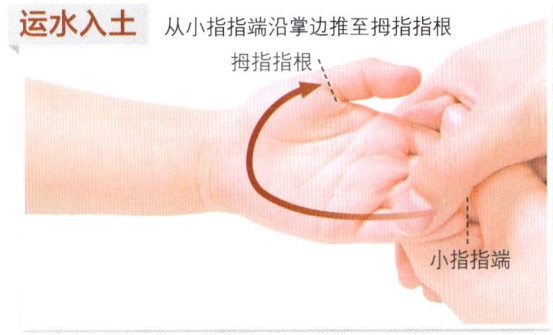

运水入土　从小指指端沿掌边推至拇指指根

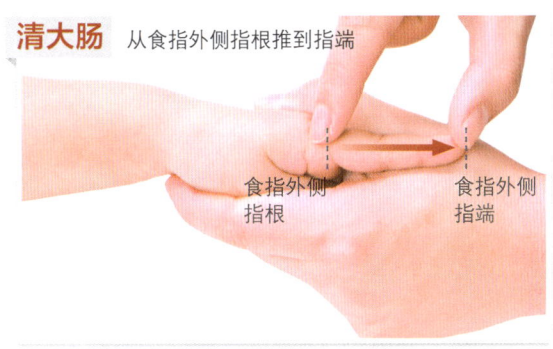

清大肠　从食指外侧指根推到指端

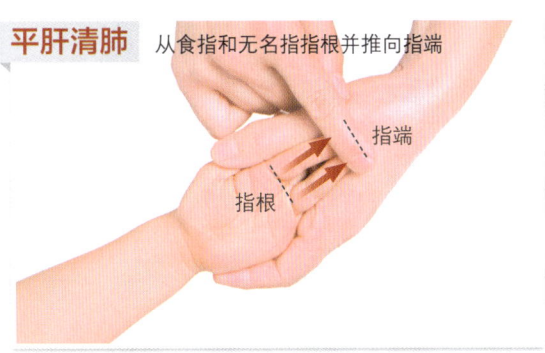

平肝清肺　从食指和无名指指根并推向指端

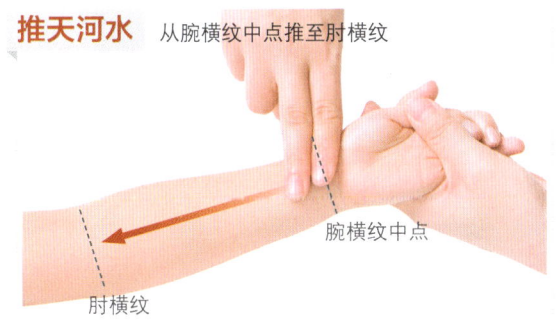

推天河水　从腕横纹中点推至肘横纹

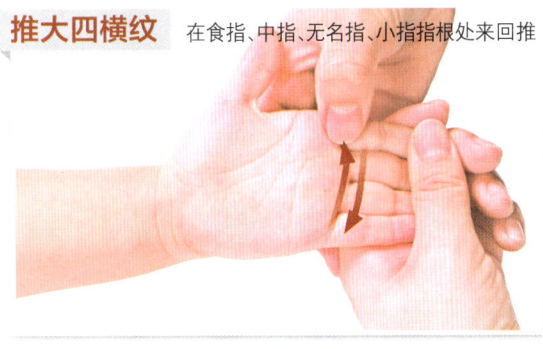

推大四横纹　在食指、中指、无名指、小指指根处来回推

腹泻

腹泻是指排便次数明显超过平日排便的次数,粪质稀薄,常伴有排便急迫感、肛门不适、失禁等症状。中医病因病机包括:乳食过饱,恣食肥甘,损伤脾胃;内因肠胃积热,外感不正之气致运化失职;过食生冷,或腹部受寒以致寒凝中焦、脾失运化;体质素弱,饮食不节,脾虚失健。

脾虚泻　健脾止泻。

临床表现:食后作泻,消化不良,大便溏、色淡黄,重则完谷不化,腹胀不渴,面黄肌瘦,不思饮食等。

轻症

穴位处方:揉外劳宫10分钟,清补脾10分钟,平肝5分钟。
对症加减:有热者加推天河水15分钟。

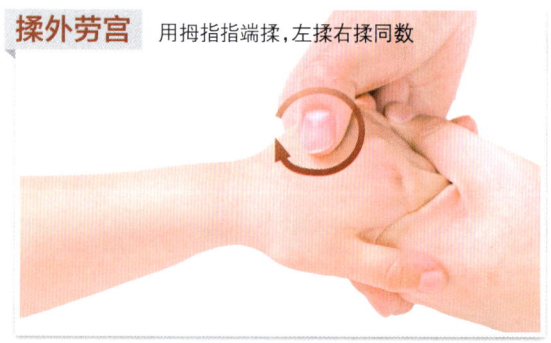

揉外劳宫　用拇指指端揉,左揉右揉同数

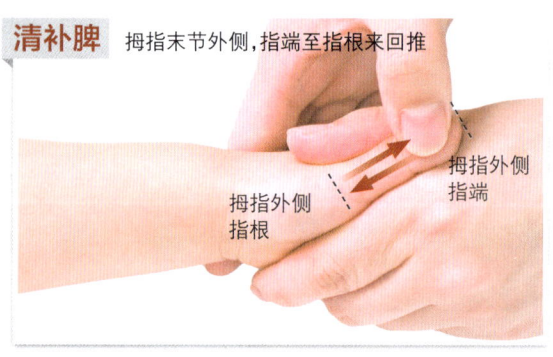

清补脾　拇指末节外侧,指端至指根来回推

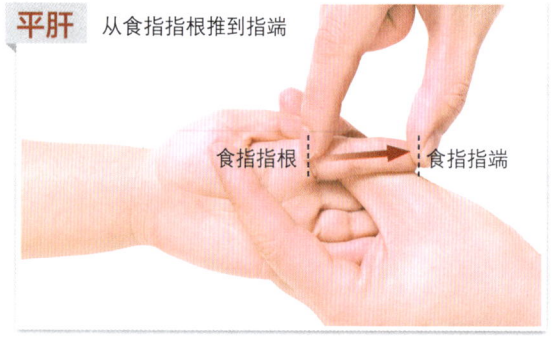

平肝　从食指指根推到指端

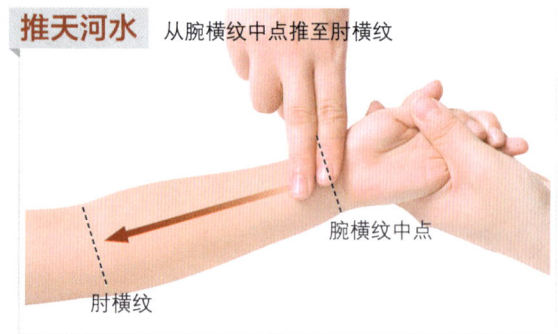

推天河水　从腕横纹中点推至肘横纹

重症

穴位处方：揉二人上马 10 分钟，清补脾 10 分钟，清补大肠 15 分钟。

揉二人上马 用拇指指端揉，左揉右揉同数

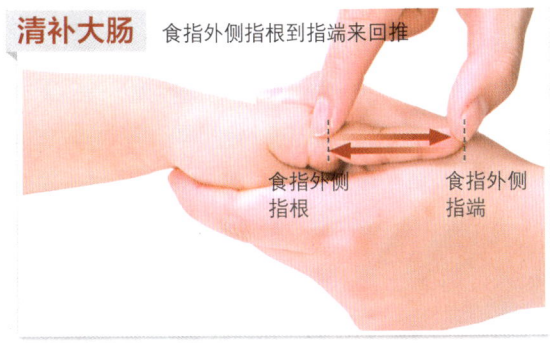

清补脾 拇指末节外侧，指端至指根来回推

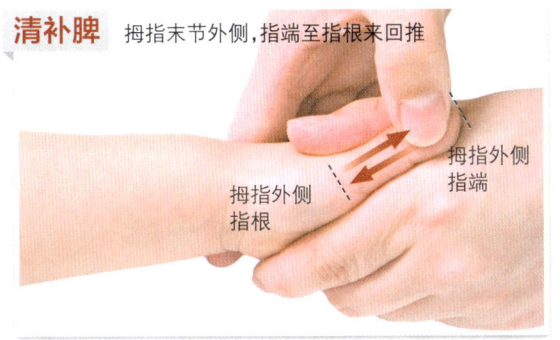

清补大肠 食指外侧指根到指端来回推

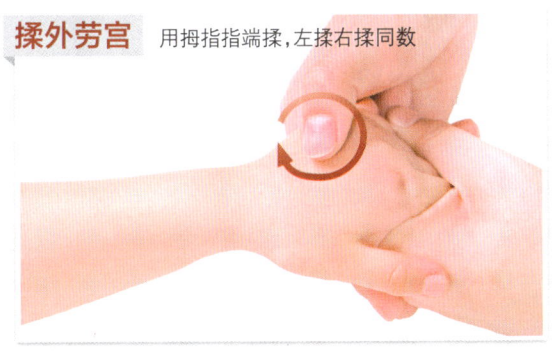

寒泻 温中止泻。

临床表现：腹痛肠鸣，泄泻清澈，如白水，或色绿，小便清白，面色淡白，口气温和。

穴位处方：揉外劳宫 20 分钟，清胃 10 分钟，推天河水 10 分钟。

揉外劳宫 用拇指指端揉，左揉右揉同数

清胃 从腕部高骨处推至拇指指根

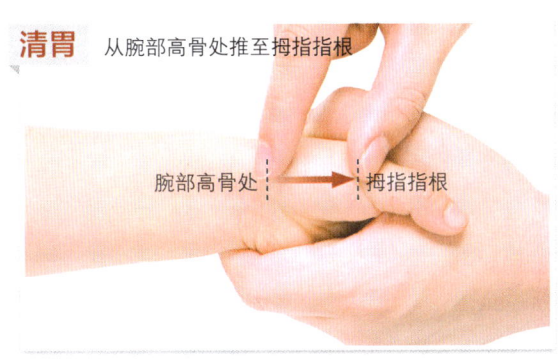

推天河水 从腕横纹中点推至肘横纹

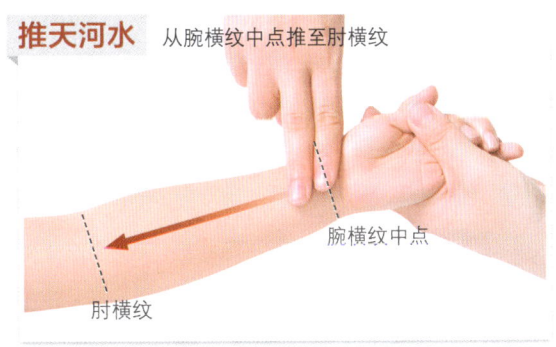

伤食泻 健脾助运化，止泻。

临床表现：口嗳酸气，口渴恶食，腹热胀满，泻时腹痛，泻后痛减，小便赤涩，大便色黄白，臭如败卵，或兼呕吐。伤乳泻者，大便色黄白，内有奶瓣，或呈蛋花样。

轻症：大便每日 5~6 次。

穴位处方：顺运八卦 10 分钟，清胃 15 分钟，推天河水 15 分钟。

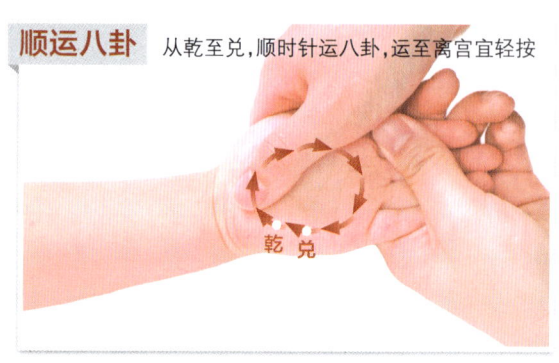

顺运八卦　从乾至兑，顺时针运八卦，运至离宫宜轻按

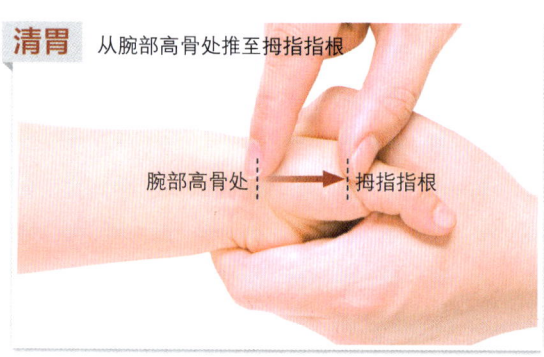

清胃　从腕部高骨处推至拇指指根

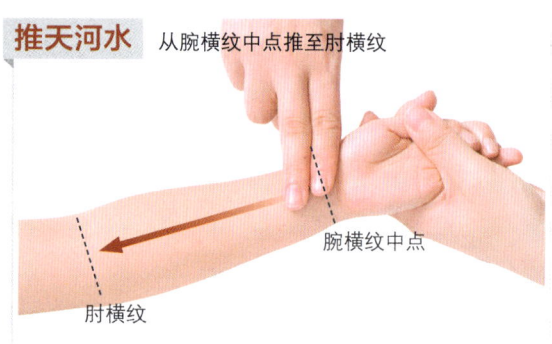

推天河水　从腕横纹中点推至肘横纹

日久邪实兼体虚者，消化不良、便黄、脉滑无力者。

穴位处方：顺运八卦 10 分钟，揉二人上马 10 分钟，清胃 10 分钟，推六腑 10 分钟。

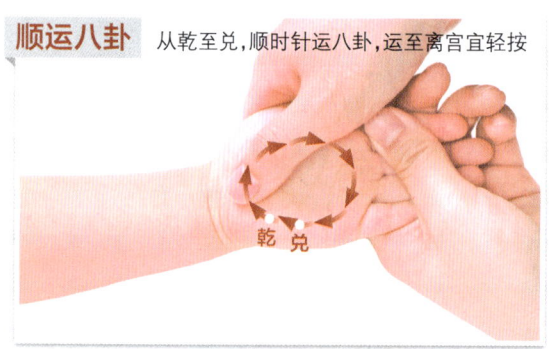

顺运八卦　从乾至兑，顺时针运八卦，运至离宫宜轻按

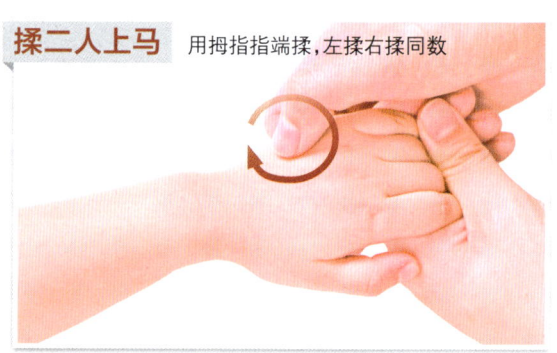

揉二人上马　用拇指指端揉，左揉右揉同数

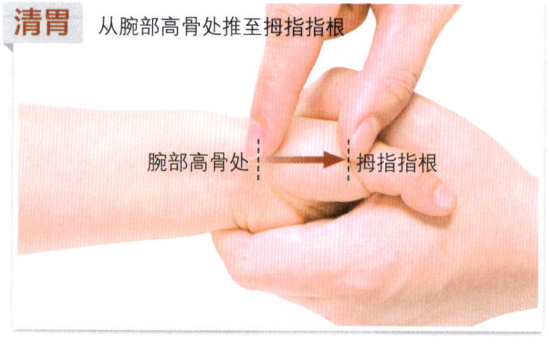

清胃　从腕部高骨处推至拇指指根

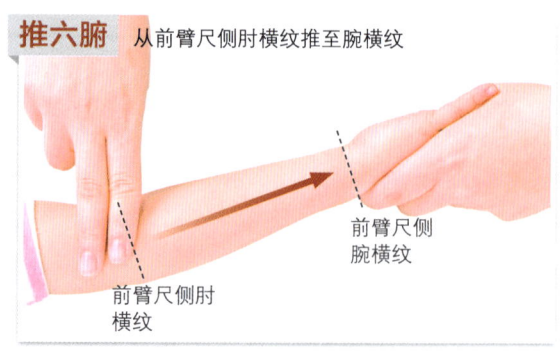

推六腑　从前臂尺侧肘横纹推至腕横纹

热泻 清热止泻。穴位处方二选一。

临床表现： 泻时暴注下迫，大便色黄赤、多黄水、臭味重，口渴烦躁，腹痛身热，溲少而黄，肛门灼热。

穴位处方： ①推六腑 15 分钟，清大肠 15 分钟，清胃 10 分钟，清脾 10 分钟，下推七节骨 1~2 分钟。

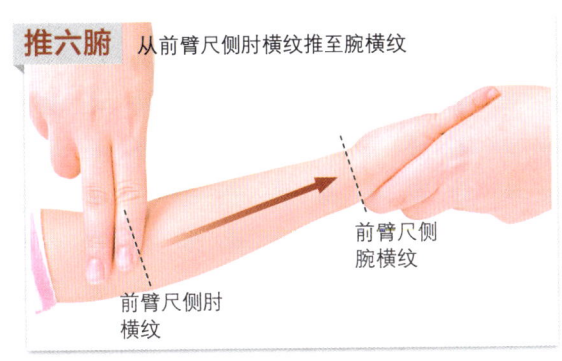

推六腑　从前臂尺侧肘横纹推至腕横纹

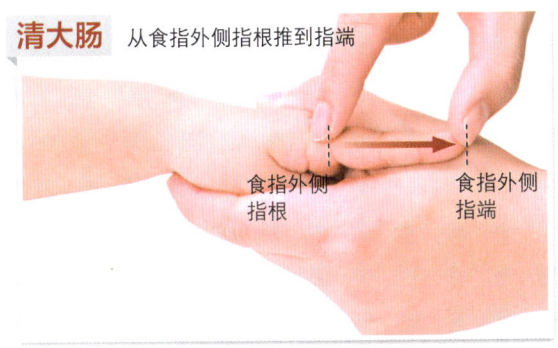

清大肠　从食指外侧指根推到指端

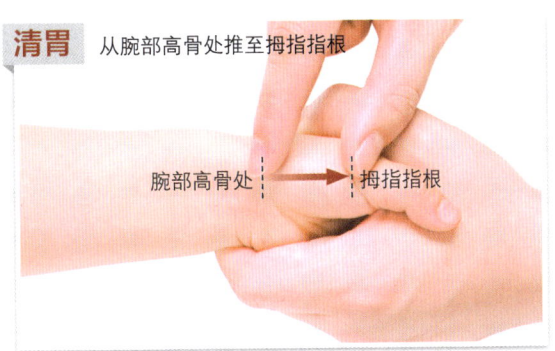

清胃　从腕部高骨处推至拇指指根

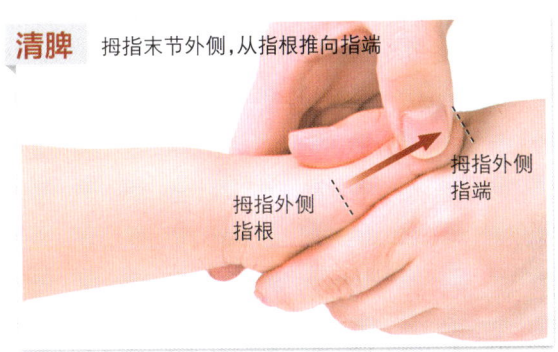

清脾　拇指末节外侧，从指根推向指端

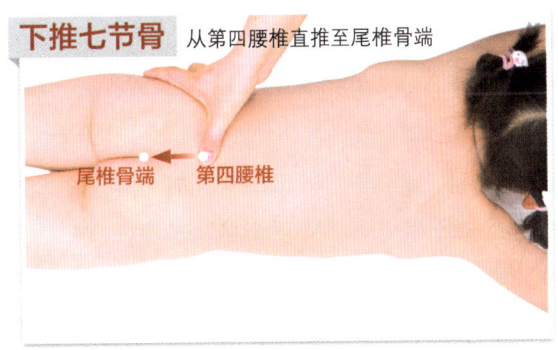

下推七节骨　从第四腰椎直推至尾椎骨端

穴位处方： ②顺运八卦 10 分钟，清胃 15 分钟，推六腑 15 分钟。

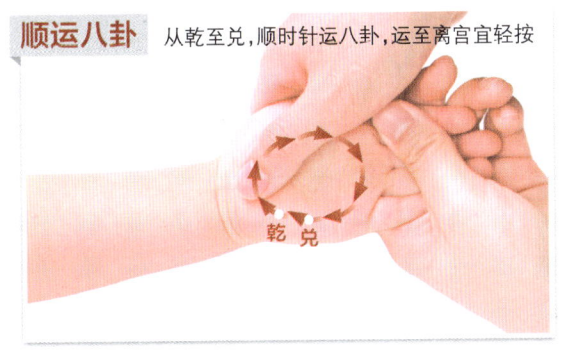

顺运八卦　从乾至兑，顺时针运八卦，运至离宫宜轻按

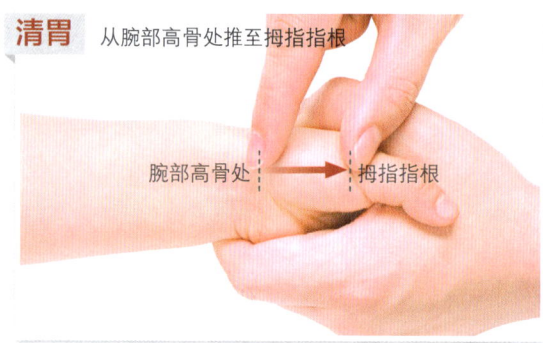

清胃 从腕部高骨处推至拇指指根

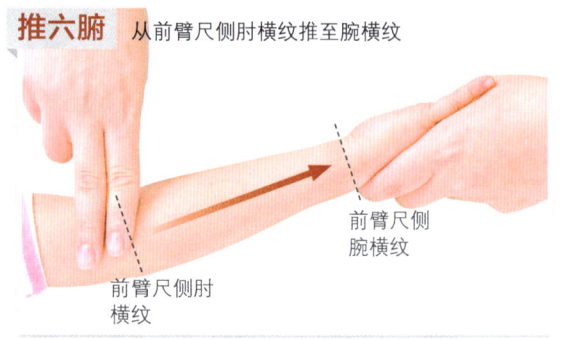

推六腑 从前臂尺侧肘横纹推至腕横纹

对症加减： 推 1~2 次后症见减轻，可酌情改用顺运八卦 10 分钟、清胃 15 分钟、推天河水 15 分钟、平肝 5 分钟。

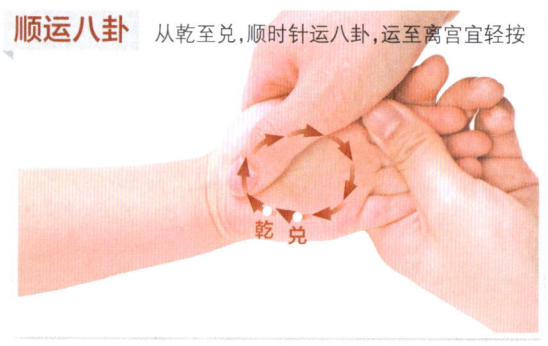

顺运八卦 从乾至兑，顺时针运八卦，运至离宫宜轻按

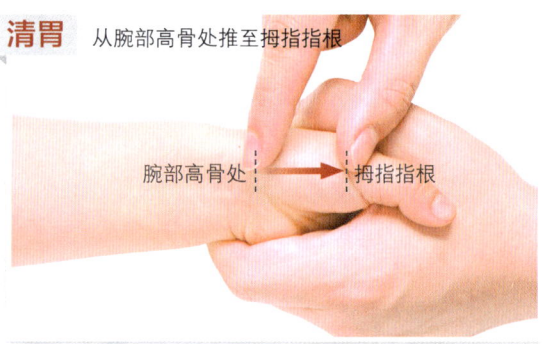

清胃 从腕部高骨处推至拇指指根

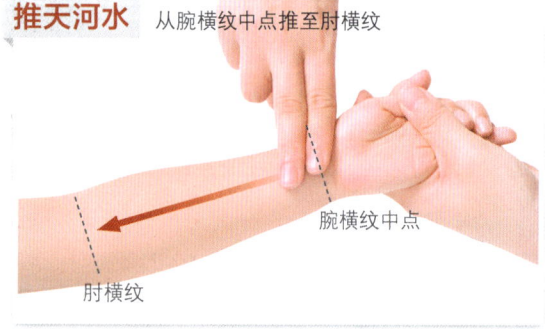

推天河水 从腕横纹中点推至肘横纹

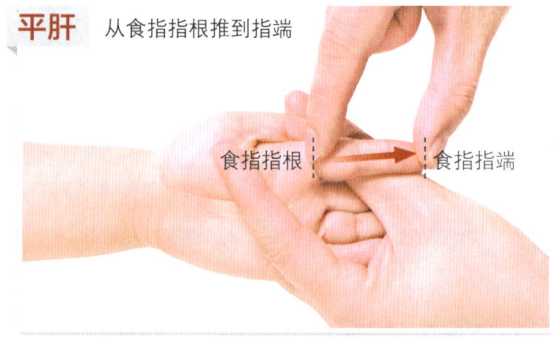

平肝 从食指指根推到指端

痢疾

痢疾是由痢疾杆菌引起的夏秋季肠道传染病,主要由于恣食生冷,或进食被污染的食物而内伤脾胃,或外感暑湿疫疠之邪,而生湿化热,下注于肠,酝酿成痢。临床表现主要有畏寒、发热、腹痛、腹泻、里急后重、大便混有脓血等,可分为急性、慢性两种。

慢性痢疾　补中益气,清肠固涩。穴位处方二选一。

临床表现: 腹痛、腹泻反复发作,或大便次数较多而脓血便不明显。

穴位处方: ①揉外劳宫 15 分钟,清补大肠 15 分钟,揉二人上马 10 分钟,平肝 5 分钟。

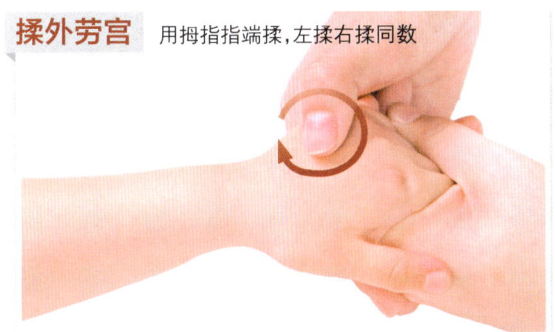

揉外劳宫　用拇指指端揉,左揉右揉同数

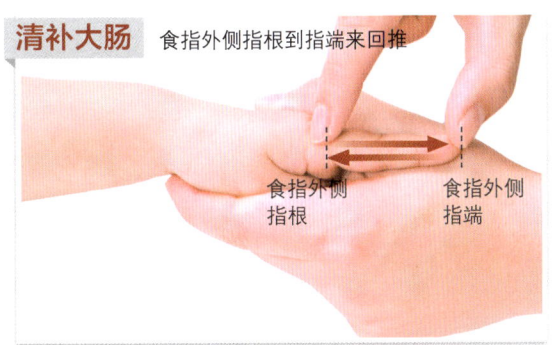

清补大肠　食指外侧指根到指端来回推

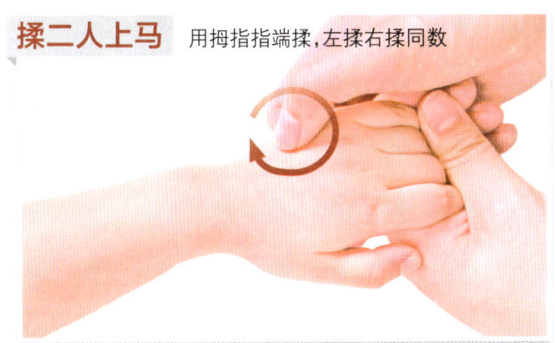

揉二人上马　用拇指指端揉,左揉右揉同数

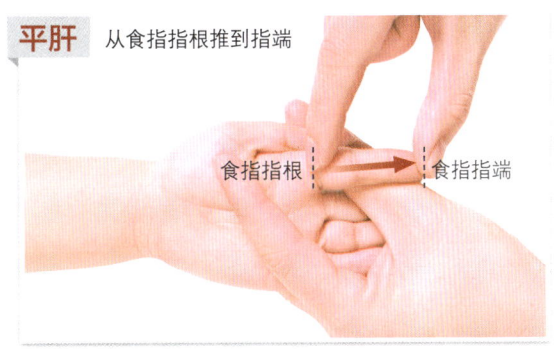

平肝　从食指指根推到指端

穴位处方: ②清补大肠,独穴推 40 分钟效佳。

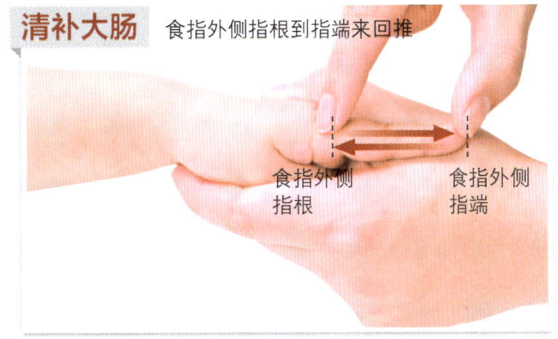

清补大肠　食指外侧指根到指端来回推

急性痢疾：白痢　　温中化湿，利气调中。

临床表现：症见痢下色白，肠鸣腹痛，面唇青白，渴喜热饮，小便清白。
穴位处方：揉外劳宫 10 分钟，清补大肠 15 分钟，清补脾 10 分钟。
对症加减：有热者加推天河水 10 分钟、平肝 5 分钟；体虚者加揉二人上马 10 分钟。

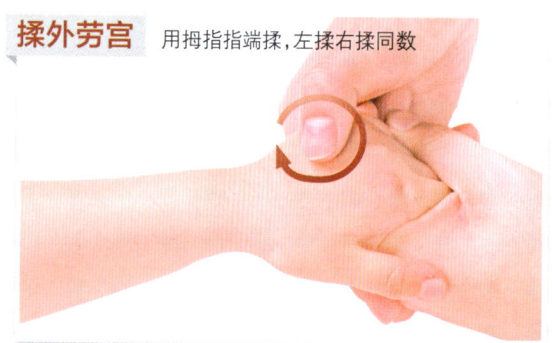
揉外劳宫　用拇指指端揉，左揉右揉同数

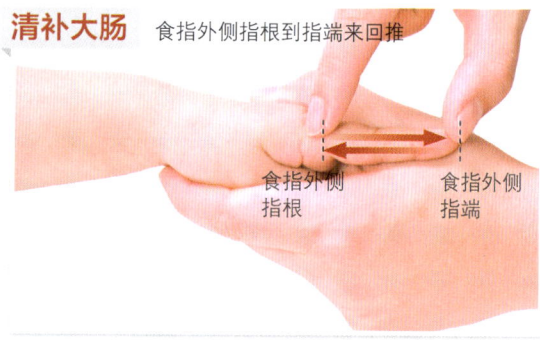
清补大肠　食指外侧指根到指端来回推

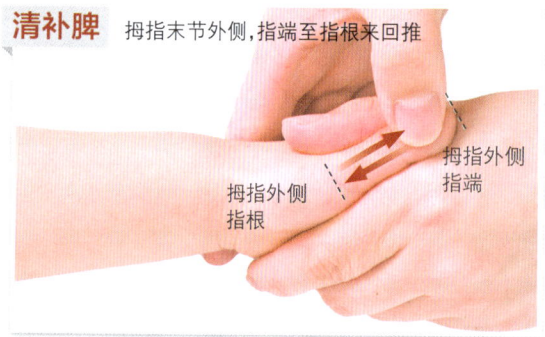
清补脾　拇指末节外侧，指端至指根来回推

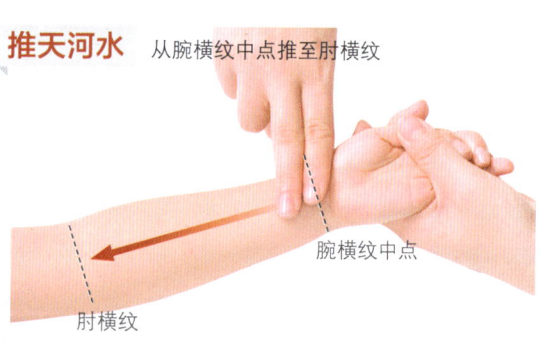
推天河水　从腕横纹中点推至肘横纹

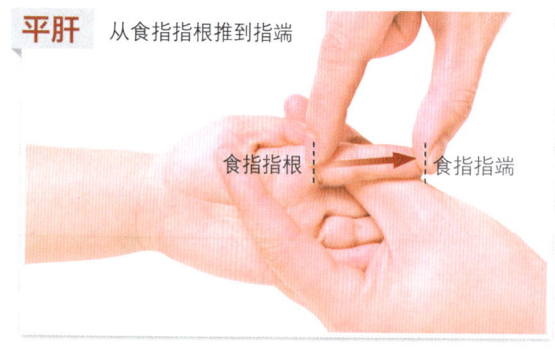
平肝　从食指指根推到指端

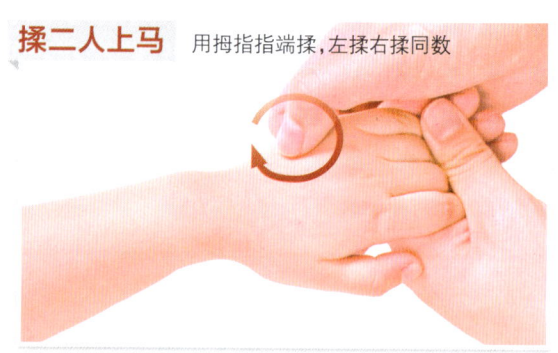
揉二人上马　用拇指指端揉，左揉右揉同数

急性痢疾：赤痢

清肠泻热，化湿通滞，先清后补。穴位处方二选一。

临床表现： 症见痢下色赤，腹痛，里急后重，烦渴引饮，喜冷恶热，小便短赤，舌赤唇干。

体温高时

穴位处方： ①推六腑 15 分钟，清脾 10 分钟，清胃 10 分钟，清大肠 15 分钟，利小便 5 分钟，下推七节骨 1~2 分钟。

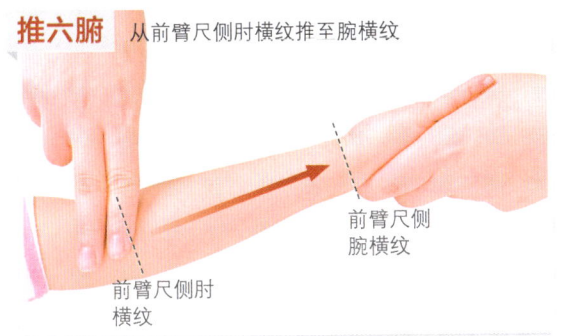

推六腑　从前臂尺侧肘横纹推至腕横纹

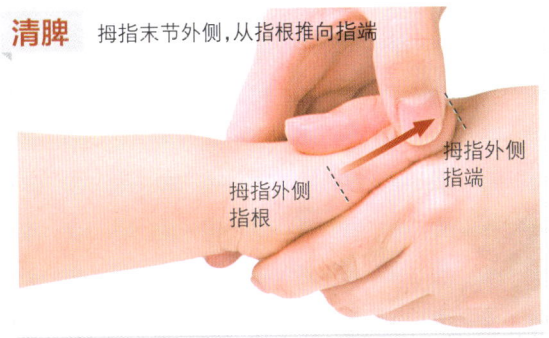

清脾　拇指末节外侧，从指根推向指端

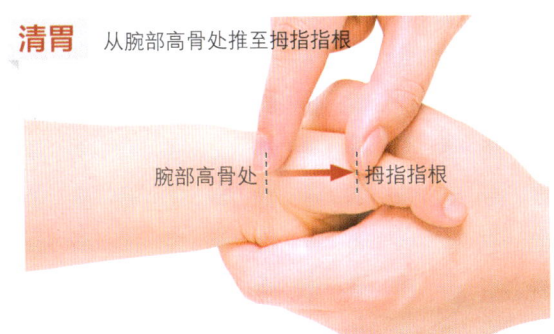

清胃　从腕部高骨处推至拇指指根

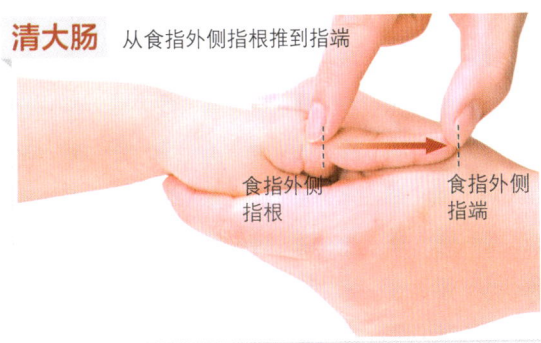

清大肠　从食指外侧指根推到指端

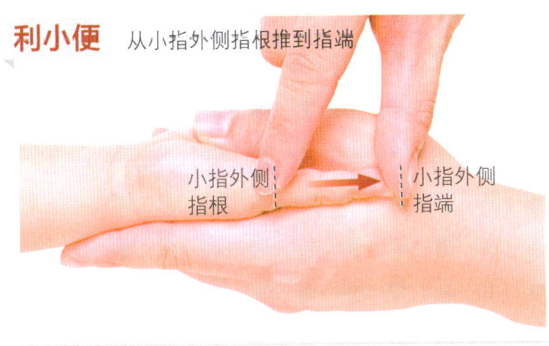

利小便　从小指外侧指根推到指端

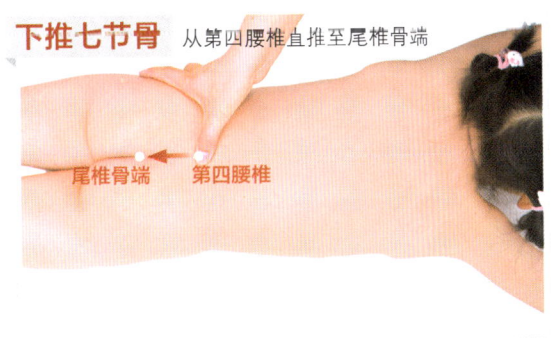

下推七节骨　从第四腰椎直推至尾椎骨端

穴位处方：②推六腑 15 分钟，顺运八卦 10 分钟，清大肠 15 分钟，平肝 5 分钟，下推七节骨 1~2 分钟。

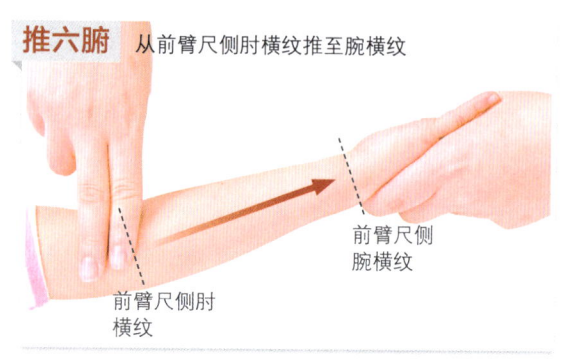

推六腑 从前臂尺侧肘横纹推至腕横纹

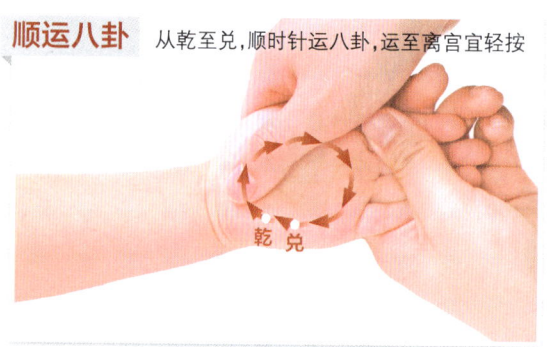

顺运八卦 从乾至兑，顺时针运八卦，运至离宫宜轻按

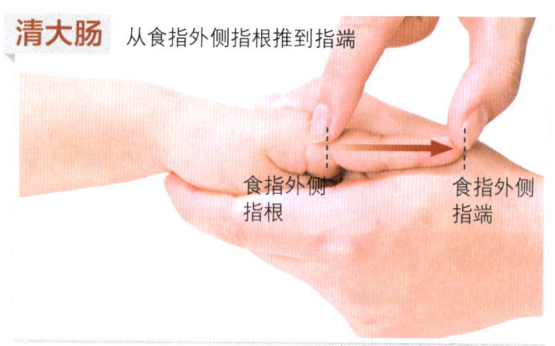

清大肠 从食指外侧指根推到指端

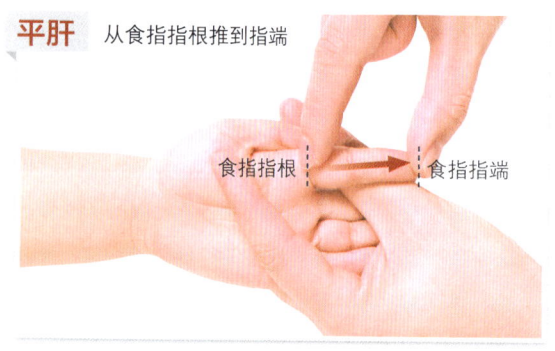

平肝 从食指指根推到指端

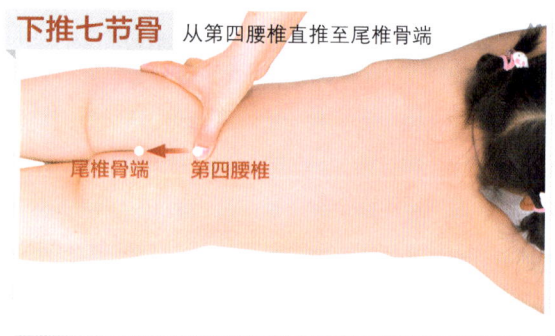

下推七节骨 从第四腰椎直推至尾椎骨端

高温退后　穴位处方二选一。

穴位处方：①清大肠，独穴推 40 分钟。

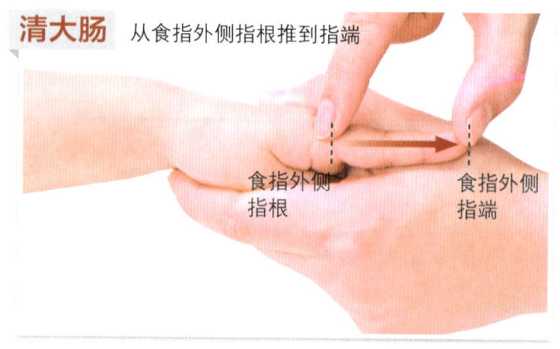

清大肠 从食指外侧指根推到指端

穴位处方：②清补大肠 15 分钟，运水入土 10 分钟，利小便 10 分钟。

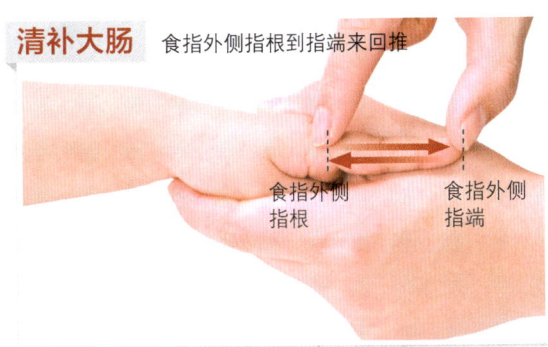

清补大肠　食指外侧指根到指端来回推

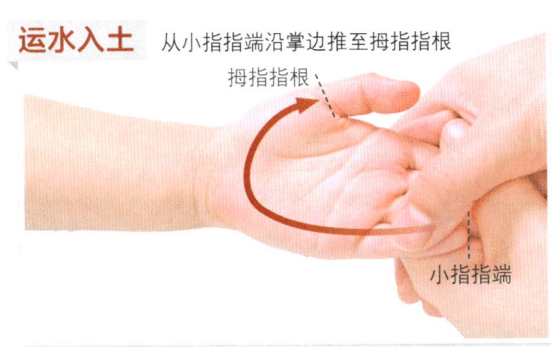

运水入土　从小指指端沿掌边推至拇指指根

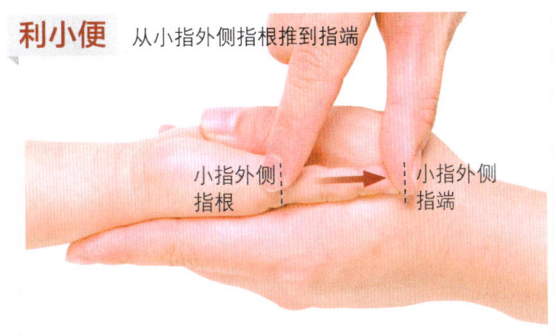

利小便　从小指外侧指根推到指端

急惊风

小儿外感时邪,最易化热,热熬津液,凝结为痰,痰闭心包,蒙闭清窍;小儿乳食积滞,郁结肠胃,停留成痰,因痰生热,因热生风,风热相搏,血气并走于上,则神昏谵妄、抽搐等症发作;小儿大惊猝恐,因惊则伤心、恐则伤肾,心藏神、肾藏志,惊恐致神志不宁,即出现惊厥,故急惊风是属阳、属热的实证。

急惊风 开窍镇惊,清热息风。

临床表现: 前驱期症状:呕吐发热,烦躁不安,睡眠中惊醒,或摇头弄舌,咬牙啮齿,时发惊啼。
主症:暴发壮热,神志昏迷,两目窜视,牙关紧闭,颈项强直,痰壅气促,大便秘结,小便涩,手足抽搐等。

穴位处方: 抽风缓解后,推六腑20分钟,平肝清肺10分钟,推天河水10分钟,捣小天心5分钟。

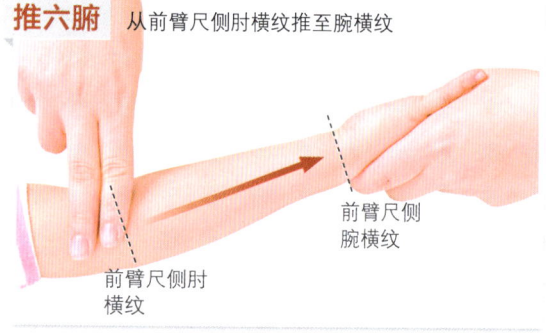

推六腑 从前臂尺侧肘横纹推至腕横纹

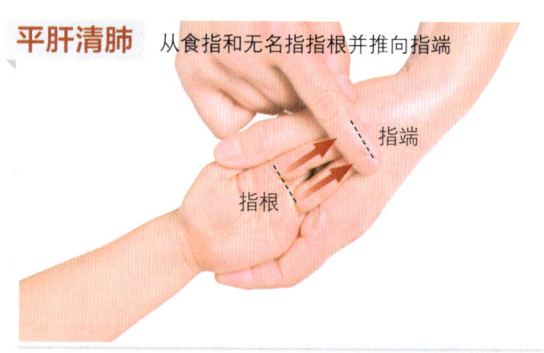

平肝清肺 从食指和无名指指根并推向指端

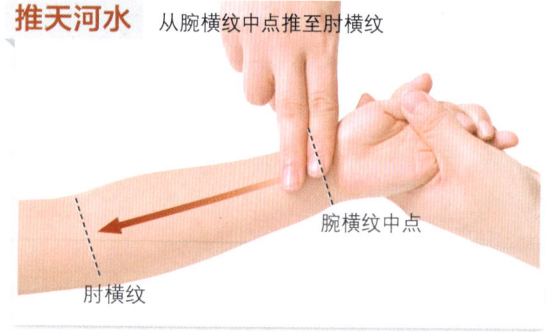

推天河水 从腕横纹中点推至肘横纹

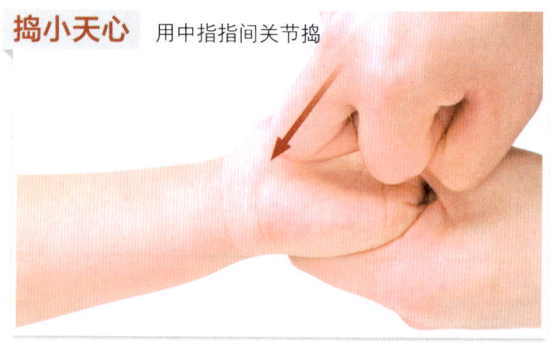

捣小天心 用中指指间关节捣

对症加减： 胸闷加顺运八卦 10 分钟；头痛或角弓反张加揉阳池 10 分钟，掐精宁、威灵各 5 分钟，掐五指节（每节掐 5 次）。

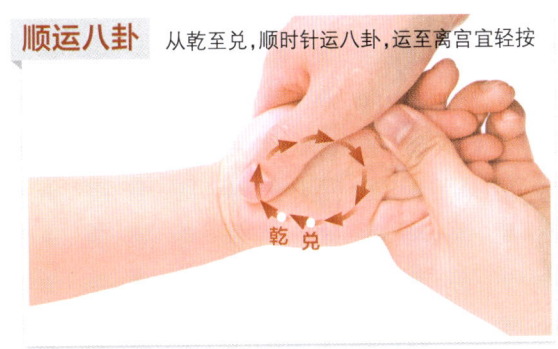

顺运八卦 从乾至兑，顺时针运八卦，运至离宫宜轻按

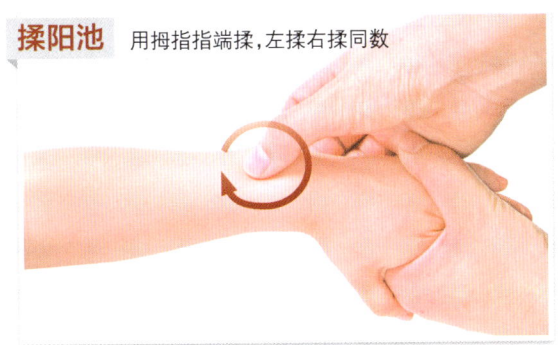

揉阳池 用拇指指端揉，左揉右揉同数

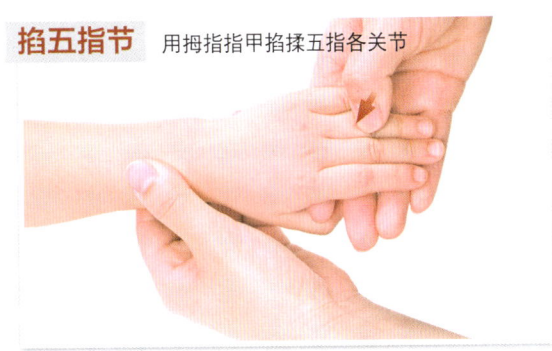

掐五指节 用拇指指甲掐揉五指各关节

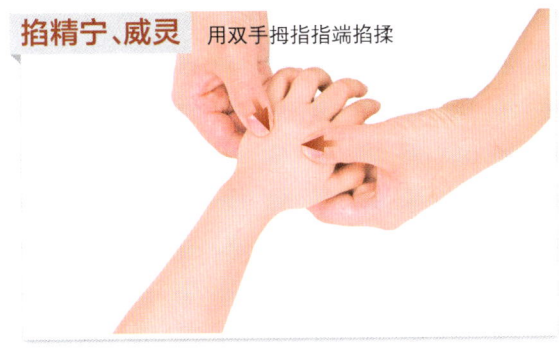

掐精宁、威灵 用双手拇指指端掐揉

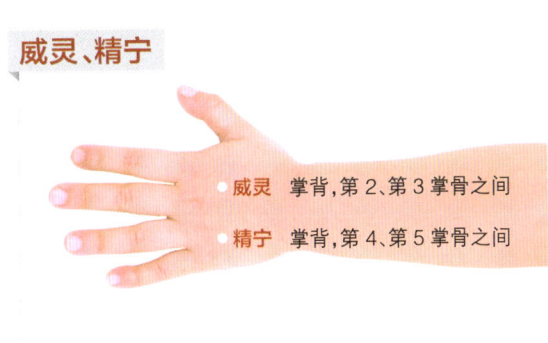

威灵、精宁
- 威灵 掌背，第 2、第 3 掌骨之间
- 精宁 掌背，第 4、第 5 掌骨之间

穴位处方： 急救取穴，缓解痉挛可拿列缺、掐人中。

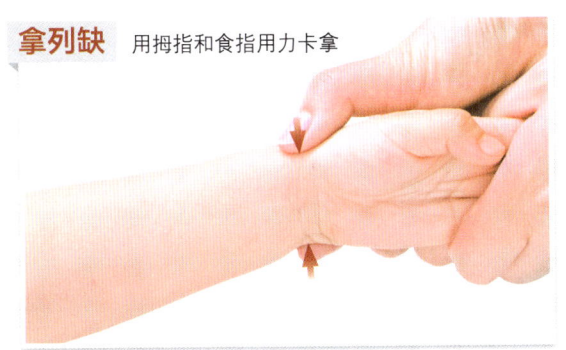

拿列缺 用拇指和食指用力卡拿

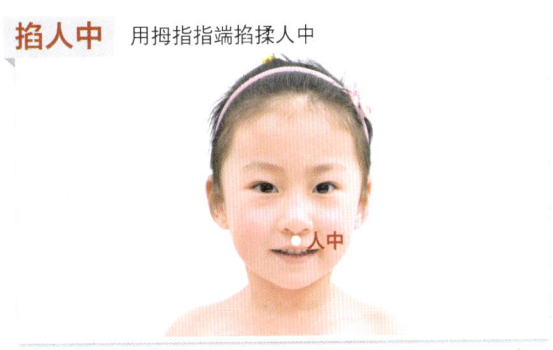

掐人中 用拇指指端掐揉人中

慢惊风

慢惊风多属虚证。中医认为病因有三种：小儿禀赋虚弱，吐泻久痢，损伤脾胃，肝木乘虚而发；急惊风误用攻伐或多服寒凉，损伤脾胃，未能根治，转成慢惊风；先天不足，体质虚弱，一病即成慢惊风。

慢惊风 扶元固本、培补中气为主，兼以平肝息风。

临床表现：面色淡黄或青白，形羸神疲，手足抽搐，缓而无力，时作时止，昏睡露睛，肢冷，便溏等。

穴位处方：揉阳池10分钟，揉二人上马15分钟，补脾10分钟，捣小天心5分钟，平肝5分钟。

揉阳池 用拇指指端揉，左揉右揉同数

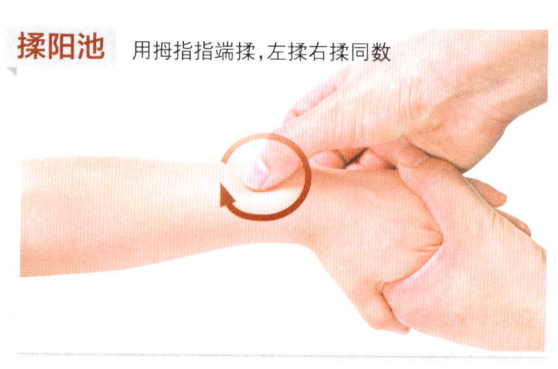

揉二人上马 用拇指指端揉，左揉右揉同数

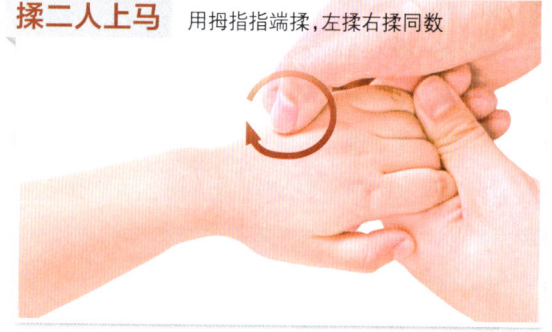

补脾 拇指末节外侧，从指端推向指根

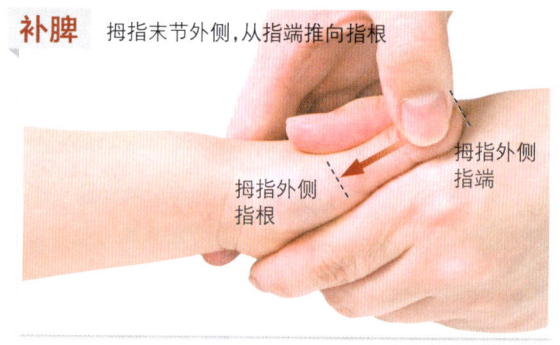

捣小天心 用中指指间关节捣

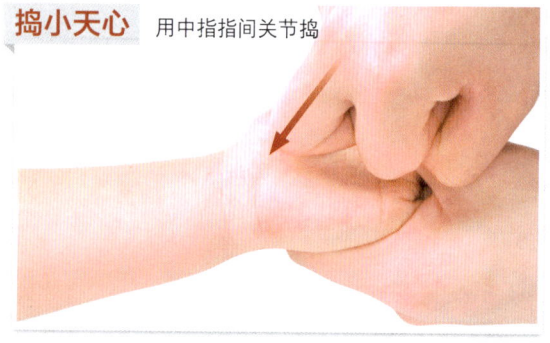

平肝 从食指指根推到指端

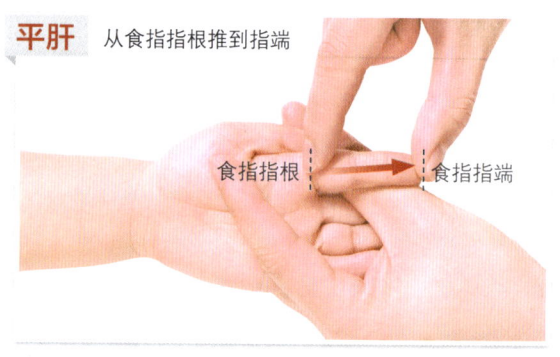

对症加减：痰盛加顺运八卦 10 分钟、揉小横纹 10 分钟；腹痛加揉外劳宫 10 分钟；腹痛腹泻，完谷不化改用揉外劳宫 15 分钟、补脾 10 分钟、清补大肠 10 分钟、平肝（或捣小天心）5 分钟。

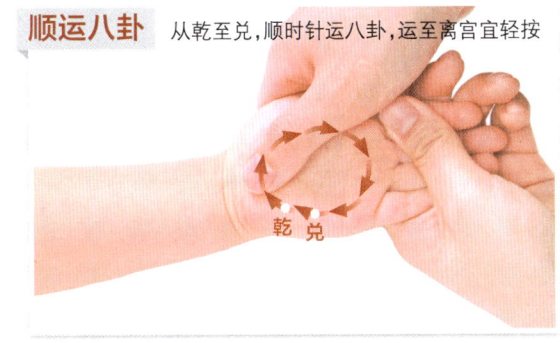

顺运八卦 从乾至兑，顺时针运八卦，运至离宫宜轻按

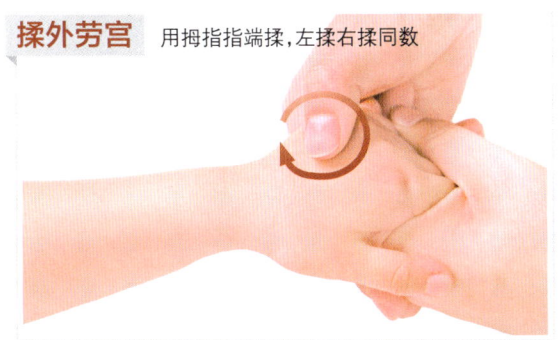

揉外劳宫 用拇指指端揉，左揉右揉同数

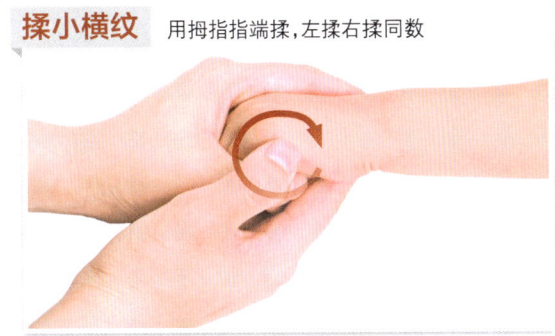

揉小横纹 用拇指指端揉，左揉右揉同数

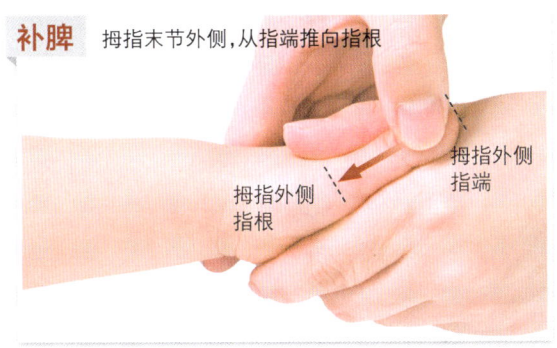

补脾 拇指末节外侧，从指端推向指根

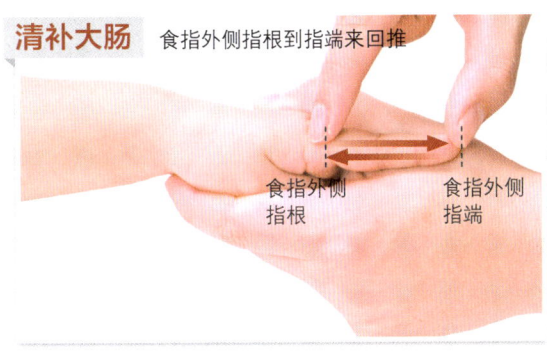

清补大肠 食指外侧指根到指端来回推

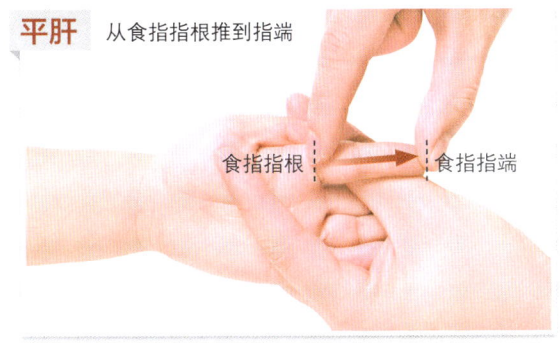

平肝 从食指指根推到指端

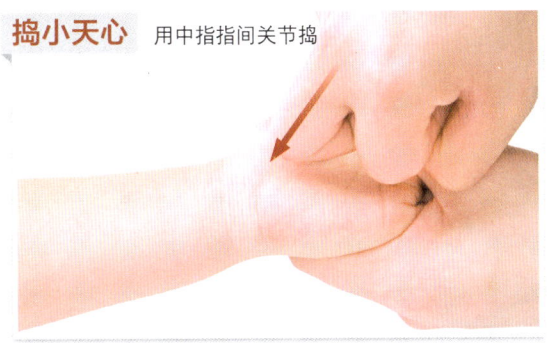

捣小天心 用中指指间关节捣

推拿结束后掐五指节,掐精宁、威灵。抽风缓解后禁睡。

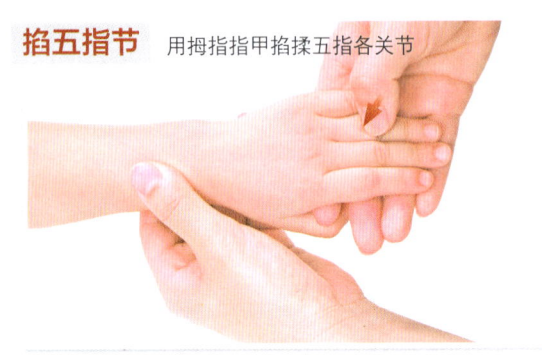

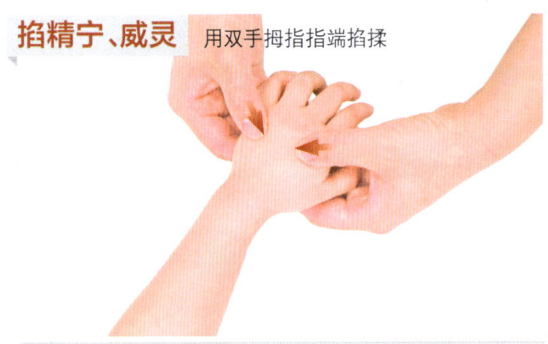

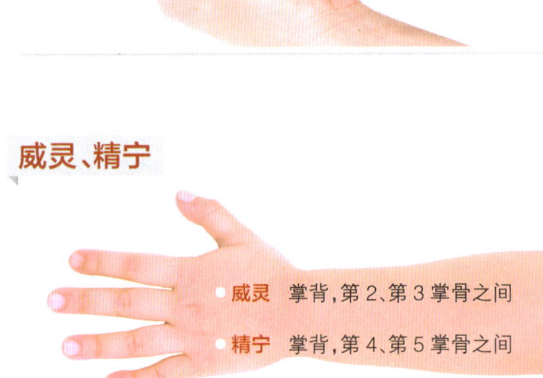

惊风后遗症

惊风为病,对身体影响较大,治疗不彻底,会发生很多后遗症。如有发现,必须及时治疗,失治可能转成顽固性病症。

目睛不正　纠正偏斜。

临床表现:向上斜视,或向下斜视,或向左斜视,或向右斜视,或内斗眼。

穴位处方:向斜视相反方向捣小天心 2~5 分钟。左斜右捣,右斜左捣,上斜下捣,下斜上捣,斗睛由中心向两侧分捣,中病即止。

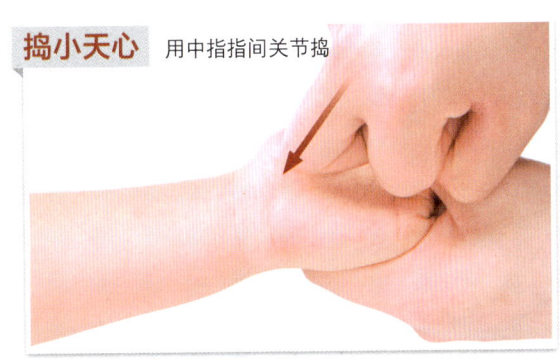

捣小天心　用中指指间关节捣

余风未尽　平肝息风。

临床表现:时觉眩晕,患儿时时搓揉头目。
穴位处方:平肝 15 分钟,揉阳池 10 分钟。

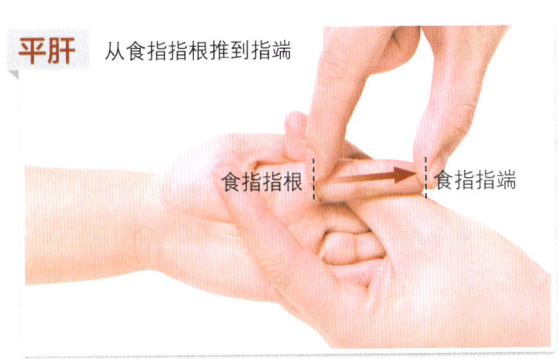

平肝　从食指指根推到指端

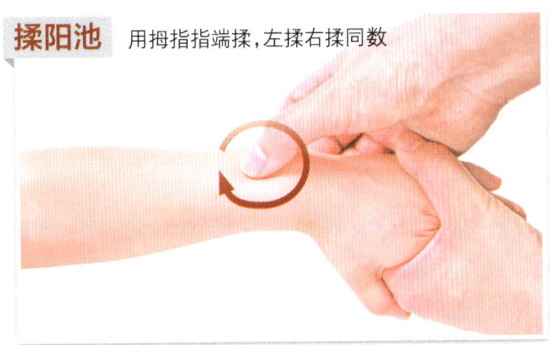

揉阳池　用拇指指端揉,左揉右揉同数

余热不清   清透余热。

临床表现：时时面赤，有低热，舌黯赤，苔薄微黄，脉小数。

穴位处方：平肝 15 分钟，清肺、推天河水各 15 分钟。

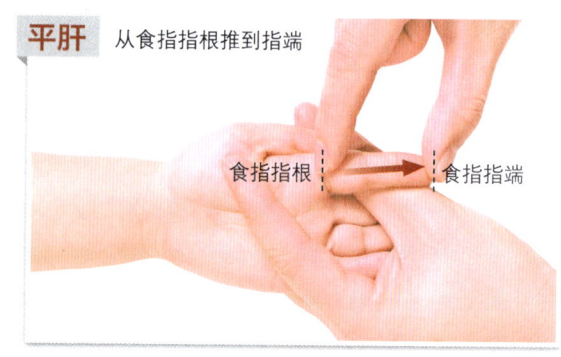

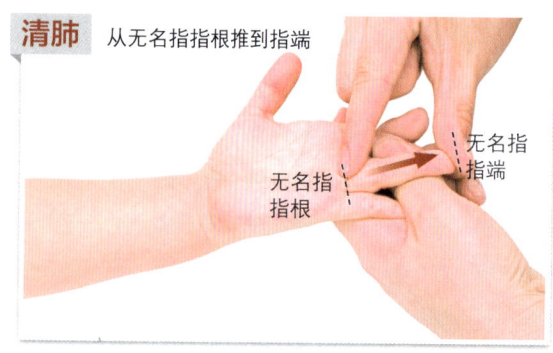

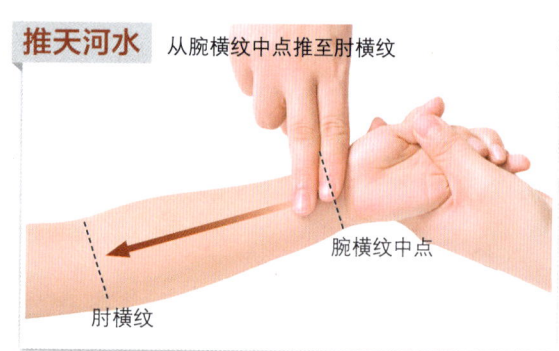

耳聋   清肝息风，益肾。

临床表现：惊风余邪稽留肝肾，肾开窍于耳，肝风挟热扰之，故患耳聋。

穴位处方：平肝 15 分钟，补肾 15 分钟。

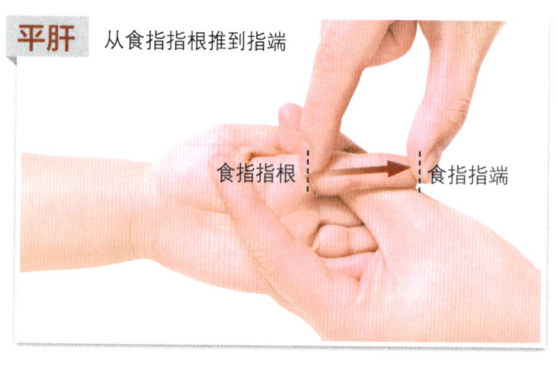

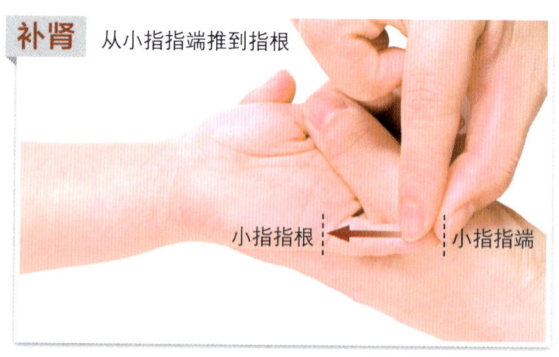

痰多　理气祛痰。

临床表现：痰涎壅盛，喉闷口黏。

穴位处方：顺运八卦15分钟，推大四横纹10分钟，捣小天心10分钟。

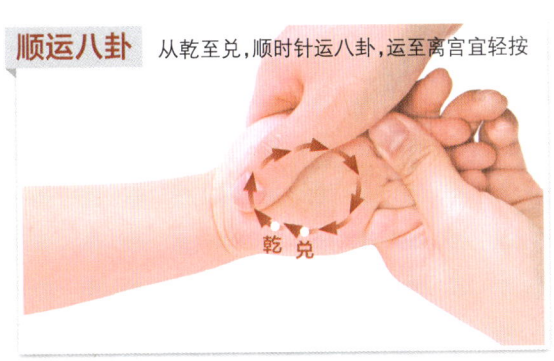

顺运八卦　从乾至兑，顺时针运八卦，运至离宫宜轻按

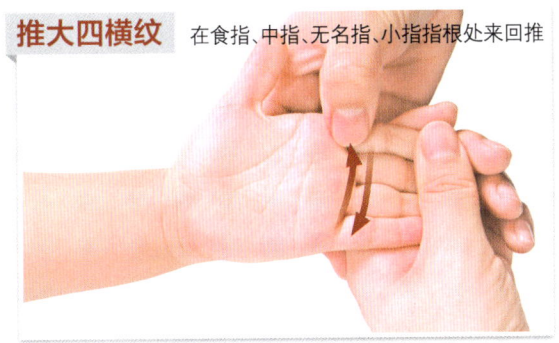

推大四横纹　在食指、中指、无名指、小指指根处来回推

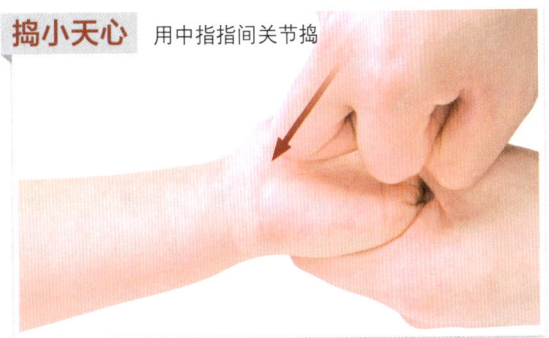

捣小天心　用中指指间关节捣

下肢失灵　补益脾肾，温通阳气。

临床表现：因惊风脾肾气血津液损耗，阳气不达而致。其与小儿麻痹症不同，无双峰热及一切瘫痪前期症状，只以下肢厥冷、痿弱失灵为主症，从脾肾二经取穴。

穴位处方：揉二人上马15分钟，清补脾20分钟（多推取效）。

对症加减：如仍不温，可酌加揉外劳宫10分钟、推三关10分钟。

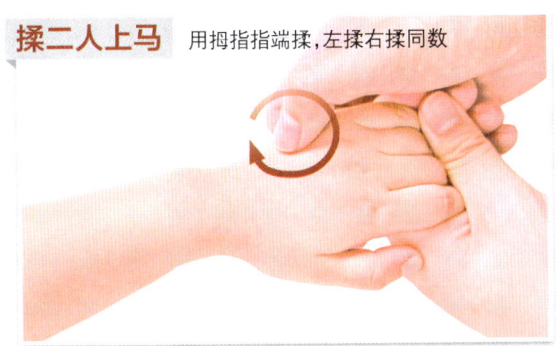

揉二人上马　用拇指指端揉，左揉右揉同数

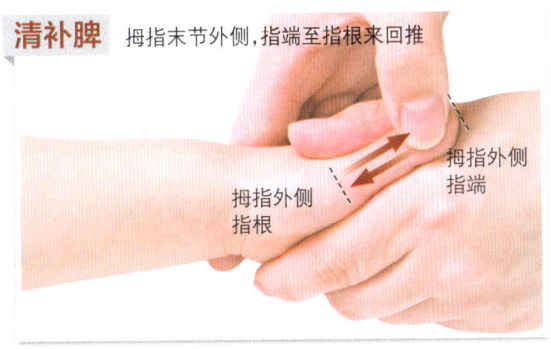

清补脾　拇指末节外侧，指端至指根来回推

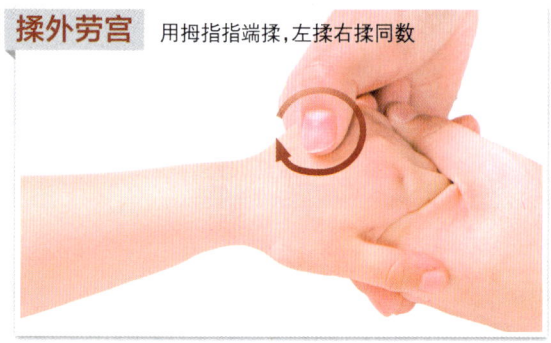

揉外劳宫 用拇指指端揉,左揉右揉同数

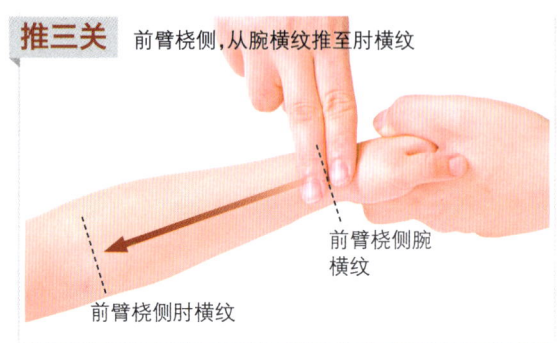

推三关 前臂桡侧,从腕横纹推至肘横纹
前臂桡侧腕横纹
前臂桡侧肘横纹

音哑 散热理肺。

临床表现: 惊风风热瘀血留肺,语音嘶哑,甚至失音。

穴位处方: 推天河水15分钟,清肺10分钟,最后加清补脾15分钟,以助肺金。

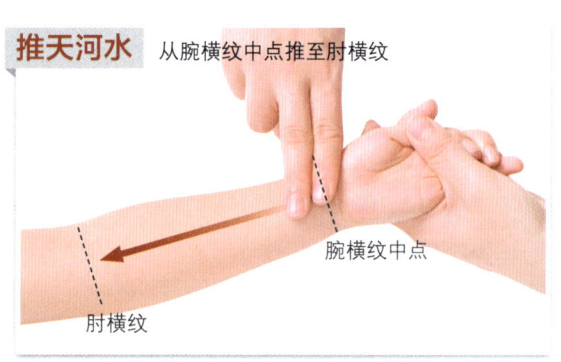

推天河水 从腕横纹中点推至肘横纹
腕横纹中点
肘横纹

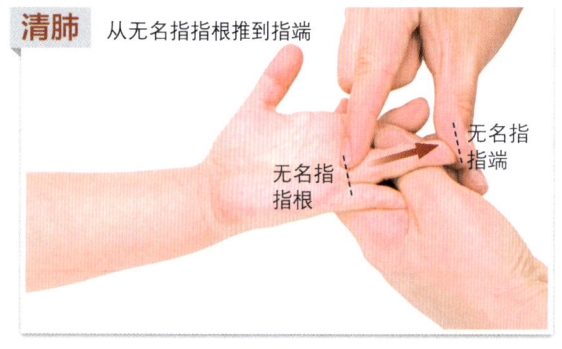

清肺 从无名指指根推到指端
无名指指根
无名指指端

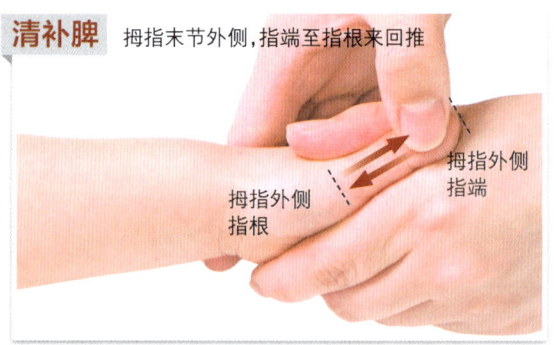

清补脾 拇指末节外侧,指端至指根来回推
拇指外侧指根
拇指外侧指端

四肢拘挛

清散风热,调和气血,镇惊安神止痉,补益肝肾。病因复杂,须按穴位处方依次治疗。

临床表现:抽风之后,四肢痉挛拘急,内热不清,肝脾肾皆虚,气血不和,风热上扰清窍。

穴位处方:①风热尚盛,先清散风热。平肝15分钟,清肺、推天河水各10分钟。

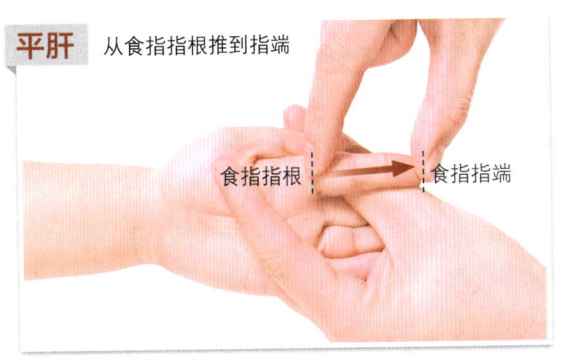
平肝　从食指指根推到指端

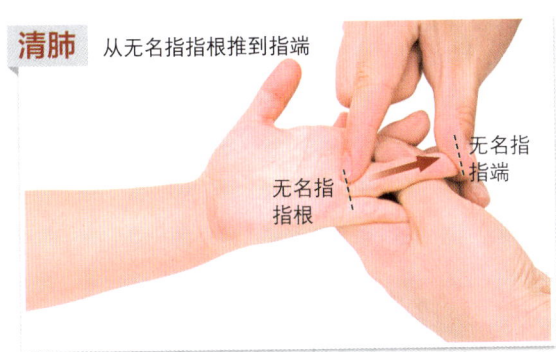
清肺　从无名指指根推到指端

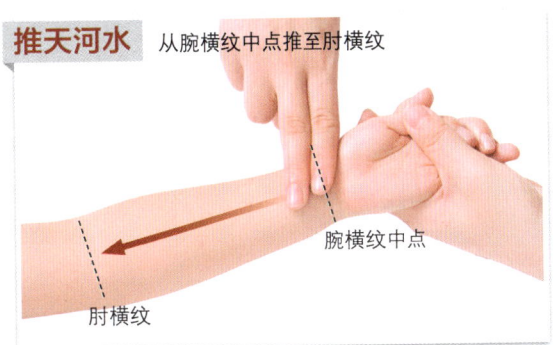
推天河水　从腕横纹中点推至肘横纹

穴位处方:②镇惊安神止痉。揉阳池15分钟,捣小天心(下捣)10分钟。

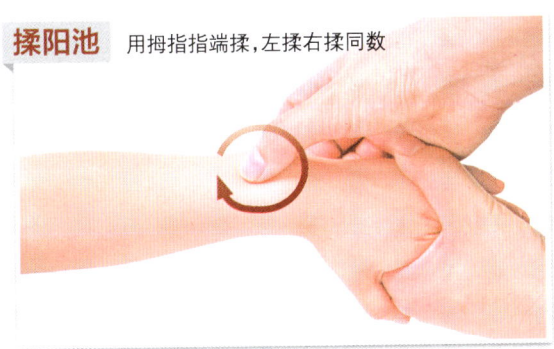
揉阳池　用拇指指端揉,左揉右揉同数

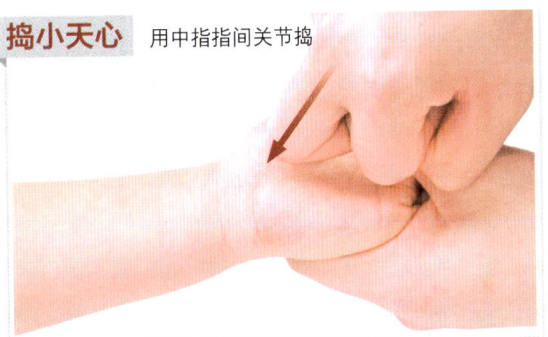
捣小天心　用中指指间关节捣

穴位处方：③舒筋,益脾。平肝10分钟,清补脾10分钟。

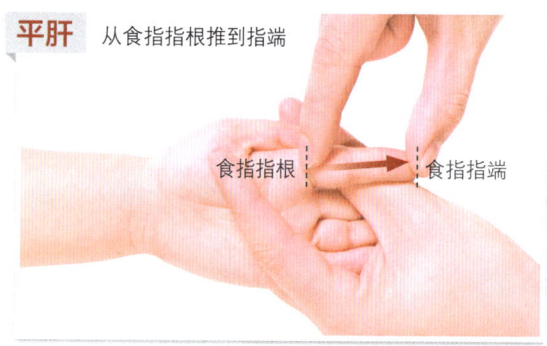

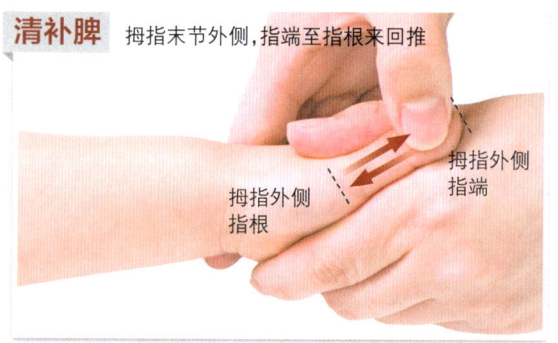

穴位处方：④补肾,调和气血。推大四横纹10分钟,掐五指节2~5分钟。

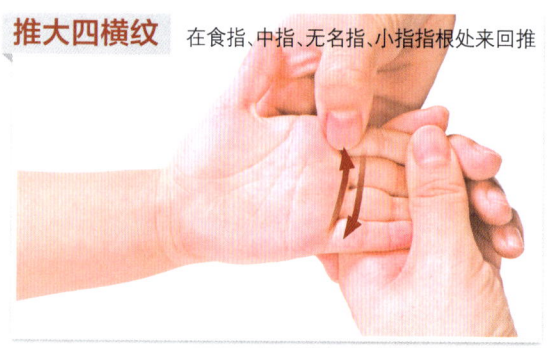

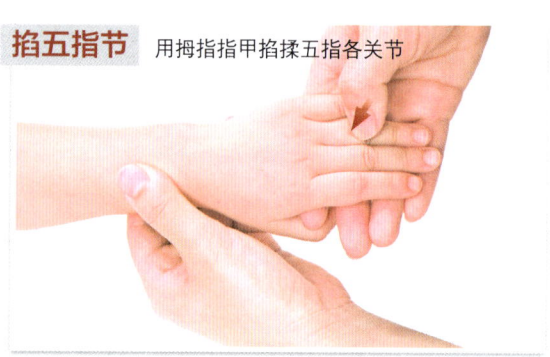

穴位处方：⑤最后揉二人上马10分钟,补益肾中水火收功。

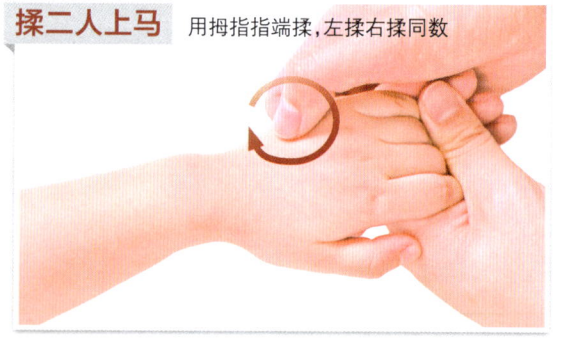

癫痫

本病有因先天脑部神经发育不全者,有因后天脑部受伤者,亦有由父母遗传而来的患者。发作的情况,大致可分为两种,即轻型(小发作)和重型(大发作)。凡是癫痫病的小儿多智力不全,或性情暴躁。若在幼儿期间不能治愈,对脑的发育影响很大。

癫痫（羊痫风） 平肝息风止痉,醒脑开窍。

临床表现：重型患者发作时面色骤变,不省人事,眼球上翻,全身抽搐、痉挛,遂即跌倒,口吐泡沫,甚至咬舌,大小便失禁,渐渐安静,清醒过来即可恢复正常；轻型多为短暂失去知觉,或仅有两目直视,肌肉抽搐较轻,每日发作数次,也有多日发作一次的。

重型

穴位处方：平肝 15 分钟,清补脾 15 分钟,推六腑 15 分钟,捣小天心 10 分钟。

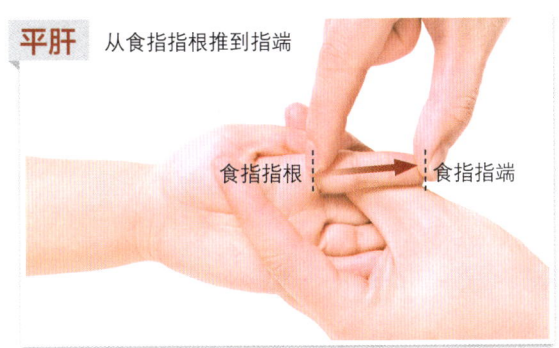

平肝　从食指指根推到指端

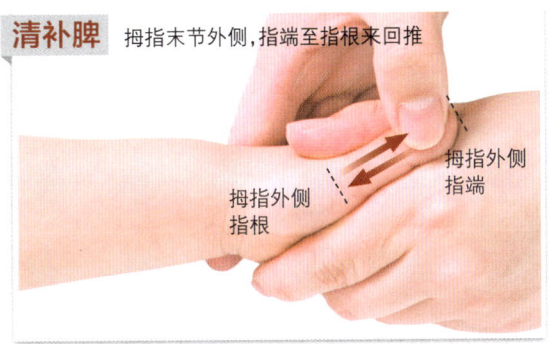

清补脾　拇指末节外侧,指端至指根来回推

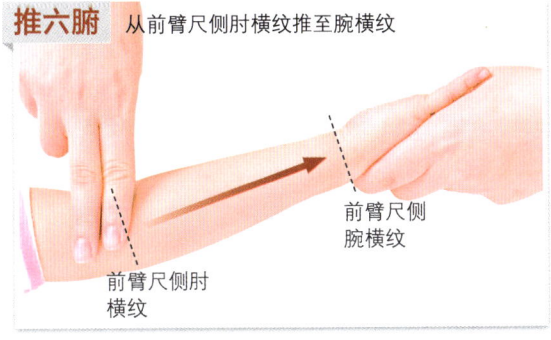

推六腑　从前臂尺侧肘横纹推至腕横纹

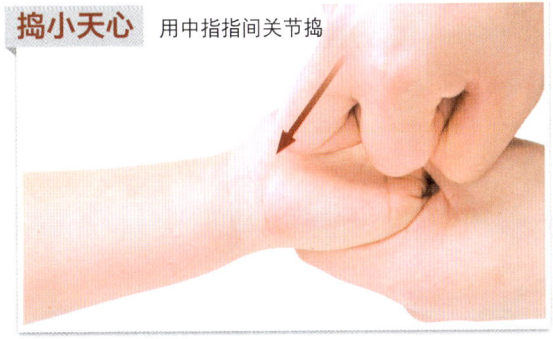

捣小天心　用中指指间关节捣

轻型

穴位处方：平肝 15 分钟，清补脾 10 分钟，揉二人上马 10 分钟，捣小天心 10 分钟。

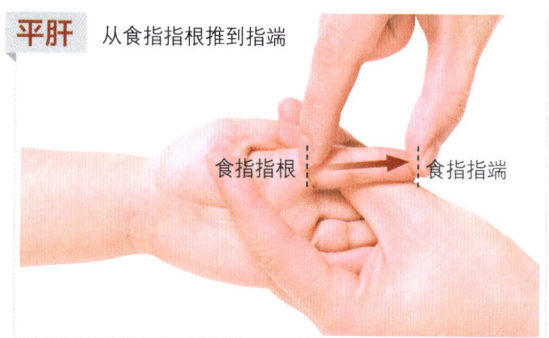

平肝　从食指指根推到指端

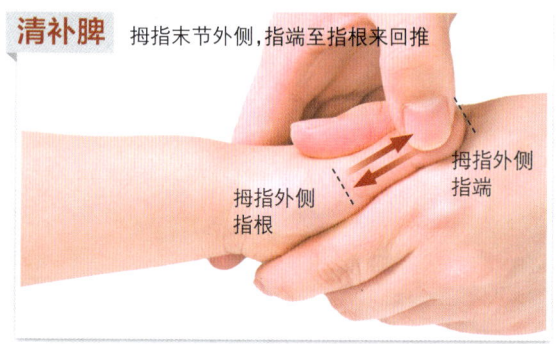

清补脾　拇指末节外侧，指端至指根来回推

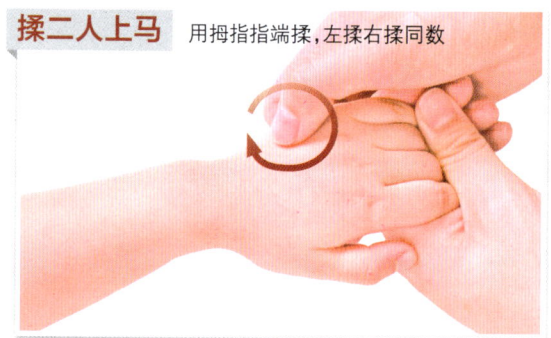

揉二人上马　用拇指指端揉，左揉右揉同数

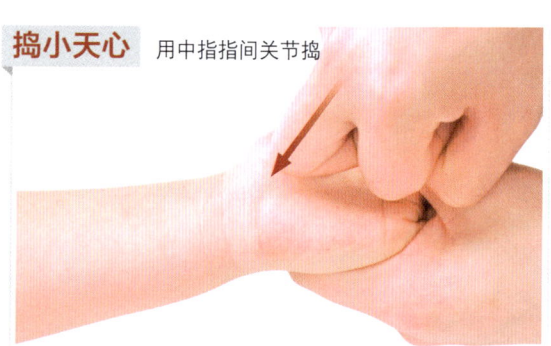

捣小天心　用中指指间关节捣

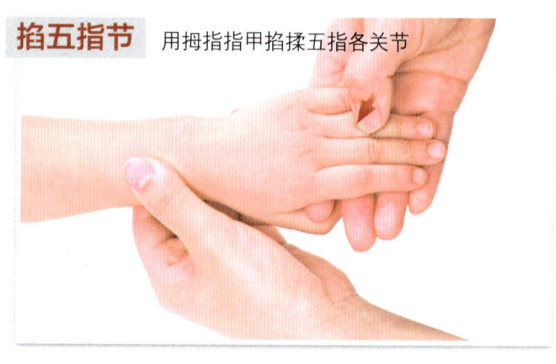

掐五指节　用拇指指甲掐揉五指各关节

两种治疗方法最后都要掐一遍五指节。

水痘

本病又称"水花""水疮",是由病毒引起的具有传染性的急性发作性疾病。多因外感风温时疫,内蕴湿热而致,时邪与湿热相搏,外透肌表,皮肤出现红色斑丘疹、疱疹、结痂,愈后一般不留瘢痕。

水痘 清热解毒,发表透疹。

临床表现:初起有感冒症状,同时或1~2天后发热,出现大小不一的疱疹,大如豌豆,小如绿豆,内含水液,可由清澈无色变为暗红色,边缘不完全整齐,周围有红晕,呈椭圆形,中央凹陷不著,有痒感。痘疹多呈向心性分布,出疹顺序先后不一,此起彼落。因此,皮肤的丘疹、疱疹、干痂往往同时并见。

穴位处方:清肺10分钟,清胃10分钟,推天河水20分钟。

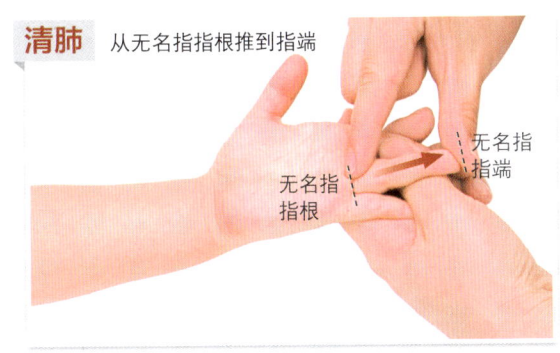

清肺 从无名指指根推到指端

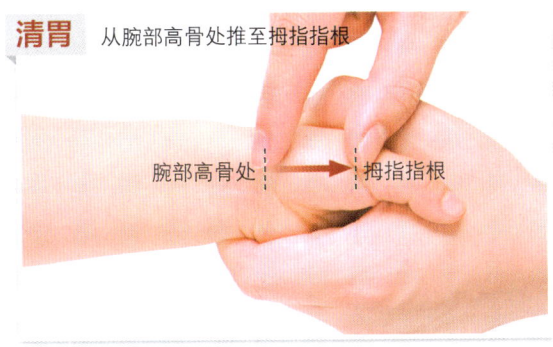

清胃 从腕部高骨处推至拇指指根

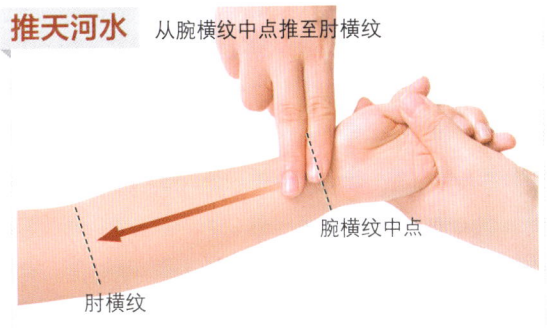

推天河水 从腕横纹中点推至肘横纹

对症加减： 热重者，去推天河水，改用推六腑30分钟；头疼，加揉阳池10分钟；呕吐，加揉板门10分钟。

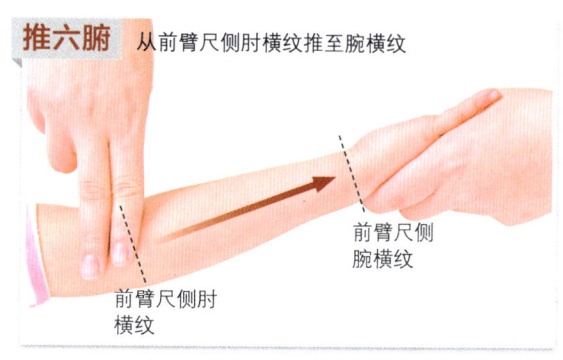

推六腑　从前臂尺侧肘横纹推至腕横纹

前臂尺侧腕横纹

前臂尺侧肘横纹

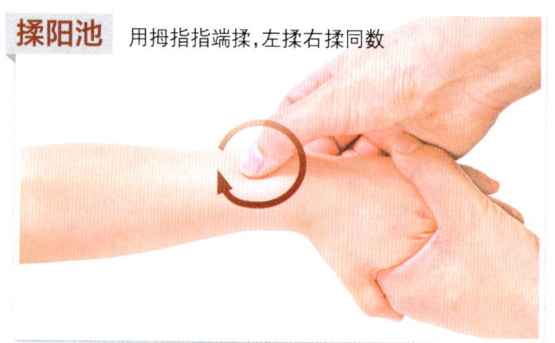

揉阳池　用拇指指端揉，左揉右揉同数

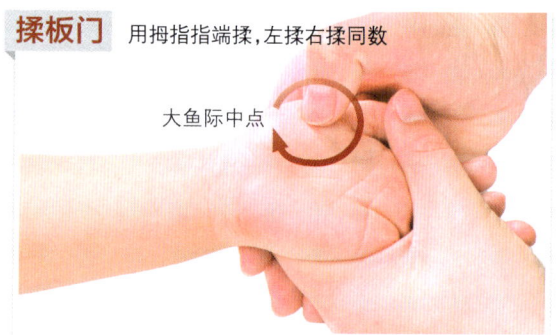

揉板门　用拇指指端揉，左揉右揉同数

大鱼际中点

痄腮

流行性腮腺炎俗称"痄腮",是由腮腺炎病毒感染引起的一种传染病,多流行于冬春两季,任何年龄均可发病,以学龄期儿童患病率最高,多由直接接触和飞沫传染等途径传播。

痄腮(腮腺炎) 清热解毒。

临床表现:发病时,先恶寒发热,食欲不振,恶心呕吐,头痛,嗓子痛,继之一侧或两侧腮腺部肿胀,以耳垂为中心漫肿,酸但不痛,或疼痛,咀嚼、言语时疼痛加重。舌苔黄腻,有时可并发睾丸炎、脑膜炎。

穴位处方:推六腑 20 分钟,清胃 10 分钟。每日 1 次,3~4 次可消。

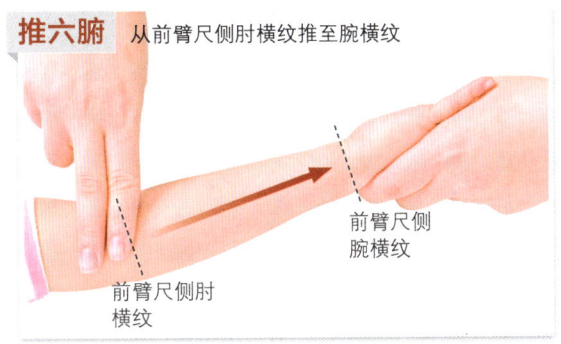

推六腑 从前臂尺侧肘横纹推至腕横纹

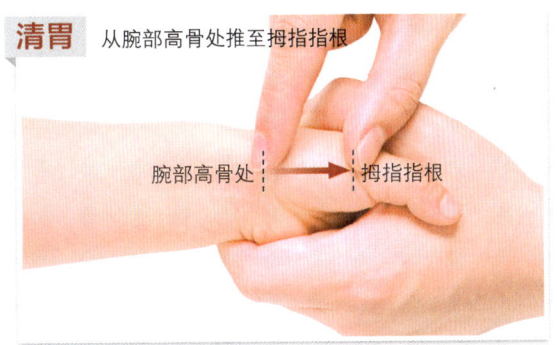

清胃 从腕部高骨处推至拇指指根

对症加减:男孩并发睾丸炎,睾丸红肿疼痛、下坠。治法一:揉二人上马 15 分钟,补脾 10 分钟,利小便 10 分钟。

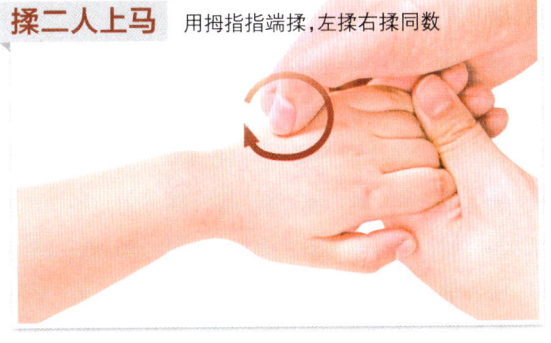

揉二人上马 用拇指指端揉,左揉右揉同数

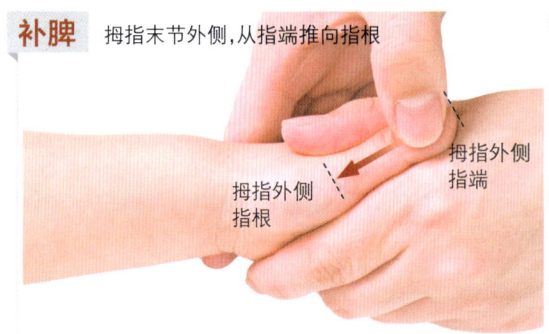
补脾 拇指末节外侧,从指端推向指根

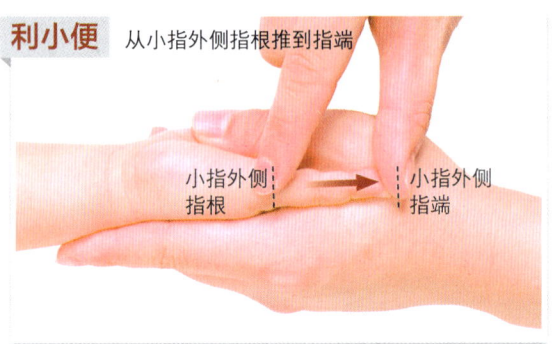
利小便 从小指外侧指根推到指端

对症加减: 男孩并发睾丸炎,睾丸红肿疼痛、下坠。治法二:揉二人上马 15 分钟,平肝 10 分钟,清胃 10 分钟,推天河水 10 分钟。

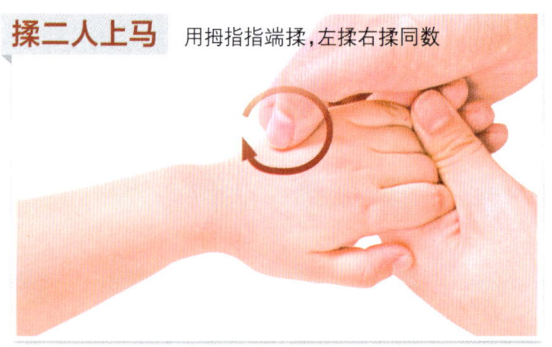
揉二人上马 用拇指指端揉,左揉右揉同数

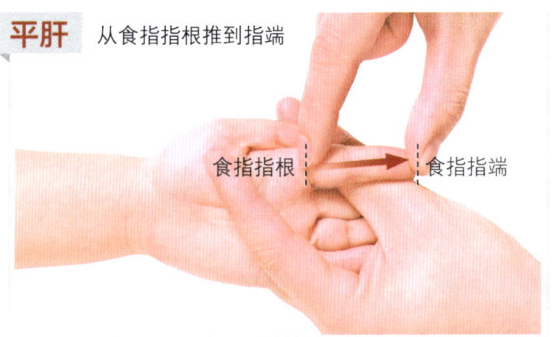
平肝 从食指指根推到指端

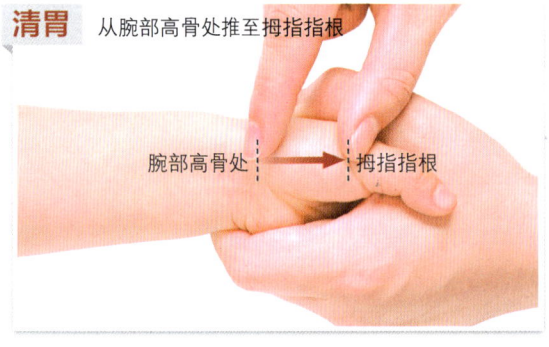
清胃 从腕部高骨处推至拇指指根

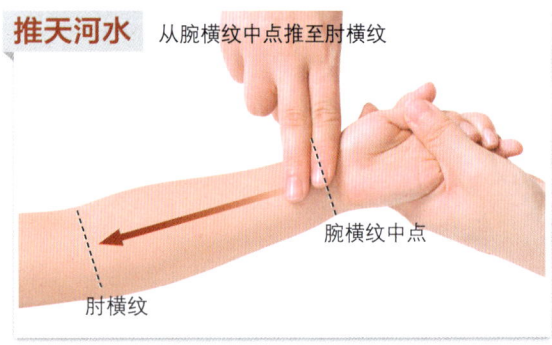
推天河水 从腕横纹中点推至肘横纹

顿咳

本病是由百日咳杆菌所引起的呼吸道传染病,多在冬春季流行,任何年龄的小儿均可感染,以婴幼儿多见。病程较长,缠绵难愈,故又名"百日咳"。

顿咳（百日咳） 宣肺泻热,豁痰止咳。

临床表现： 阵发性、痉挛性咳嗽,终了有吼声,咳时面色潮红或口唇青紫,涕泪交流,吐痰液或食物,夜甚于昼,甚则鼻衄,痰中带血,舌下有小粒溃疡,颜面浮肿。

穴位处方： 逆运八卦15分钟,揉小横纹15分钟,清胃10分钟,推天河水或推六腑10分钟。

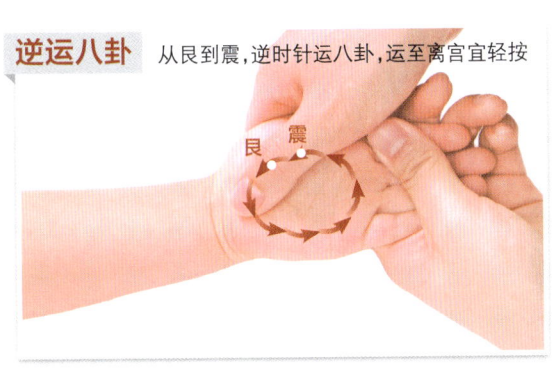

逆运八卦 从艮到震,逆时针运八卦,运至离宫宜轻按

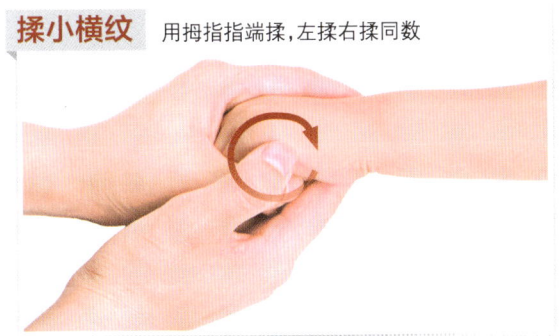

揉小横纹 用拇指指端揉,左揉右揉同数

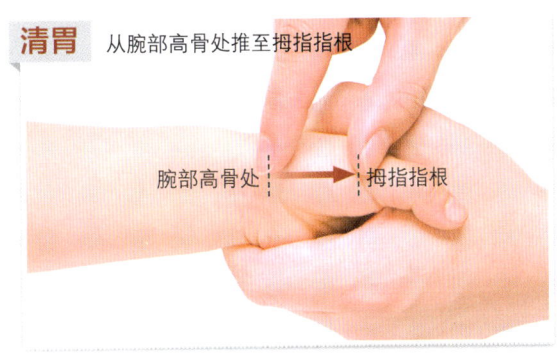

清胃 从腕部高骨处推至拇指指根

腕部高骨处 → 拇指指根

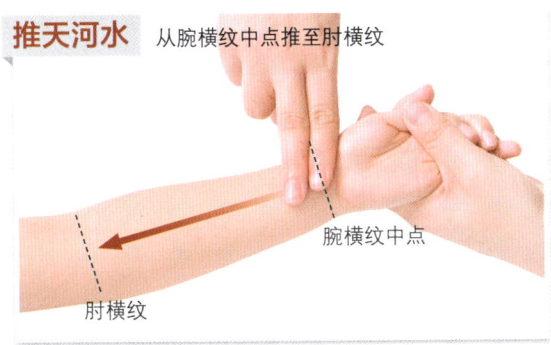

推天河水 从腕横纹中点推至肘横纹

腕横纹中点　肘横纹

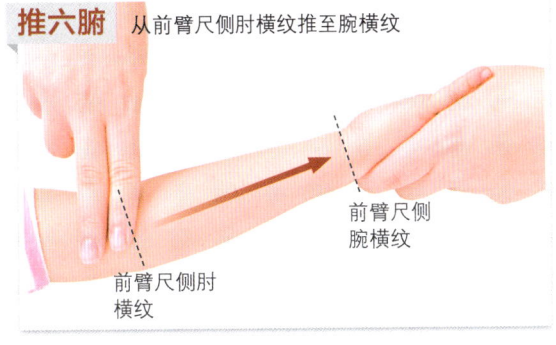

推六腑 从前臂尺侧肘横纹推至腕横纹

前臂尺侧肘横纹　前臂尺侧腕横纹

对症加减：痉挛期，咳嗽痰稠，咯吐不利，改用逆运八卦 10 分钟、揉小横纹 10 分钟、推六腑 10 分钟、捣小天心 5 分钟。

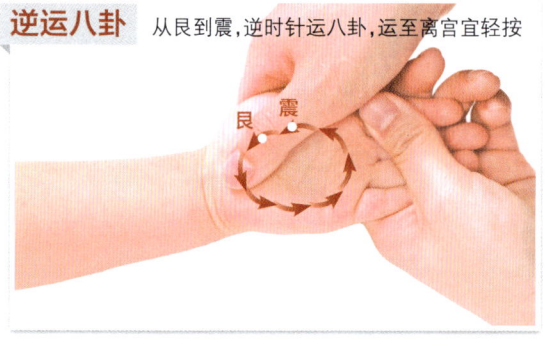

逆运八卦 从艮到震，逆时针运八卦，运至离宫宜轻按

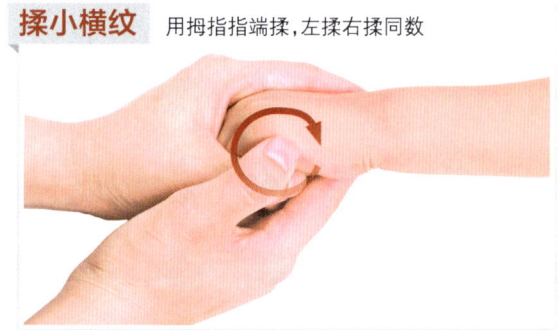

揉小横纹 用拇指指端揉，左揉右揉同数

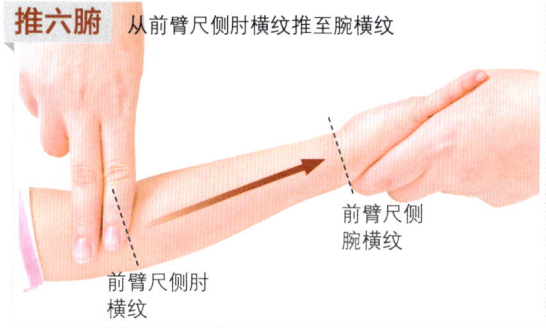

推六腑 从前臂尺侧肘横纹推至腕横纹

前臂尺侧腕横纹

前臂尺侧肘横纹

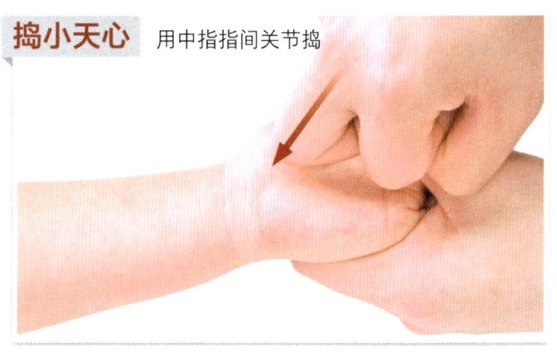

捣小天心 用中指指间关节捣

对症加减： 病久，气血亏损，体弱消瘦，咳嗽不典型，治宜清肺养阴，改用揉二人上马 10 分钟、清补脾 10 分钟、揉小横纹 10 分钟、推天河水 10 分钟。

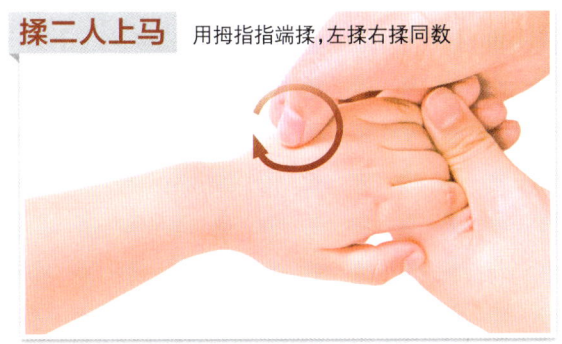

揉二人上马　用拇指指端揉，左揉右揉同数

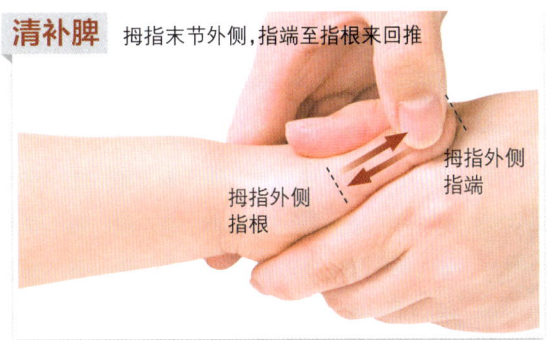

清补脾　拇指末节外侧，指端至指根来回推

拇指外侧指端
拇指外侧指根

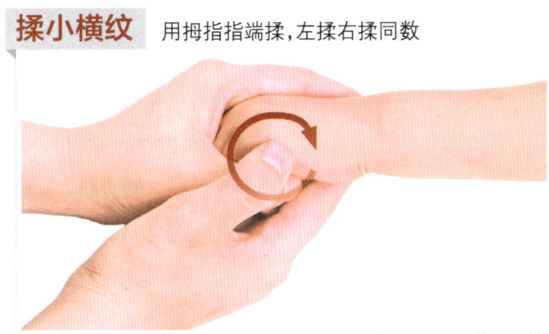

揉小横纹　用拇指指端揉，左揉右揉同数

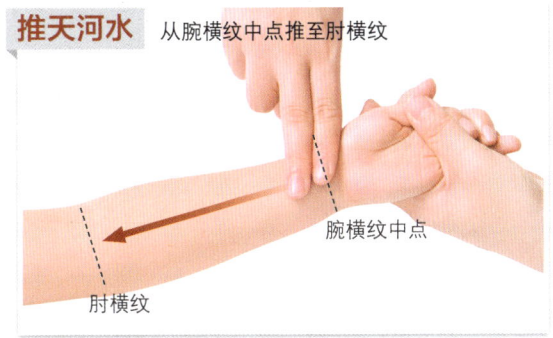

推天河水　从腕横纹中点推至肘横纹

腕横纹中点
肘横纹

夜啼症

夜啼症又名"哭夜",病因不清,可能与婴儿夜间神经兴奋,生活中受惊吓,接生时剪脐带不洁,患儿母亲在怀孕期性情暴躁或吃刺激性食物等有关。表现为夜间啼哭不止,可因吮乳而暂停,吮饱后复哭,至白天则安静些,夜间则又哭,哭的日期多数在50天左右。

夜啼症(哭夜) 平肝,清热,安神。

临床表现:夜间啼哭,可因哺乳而暂停,白天安静一些,若因啼哭而引起抽风,则预后不良,多数哭到日期而自愈。脉象与体温都正常,有因啼哭而引起消化不良、面色苍白或微青、消瘦等症状者。

穴位处方:①面部现青色者,平肝10分钟(为主),推天河水15分钟,揉外劳宫15分钟。
②消化不良者,上法加清补脾10分钟。

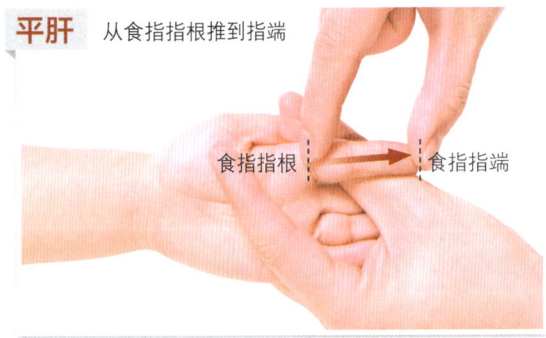

平肝 从食指指根推到指端

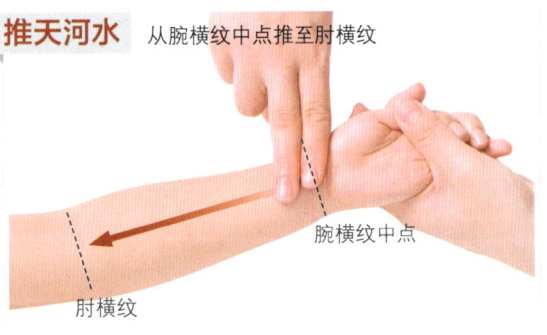

推天河水 从腕横纹中点推至肘横纹

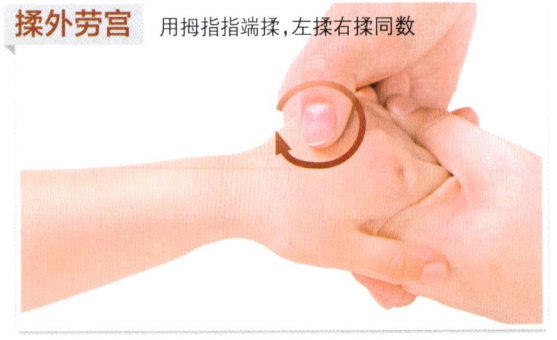

揉外劳宫 用拇指指端揉,左揉右揉同数

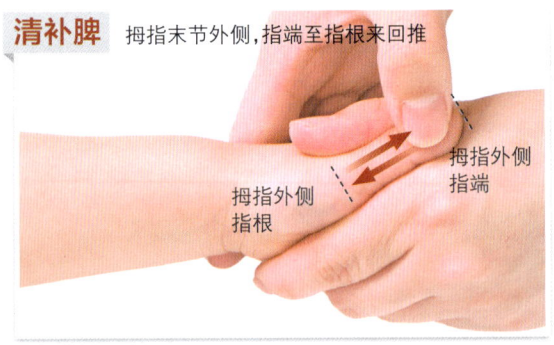

清补脾 拇指末节外侧,指端至指根来回推

夜惊症

幼儿在夜间睡眠中忽然惊醒,表现为恐怖状态,因此叫作夜惊症。本病多由于听鬼怪故事,看惊险的电影,以及幼儿不听话时家长用恐吓及打骂的办法对待幼儿,导致幼儿大脑受刺激,精神紧张,造成夜间噩梦,形成夜惊症。

夜惊症　清心泻火,安神益智。

临床表现: 与急慢惊风有根本的不同,白天没有受惊吓的现象,夜间常忽然惊起,狂呼乱叫或大哭而醒,求助、拥抱母亲,若不急速治疗,常可引起抽风。脉象与体温大多正常,主要靠主诉和详细问诊掌握病因,施以正确的治疗。

穴位处方: 病程短者,平肝 10 分钟,清补脾 10 分钟,推天河水 15 分钟,顺运八卦 15 分钟。

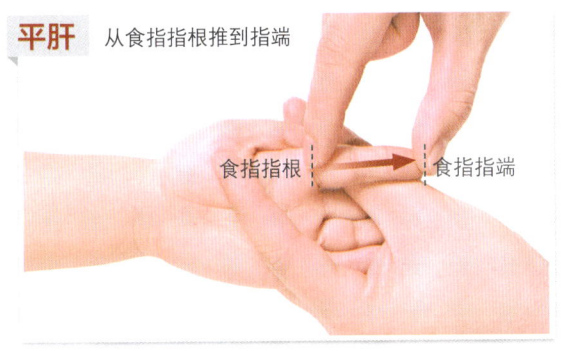

平肝 从食指指根推到指端

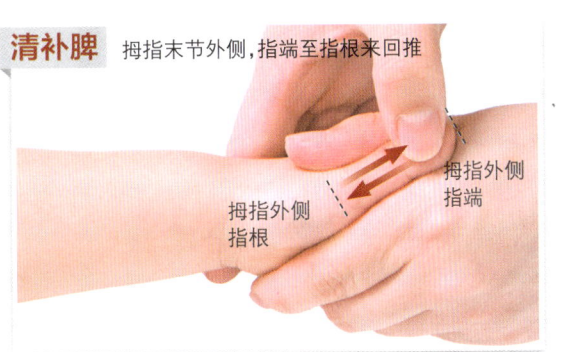

清补脾 拇指末节外侧,指端至指根来回推

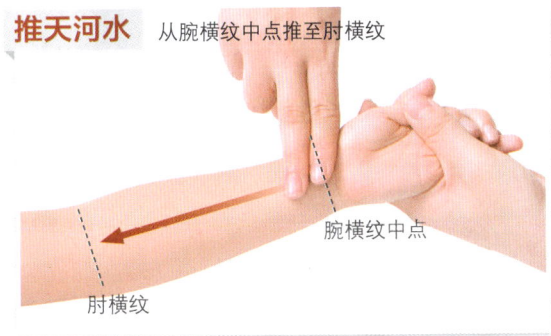

推天河水 从腕横纹中点推至肘横纹

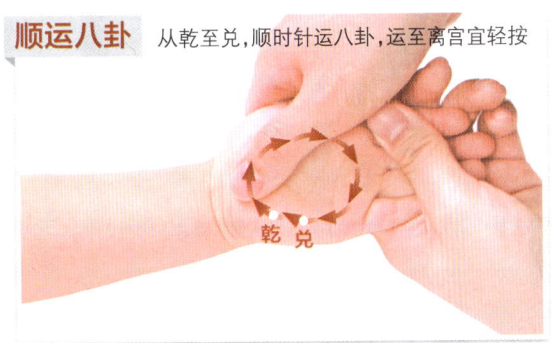

顺运八卦 从乾至兑,顺时针运八卦,运至离宫宜轻按

穴位处方：迁延日久者，平肝10分钟，清补脾10分钟，推天河水15分钟，顺运八卦15分钟，揉二人上马15分钟。

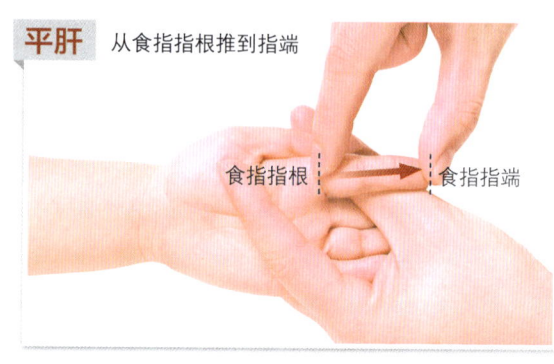

平肝　从食指指根推到指端

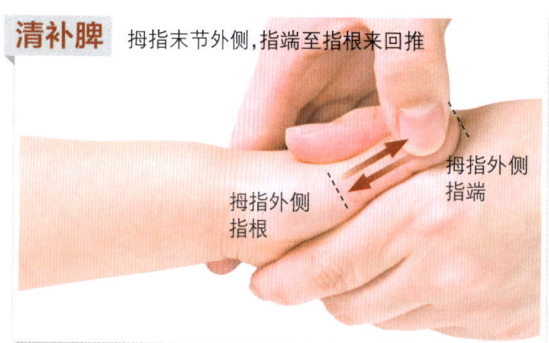

清补脾　拇指末节外侧，指端至指根来回推

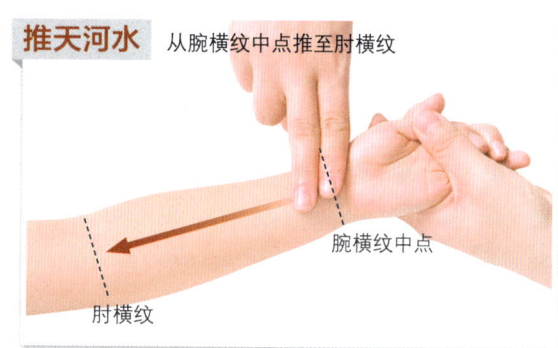

推天河水　从腕横纹中点推至肘横纹

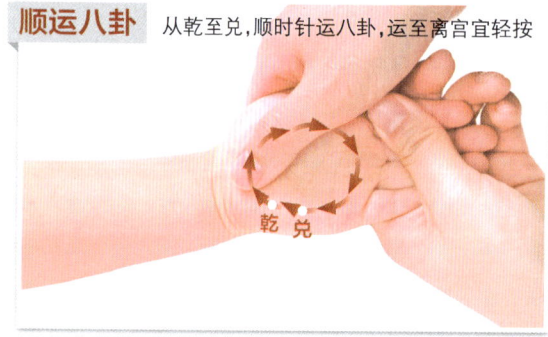

顺运八卦　从乾至兑，顺时针运八卦，运至离宫宜轻按

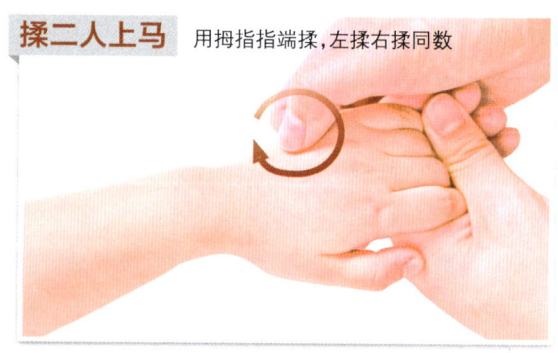

揉二人上马　用拇指指端揉，左揉右揉同数

新生儿黄疸

本病以新生儿周身皮肤、双目、小便都见黄色为特征,其中黄色较淡,一周内不加重者,属生理性黄疸,一般不需治疗。若黄色逐渐加深,或伴有其他症状者,则多为病理性黄疸。黄疸的病因主要是感受湿热之邪,亦可因脾气虚弱,湿从寒化,寒湿阻滞而致。

新生儿黄疸　湿热型,宜清热利湿;寒湿型,宜温中健脾除湿。

临床表现: 湿热型(阳黄):皮肤、面目发黄,颜色鲜明,或有发热,便干,烦躁。
寒湿型(阴黄):皮肤、面目发黄,色泽晦暗,四肢欠温,大便稀溏。

穴位处方: 湿热型:平肝5分钟,推六腑10分钟,利小便5分钟。

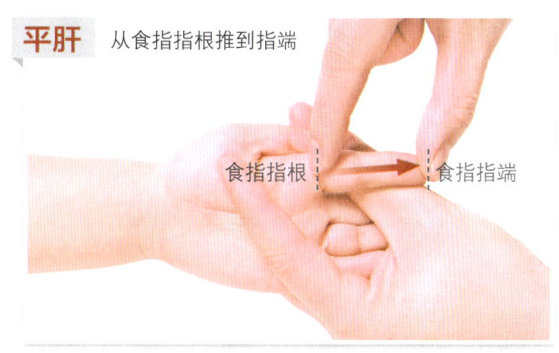

平肝　从食指指根推到指端

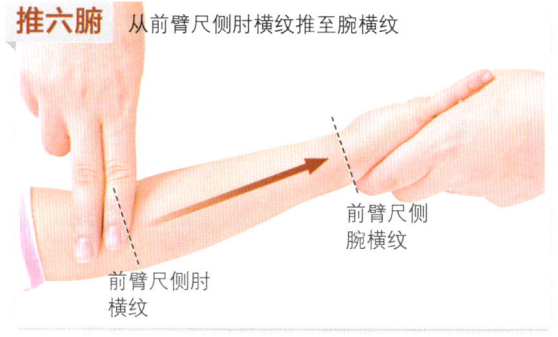

推六腑　从前臂尺侧肘横纹推至腕横纹

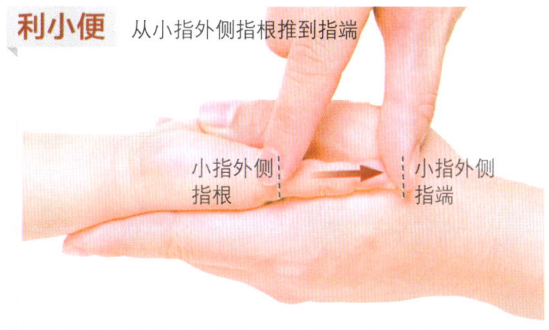

利小便　从小指外侧指根推到指端

穴位处方： 寒湿型：揉外劳宫 10 分钟，平肝 5 分钟，清补脾 10 分钟。

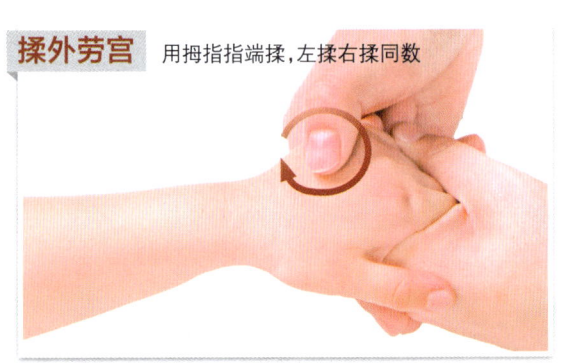

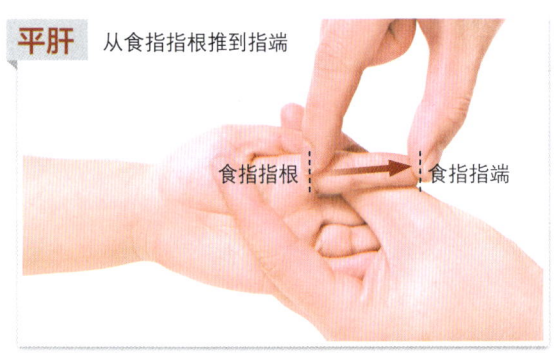

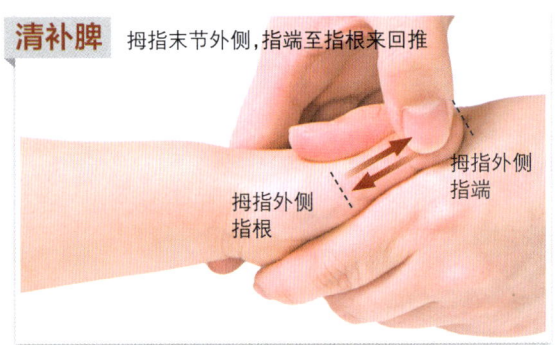

对症加减： 热象不重者，推六腑改用推天河水 10 分钟。以上均可间断用揉二人上马 5~10 分钟，以免过于寒凉。

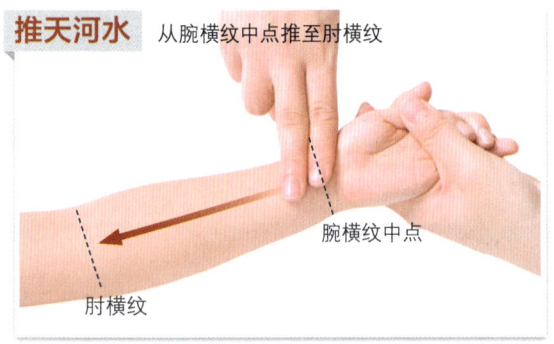

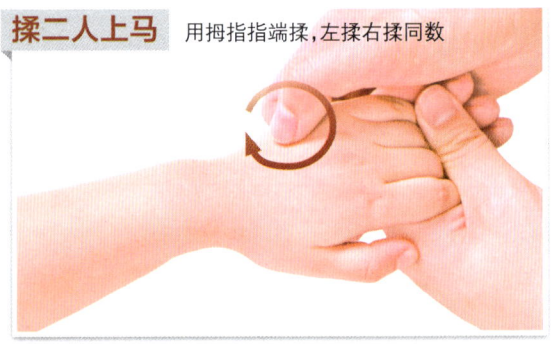

新生儿吐乳

本病多因喂养不当,乳食无节,或受寒引起。先天性幽门发育不良引起的呕吐不在此讨论。

新生儿吐乳 热证,宜清热和胃止吐;寒证,宜温中散寒止吐。

临床表现:主要看呕吐物,如呕吐物酸腐、口中气热、腹胀、烦躁,多属热证;如呕吐物味轻、面色青白、四肢不温,多属寒证。

穴位处方:热证:顺运八卦10分钟,清胃5分钟,推天河水10分钟,揉板门5分钟。

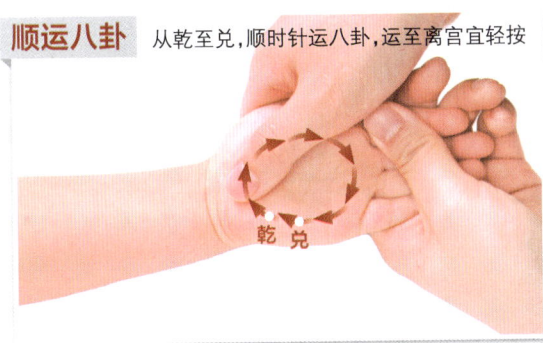

顺运八卦 从乾至兑,顺时针运八卦,运至离宫宜轻按

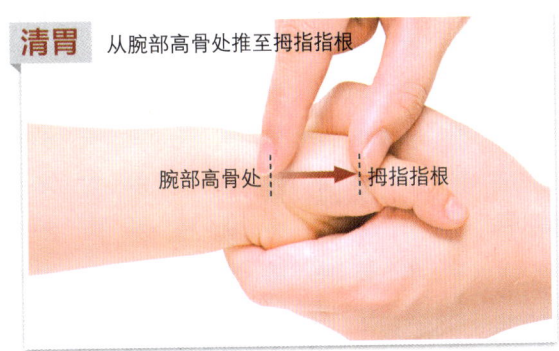

清胃 从腕部高骨处推至拇指指根

腕部高骨处 → 拇指指根

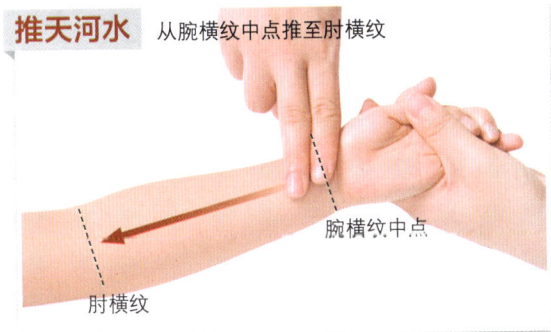

推天河水 从腕横纹中点推至肘横纹

腕横纹中点
肘横纹

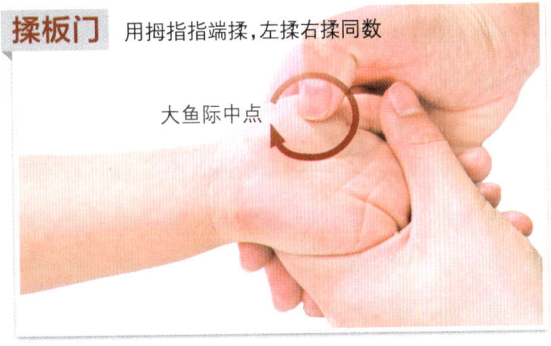

揉板门 用拇指指端揉,左揉右揉同数

大鱼际中点

穴位处方：寒证：揉外劳宫10分钟，清补脾10分钟，揉板门5分钟。

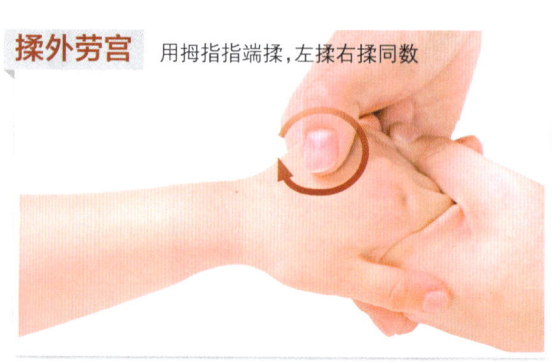

揉外劳宫　用拇指指端揉，左揉右揉同数

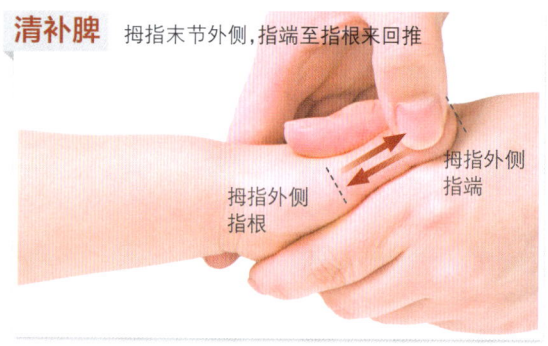

清补脾　拇指末节外侧，指端至指根来回推

拇指外侧指端
拇指外侧指根

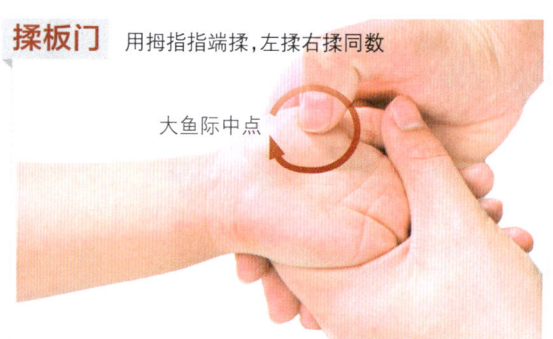

揉板门　用拇指指端揉，左揉右揉同数

大鱼际中点

对症加减：热重者，去天河水改用推六腑10分钟；腹胀者，加推大四横纹10分钟。

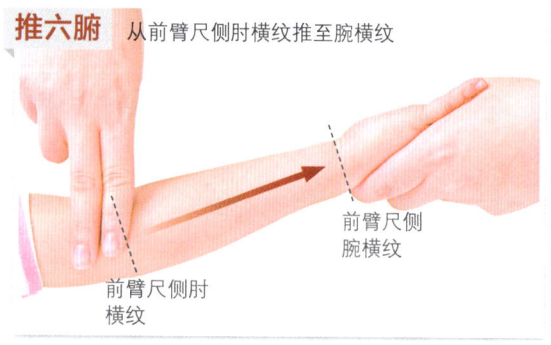

推六腑　从前臂尺侧肘横纹推至腕横纹

前臂尺侧腕横纹
前臂尺侧肘横纹

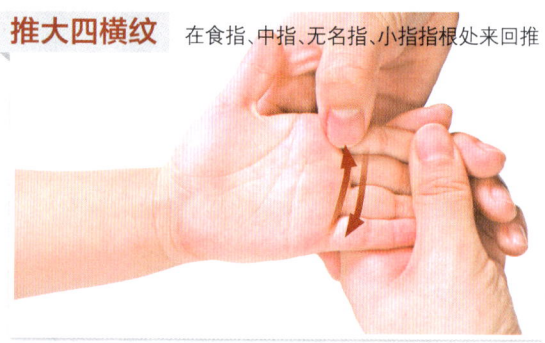

推大四横纹　在食指、中指、无名指、小指指根处来回推

囟门闭合晚

婴儿的前囟门一般于1~1.5岁时闭合,若2岁左右尚未闭合,多与患儿先天不足、肾气亏损,或大病久病致体质虚弱有关。

囟门闭合晚　培补元气。穴位处方二选一。

临床表现:前囟门未闭,患儿其他方面亦发育迟缓,如站立、行走、语言等,均晚于同龄者。

穴位处方:①揉二人上马15分钟,揉阳池10分钟,推三关10分钟,补脾15分钟,平肝5分钟,推大四横纹10分钟;以上揉二人上马、补脾为主,可轮流选加其他1~2穴。

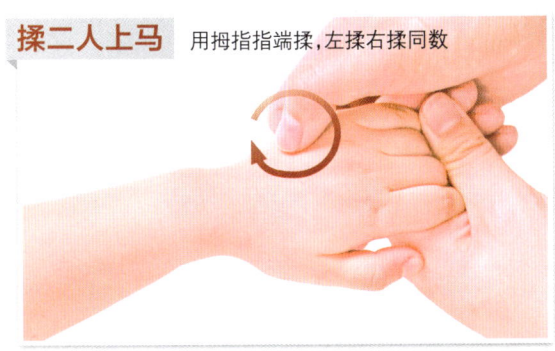

揉二人上马　用拇指指端揉,左揉右揉同数

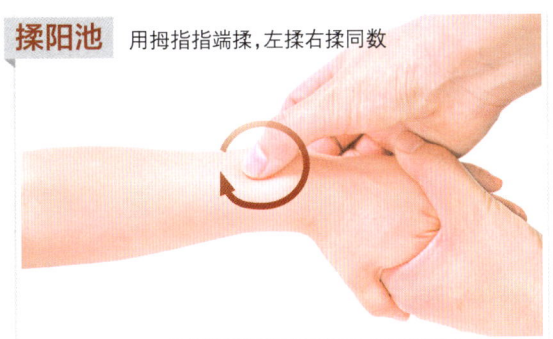

揉阳池　用拇指指端揉,左揉右揉同数

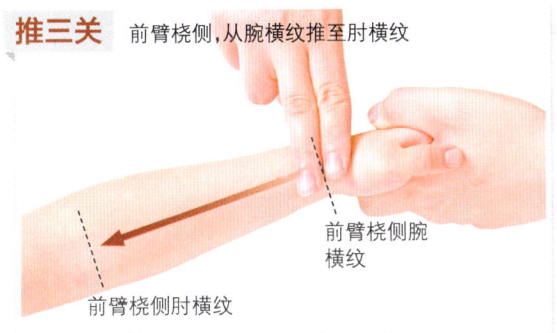

推三关　前臂桡侧,从腕横纹推至肘横纹

前臂桡侧腕横纹

前臂桡侧肘横纹

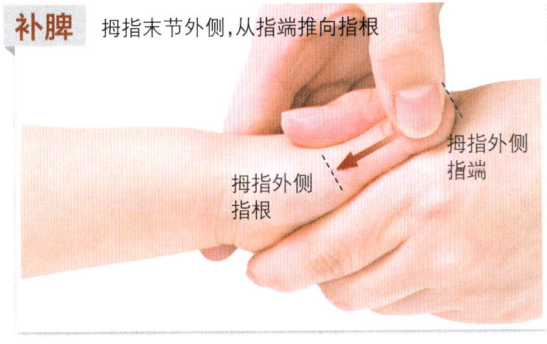

补脾　拇指末节外侧,从指端推向指根

拇指外侧指端

拇指外侧指根

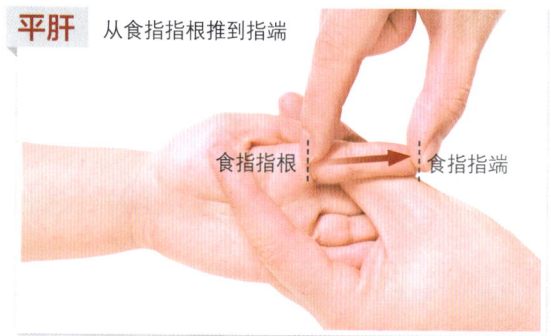
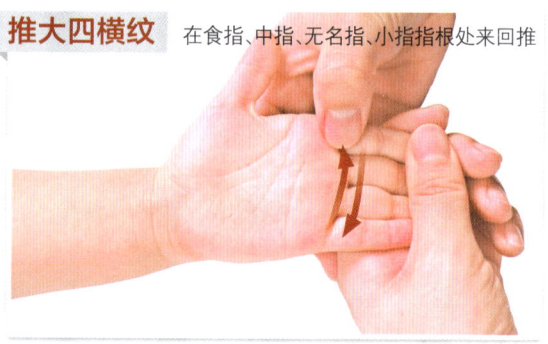

穴位处方：②独用揉二人上马 30~60 分钟。

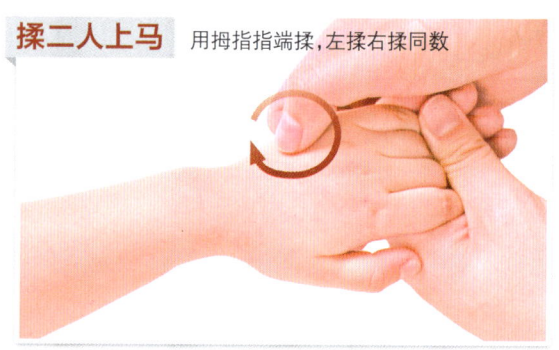

脑发育不全

因父母气血虚弱致婴儿先天不足,或后天护养失宜,或疾病缠绵,治疗和护理不当,使小儿气血不足、肝肾亏损,从而导致小儿脑发育不全。

脑发育不全　滋补肝肾,益气养血。

临床表现: 面色无华,神情呆滞,智力不健,或肢体时有抽动,甚则瘫痪等。
穴位处方: 平肝 10 分钟,揉二人上马 15 分钟,揉阳池 10 分钟,捣小天心 1~2 分钟。

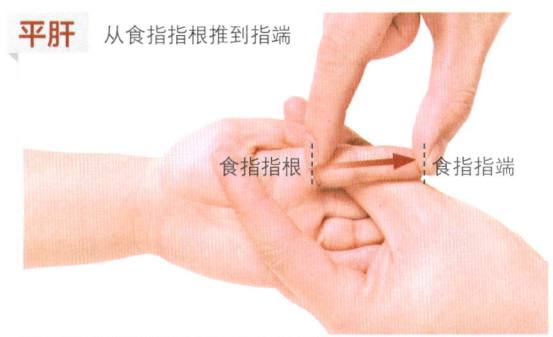

平肝　从食指指根推到指端

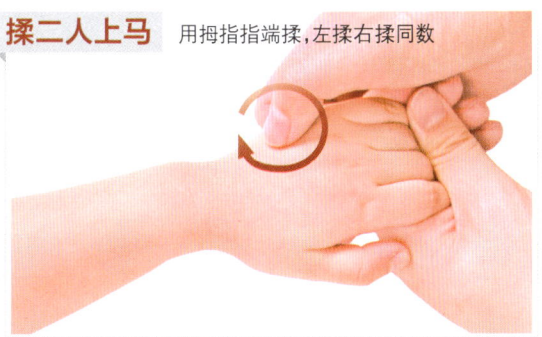

揉二人上马　用拇指指端揉,左揉右揉同数

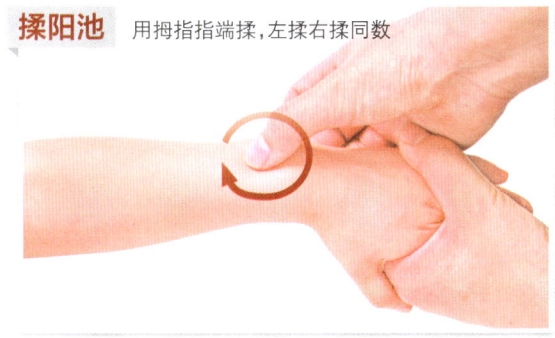

揉阳池　用拇指指端揉,左揉右揉同数

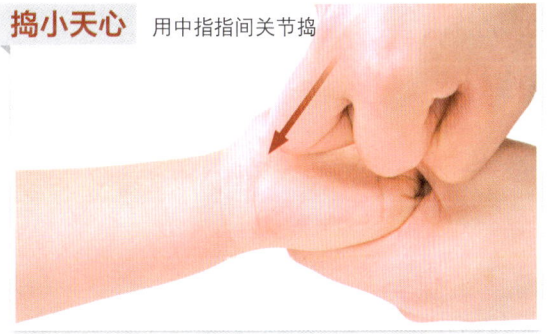

捣小天心　用中指指间关节捣

疝气

小儿常见的疝气是腹股沟疝,中医称之为"狐疝",多与先天不足、中气下陷、寒凝肝脉有关。当疝气发生时,在腹股沟一侧或两侧,有稍带弹性的肿物突出,或进入阴囊。

狐疝　补中益气,疏肝散结。

临床表现:本病与西医所说的腹股沟斜疝的临床表现颇为相同。其内容物易因站立、行走、哭泣、咳嗽等因素而突出,突出后也易被复位。轻者无明显不适,重者可有少腹疼痛、阴囊坠胀不适等。

穴位处方:平肝 10 分钟,揉二人上马 15 分钟,补脾 10 分钟,揉外劳宫 10 分钟;或独用揉二人上马 30 分钟以上。

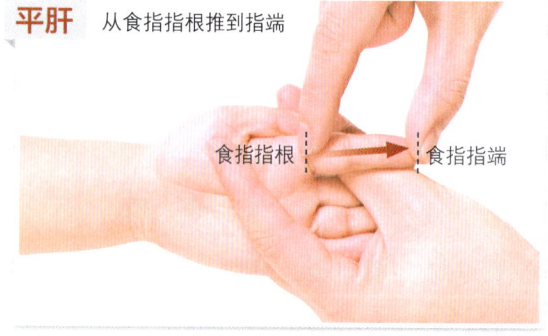

平肝　从食指指根推到指端

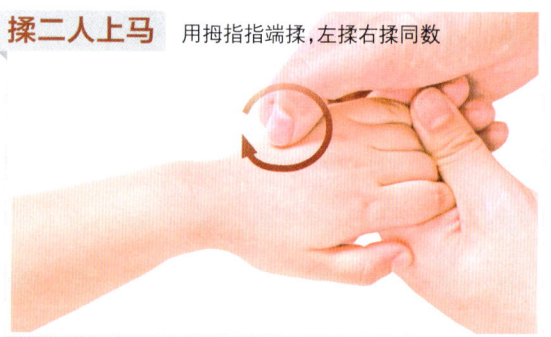

揉二人上马　用拇指指端揉,左揉右揉同数

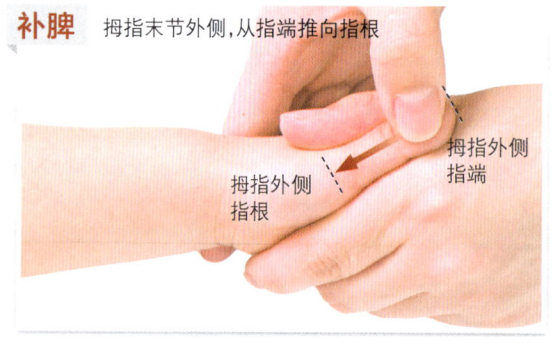

补脾　拇指末节外侧,从指端推向指根

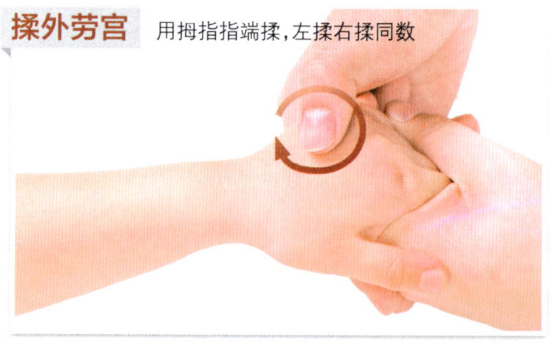

揉外劳宫　用拇指指端揉,左揉右揉同数

鞘膜积液

本病多因先天不足,肾的气化不利,水液下注而成。阴囊偏侧肿垂者,名"偏坠"。继发性鞘膜积液则多因睾丸外伤,血瘀阻络,水液不行所致。

鞘膜积液　健脾补肾,通络利湿。

临床表现:患侧阴囊肿大,扪之有光滑的囊性肿物,透光试验阳性。

穴位处方:平肝10分钟,揉二人上马15分钟,清补脾10分钟,清补大肠10分钟。

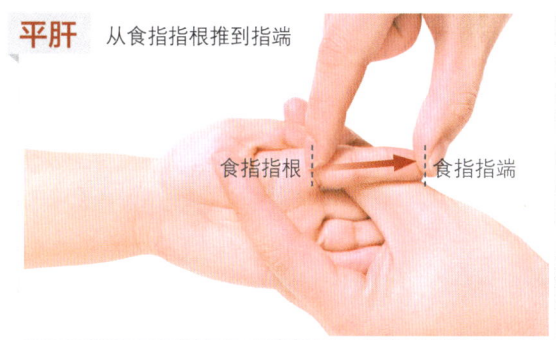

平肝　从食指指根推到指端

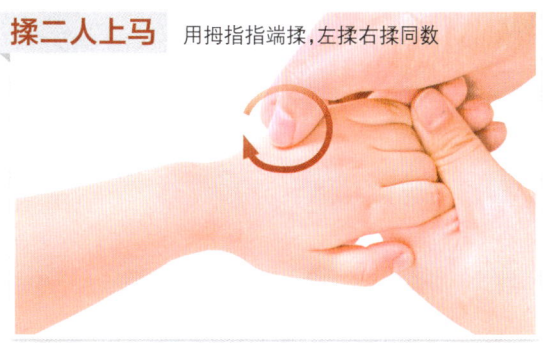

揉二人上马　用拇指指端揉,左揉右揉同数

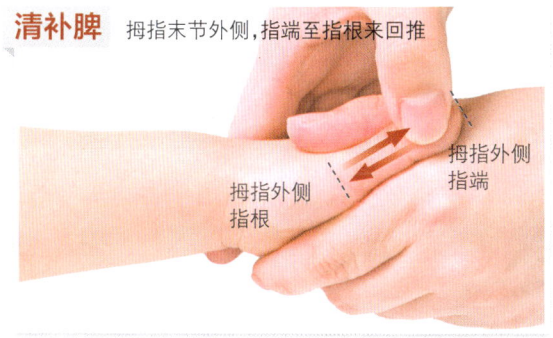

清补脾　拇指末节外侧,指端至指根来回推

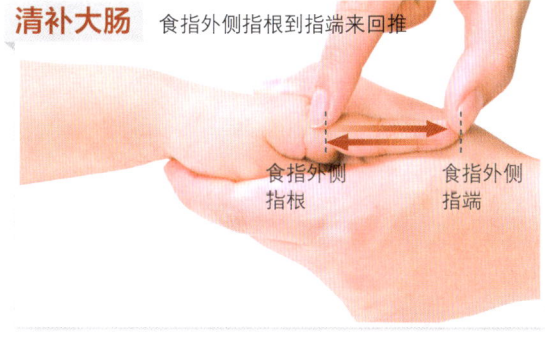

清补大肠　食指外侧指根到指端来回推

嗳气

嗳气是指气从胃中上逆,嗳声沉长,多由脾胃虚弱或邪气客于胃脘,胃气失于和降而上逆所致。饮食之后有嗳气,是由于进食时不自主地咽入较多的空气,在胃充盈时又嗳出,这是一种正常现象,并非病态。

食滞停胃型　　消食导滞。

临床表现: 嗳气,嗳声闷浊,有不消化饮食的酸腐臭味,或伴恶心,嗳气不连续发作,胸脘痞闷,不思饮食,大便有酸腐臭味,或便秘,舌苔厚腻,脉滑。

穴位处方: 顺运八卦10分钟,推大四横纹10分钟,清脾胃15分钟,清大肠10分钟。

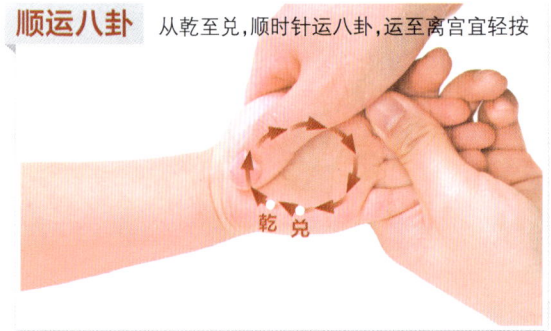

顺运八卦　从乾至兑,顺时针运八卦,运至离宫宜轻按

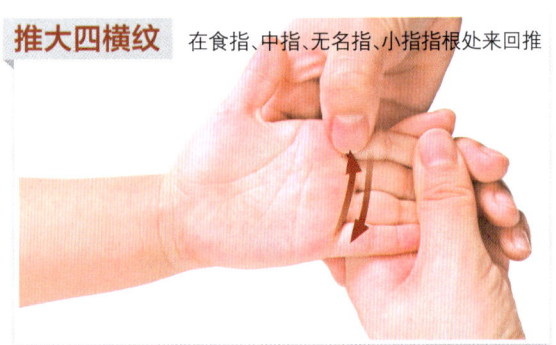

推大四横纹　在食指、中指、无名指、小指指根处来回推

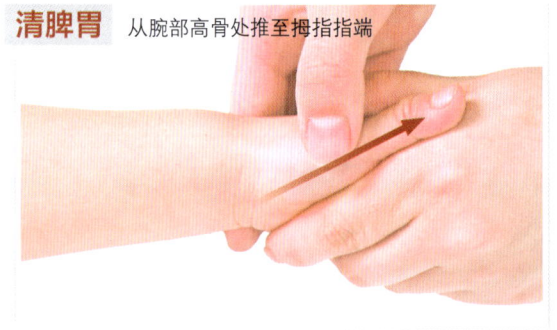

清脾胃　从腕部高骨处推至拇指指端

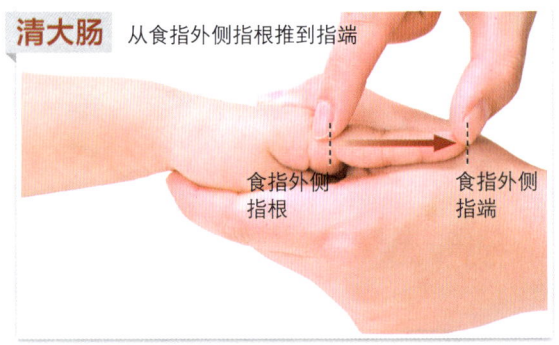

清大肠　从食指外侧指根推到指端

肝气犯胃型　　疏肝和胃。

临床表现：嗳气频繁,嗳声响亮,胸闷不舒,胁肋隐痛,每因情志不畅而加重,舌苔薄白,脉弦。
穴位处方：顺运八卦10分钟,平肝15分钟,清胃15分钟,补脾10分钟。

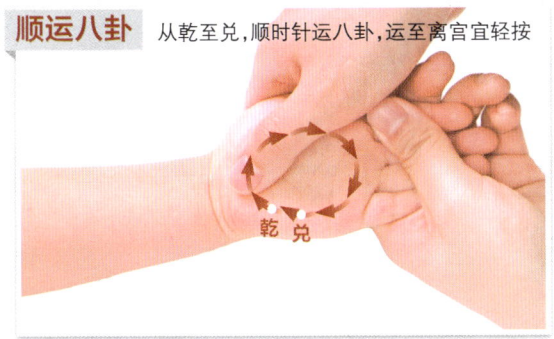

顺运八卦　从乾至兑,顺时针运八卦,运至离宫宜轻按

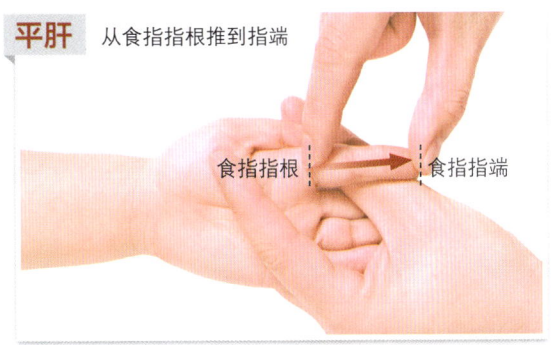

平肝　从食指指根推到指端

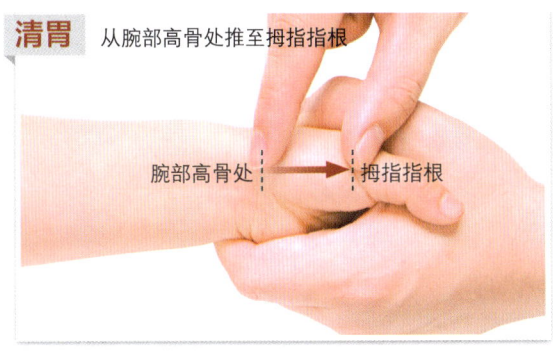

清胃　从腕部高骨处推至拇指指根

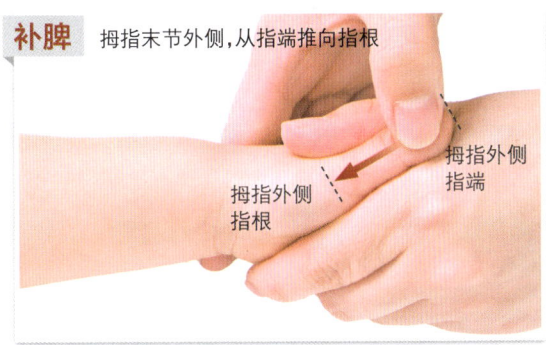

补脾　拇指末节外侧,从指端推向指根

脾胃虚弱型　　健脾和胃降逆。

临床表现：嗳气断续,嗳声低弱,呕泛清水,不思饮食,面色㿠白或萎黄,舌质淡,苔薄白,脉虚弱。
穴位处方：顺运八卦10分钟,补脾15分钟,清胃15分钟,平肝10分钟。

顺运八卦 从乾至兑,顺时针运八卦,运至离宫宜轻按

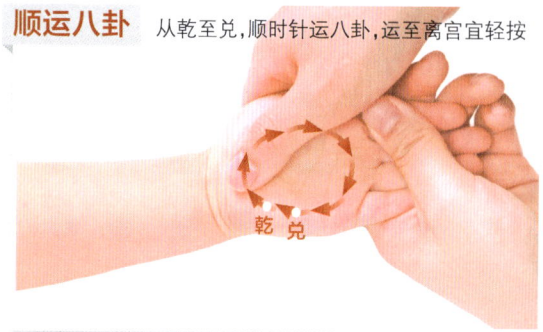

补脾 拇指末节外侧,从指端推向指根

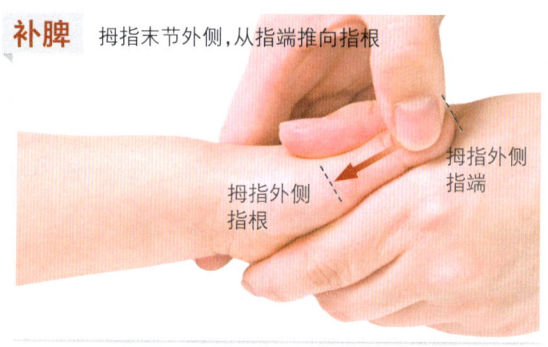

清胃 从腕部高骨处推至拇指指根

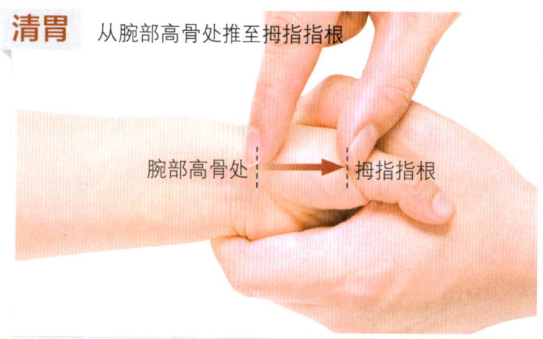

平肝 从食指指根推到指端

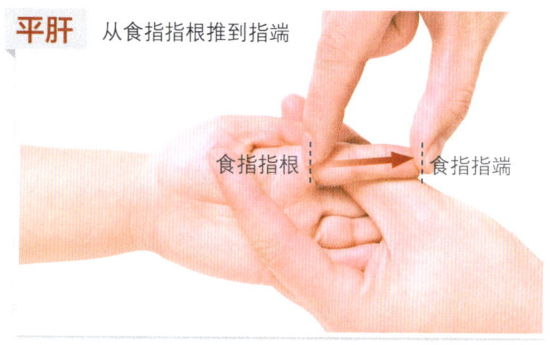

湿疹

湿疹是一种常见的由多种内外因素引起的表皮及真皮浅层的炎症性皮肤病,属中医"浸淫疮""湿癣""湿毒疮"的范畴。本病好发于2岁以内的儿童,患儿常有家族性过敏史。病因多为禀赋不足,乳食不当,脾胃受损,湿热内生,复受风湿热邪等。

湿热俱盛型　　清热利湿,祛风止痒。

临床表现:发病快,皮肤潮红、肿胀、灼热、渗液,瘙痒不止,搔抓后痒痛相兼,渗液不止,常伴身热、心烦、口渴思饮、大便秘结、小溲黄赤,舌质红,苔黄腻,脉弦滑数。

穴位处方:平肝清肺10分钟,推六腑15分钟,清补脾10分钟,清大肠15分钟,利小便10分钟。

平肝清肺 从食指和无名指指根并推向指端

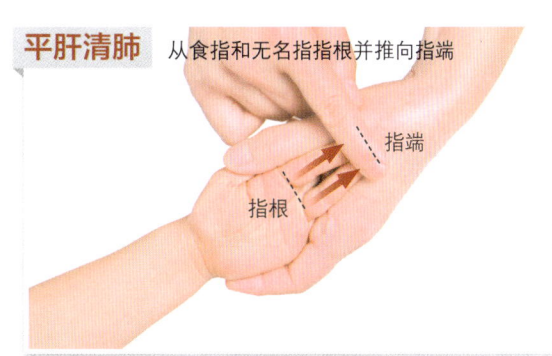

推六腑 从前臂尺侧肘横纹推至腕横纹

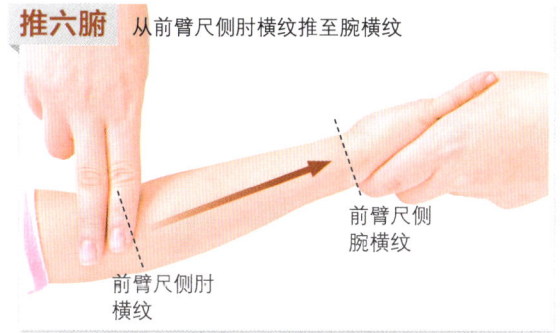

清补脾 拇指末节外侧,指端至指根来回推

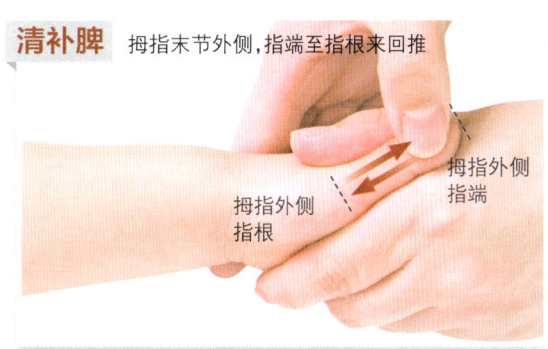

清大肠 从食指外侧指根推到指端

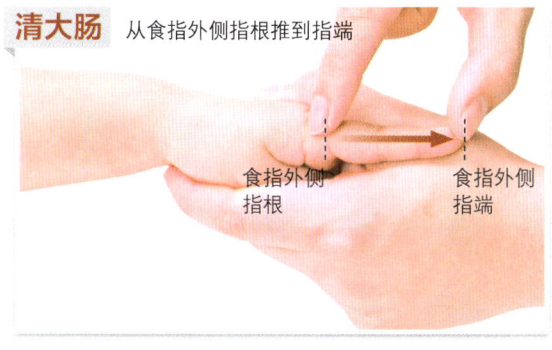

利小便 从小指外侧指根推到指端

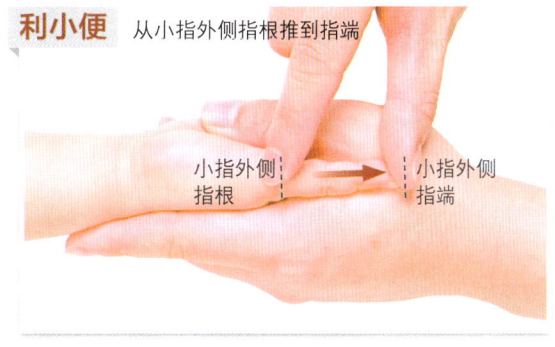

脾虚湿盛型 健脾除湿止痒。

临床表现： 皮肤轻度潮红，有淡红色或暗红色粟粒状丘疹，或有水疱，或轻度糜烂、渗出、结痂、脱屑，且反复发作，痒重，搔抓后糜烂，渗液不止，伴腹胀、便溏、饮食不香、口渴而不思饮、身倦乏力等。

穴位处方： 清补脾 15 分钟，利小便 15 分钟，清大肠 10 分钟，推天河水 10 分钟，平肝清肺 10 分钟。

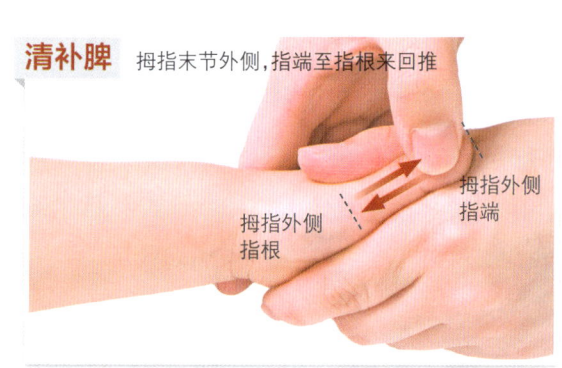
清补脾　拇指末节外侧，指端至指根来回推
拇指外侧指根　拇指外侧指端

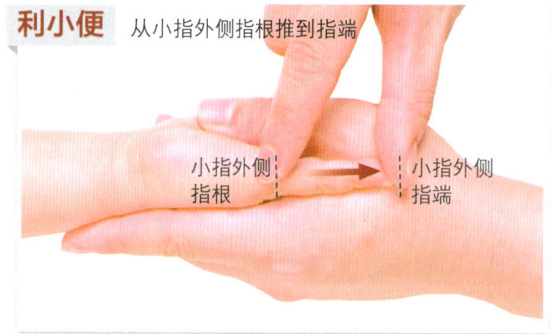
利小便　从小指外侧指根推到指端
小指外侧指根　小指外侧指端

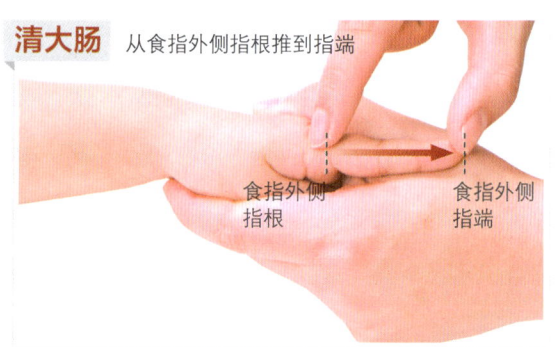
清大肠　从食指外侧指根推到指端
食指外侧指根　食指外侧指端

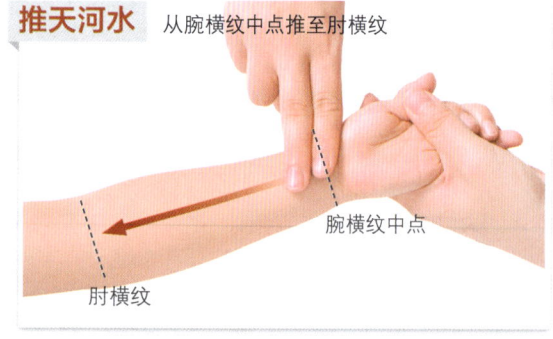
推天河水　从腕横纹中点推至肘横纹
腕横纹中点　肘横纹

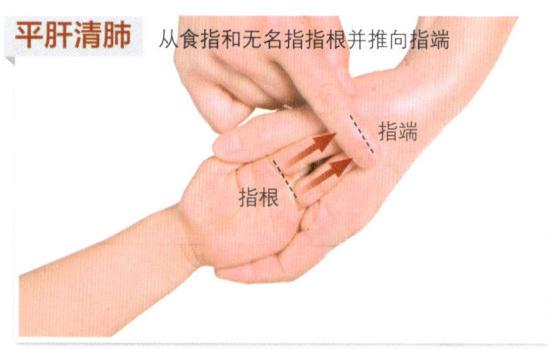
平肝清肺　从食指和无名指指根并推向指端
指根　指端

血虚风燥型　养血润燥，祛风止痒。

临床表现： 病程久，反复发作，皮肤粗糙肥厚，皮疹干燥、脱屑，色素沉着，苔藓样改变，分布局限，瘙痒难忍，伴口干、夜寐不安、大便干结，舌淡，苔薄白或苔少。

穴位处方： 揉二人上马 15 分钟，补脾 15 分钟，平肝清肺 10 分钟，推天河水 10 分钟，清大肠 10 分钟，利小便 10 分钟。

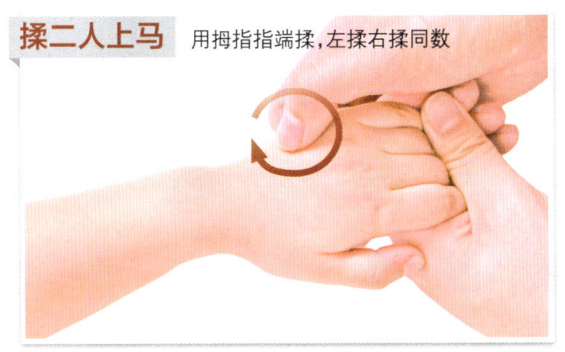

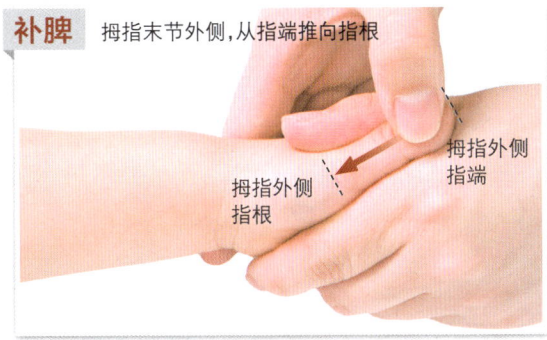

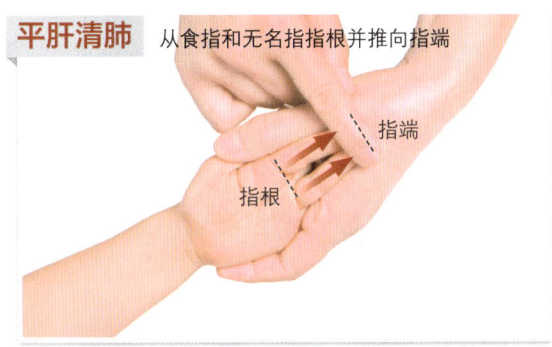

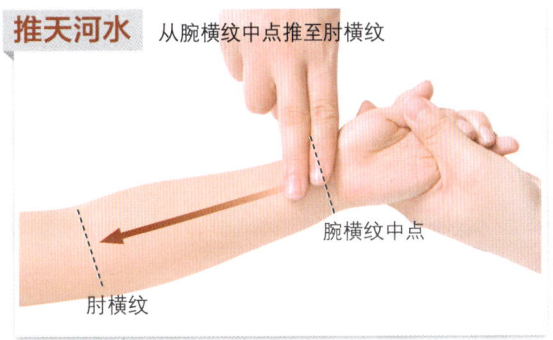

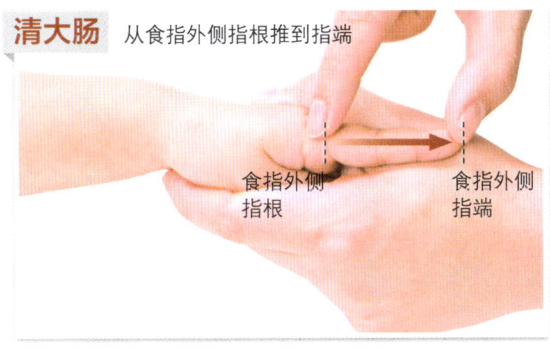

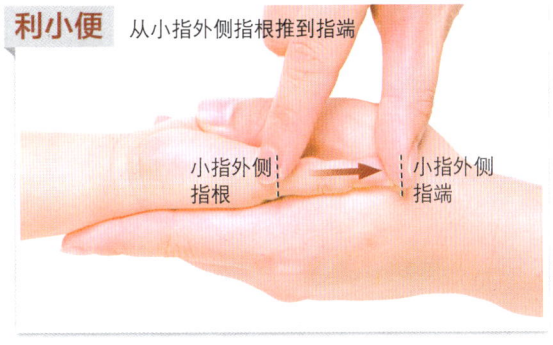

荨麻疹

荨麻疹俗称风团、风疹块，是较为常见的皮肤和黏膜过敏性疾病，主要是皮肤和黏膜的小血管反应性扩张及渗透性增加而导致的局限性水肿，可呈风团样，伴剧烈瘙痒。风团通常在2～24小时内消退，但反复发生新的皮疹，病程迁延数日至数月。

风热束表型　疏风，清热，止痒。

临床表现：风团色红，扪之有灼热感，自觉瘙痒，遇热则剧，得冷则缓，或伴发热恶风，心烦，口渴，咽干，舌质红，苔薄黄。

穴位处方：平肝清肺15分钟，推天河水15分钟。

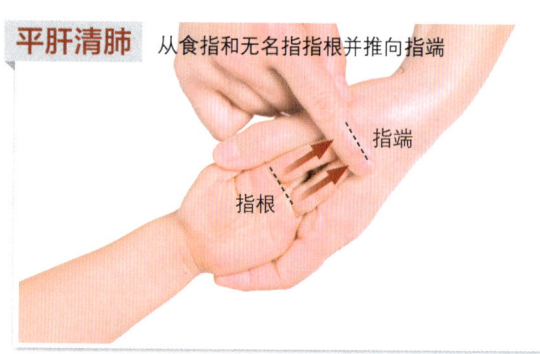

平肝清肺　从食指和无名指指根并推向指端

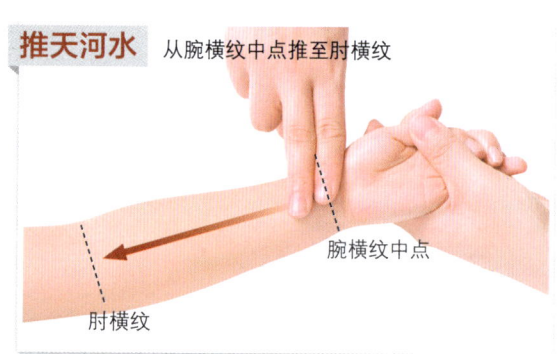

推天河水　从腕横纹中点推至肘横纹

风寒束表型　疏风散寒，调和营卫。

临床表现：风团色淡红，自觉瘙痒，遇冷则剧，得暖则减，或伴恶风畏寒，口不渴，舌淡红，苔薄白。

穴位处方：揉一窝风10分钟，平肝清肺10分钟，推三关10分钟。

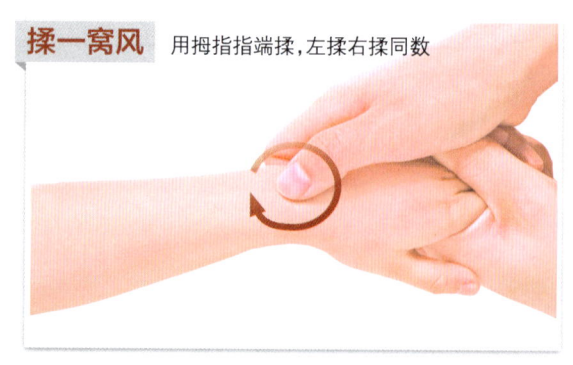

揉一窝风　用拇指指端揉，左揉右揉同数

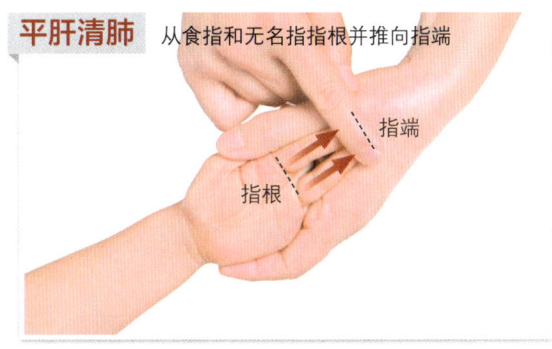

平肝清肺 从食指和无名指指根并推向指端

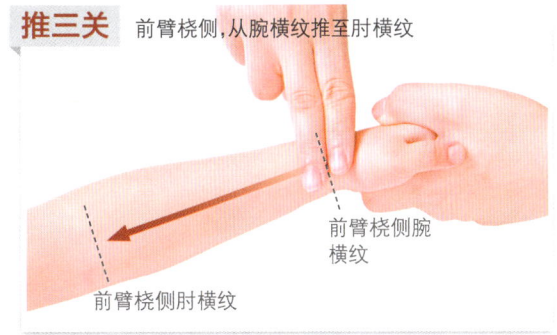

推三关 前臂桡侧,从腕横纹推至肘横纹

胃肠湿热型　清热利湿,祛风止痒。

临床表现：风团出现与饮食不节有关,色泽鲜红,多伴腹痛、腹泻,或呕吐、胸闷,大便稀而不畅,或便秘,舌红,苔黄腻。

穴位处方：平肝清肺 10 分钟,推天河水 10 分钟,清补脾 15 分钟,利小便 15 分钟。

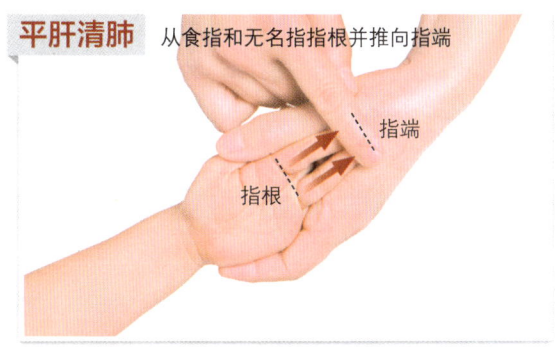

平肝清肺 从食指和无名指指根并推向指端

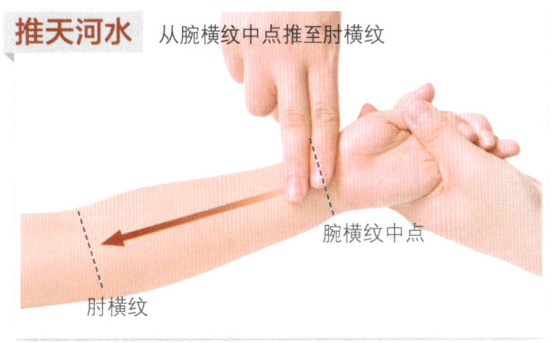

推天河水 从腕横纹中点推至肘横纹

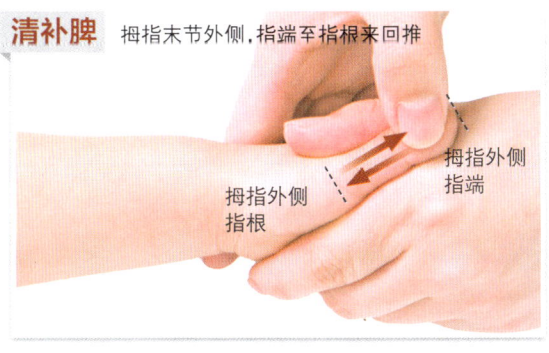

清补脾 拇指末节外侧,指端至指根来回推

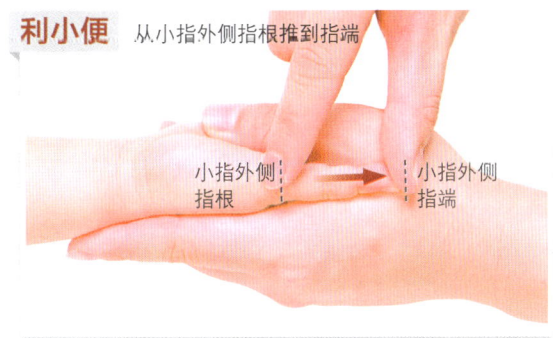

利小便 从小指外侧指根推到指端

手足口病

手足口病是一种发疹性传染病，以柯萨奇病毒A组16型和肠道病毒71型最为常见，本病以手、足、口腔部的皮疹和疱疹为主要特征，夏秋季多见，多发生于5岁以下的幼儿，大多数患儿症状轻微，少数患儿可引起心肌炎、呼吸道感染、脑膜炎等并发症，个别重症患儿病情进展快，易发生死亡。

风热外侵型　宣肺解表，清热化湿。

临床表现： 发热轻微，或不发热，或咳嗽、流涕，纳差，恶心，呕吐，泄泻，口腔、手掌、足部疱疹，分布稀疏，疹色红润，疱液清亮，舌质红，苔薄黄腻。

穴位处方： 揉二人上马10分钟，顺运八卦10分钟，平肝清肺10分钟，推天河水10分钟，清补脾15分钟，清胃15分钟。

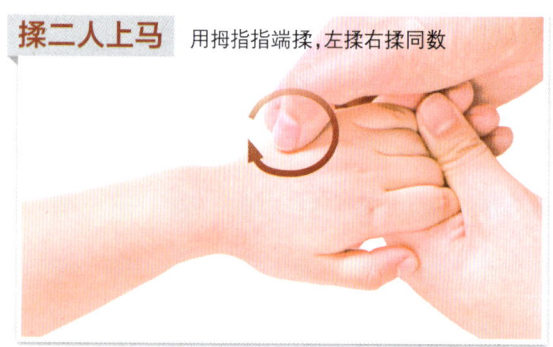

揉二人上马　用拇指指端揉，左揉右揉同数

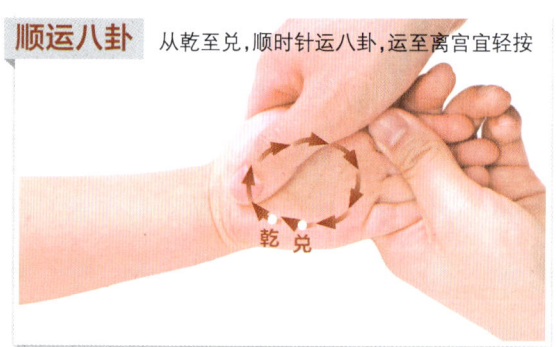

顺运八卦　从乾至兑，顺时针运八卦，运至离宫宜轻按

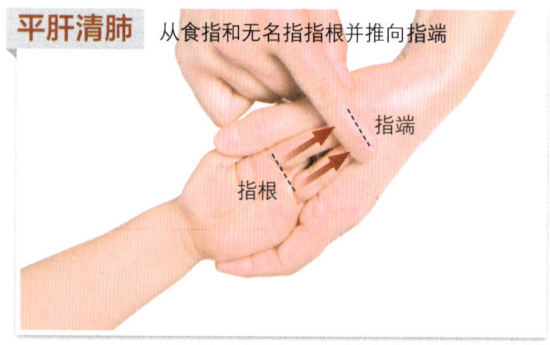

平肝清肺　从食指和无名指指根并推向指端

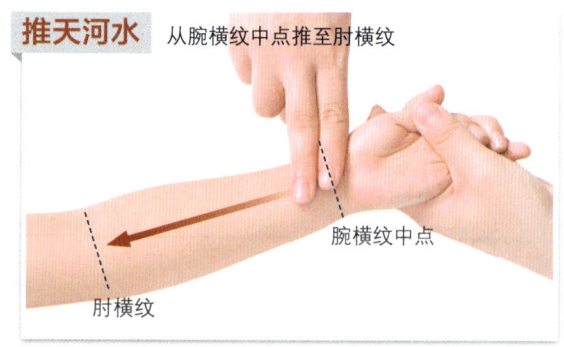

推天河水　从腕横纹中点推至肘横纹

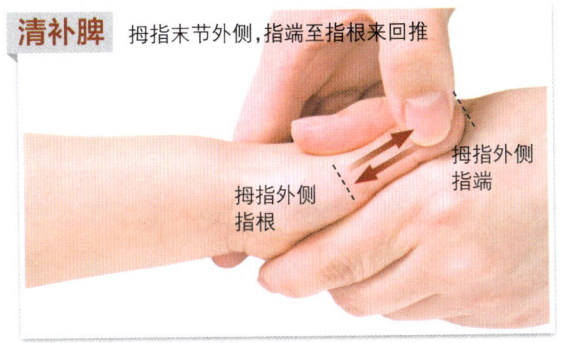

清补脾　拇指末节外侧，指端至指根来回推

拇指外侧指根　拇指外侧指端

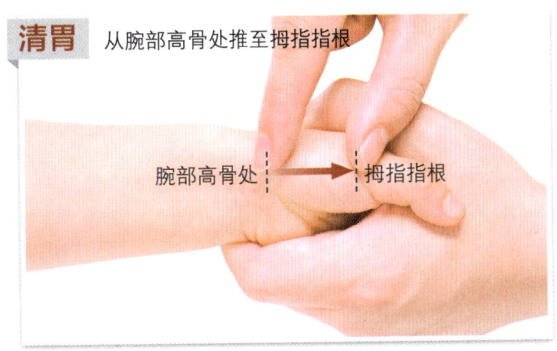

清胃　从腕部高骨处推至拇指指根

腕部高骨处　拇指指根

湿热内盛型　清热凉营，解毒祛湿。

临床表现：身热持续，烦躁，口渴，小便黄赤，大便秘结，手掌、足部、口腔、四肢、臀部疱疹，痛痒剧烈，甚或拒食，疱疹色紫暗，分布稠密，或成簇出现，根盘红晕显著，疱液浑浊，舌质红绛，苔黄厚腻或黄燥。

穴位处方：揉二人上马10分钟，顺运八卦10分钟，清补脾15分钟，清胃15分钟，推六腑20分钟，平肝清肺10分钟。

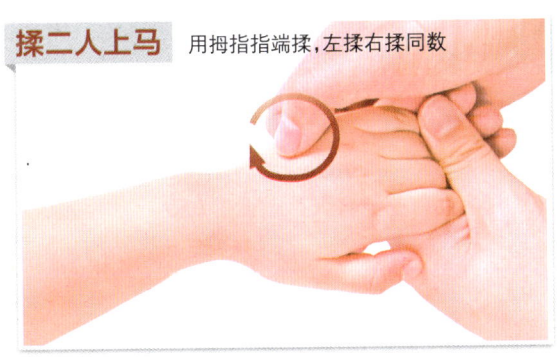

揉二人上马　用拇指指端揉，左揉右揉同数

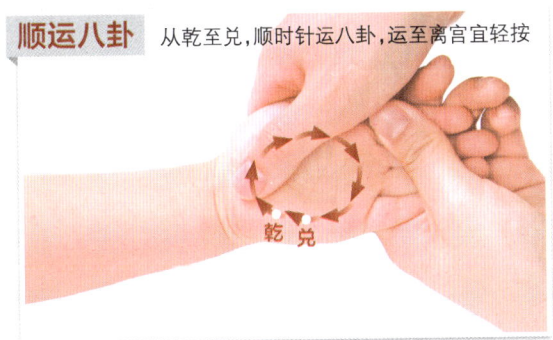

顺运八卦　从乾至兑，顺时针运八卦，运至离宫宜轻按

乾　兑

清补脾 拇指末节外侧,指端至指根来回推

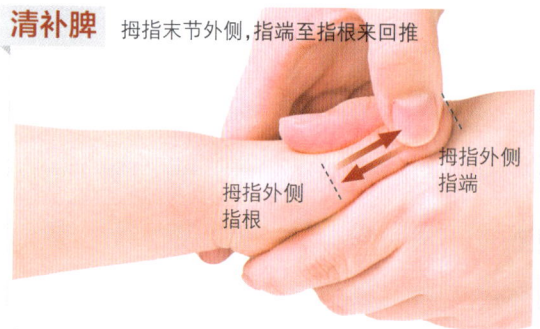

拇指外侧指根 / 拇指外侧指端

清胃 从腕部高骨处推至拇指指根

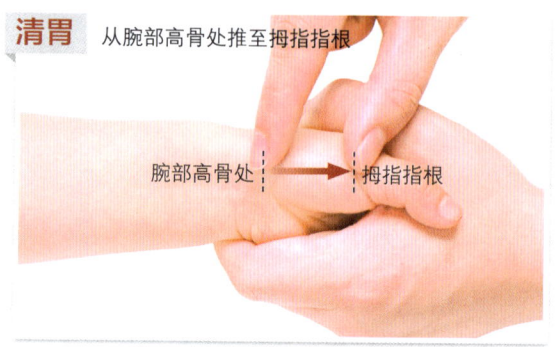

腕部高骨处 → 拇指指根

推六腑 从前臂尺侧肘横纹推至腕横纹

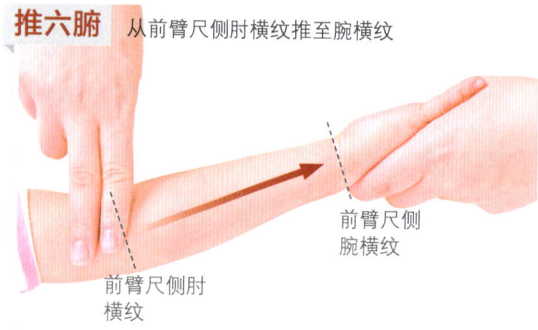

前臂尺侧肘横纹 / 前臂尺侧腕横纹

平肝清肺 从食指和无名指指根并推向指端

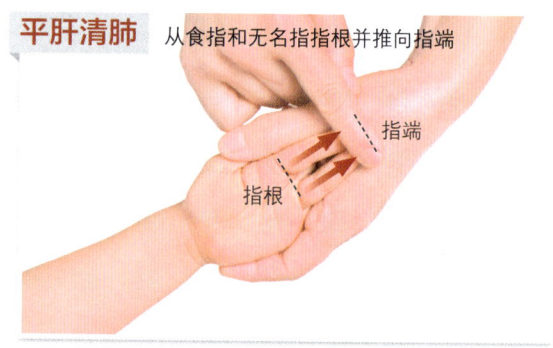

指端 / 指根

疱疹性咽峡炎

疱疹性咽峡炎多由柯萨奇病毒 A 组和新型肠道病毒 71 型感染所致。1~7 岁儿童多发，常突发高热、咽痛，甚或拒食，软腭、悬雍垂、舌腭弓、扁桃体、咽后壁等部位出现灰白色疱疹，1~2 天内疱疹破溃形成溃疡，很少累及颊黏膜及口腔外的眼、手、足等部位。

风热犯肺型　疏风散热，清热解毒。

临床表现： 发热，咽红，口腔软腭、咽后壁等部位出现白色疱疹，轻咳，有口臭，小便黄，大便秘结，舌质红，苔薄白或薄黄腻。

穴位处方： 揉二人上马 10 分钟，顺运八卦 10 分钟，清脾 20 分钟，清胃 20 分钟，推天河水 20 分钟。

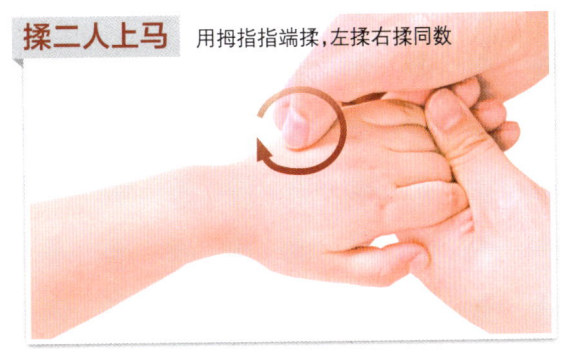
揉二人上马　用拇指指端揉，左揉右揉同数

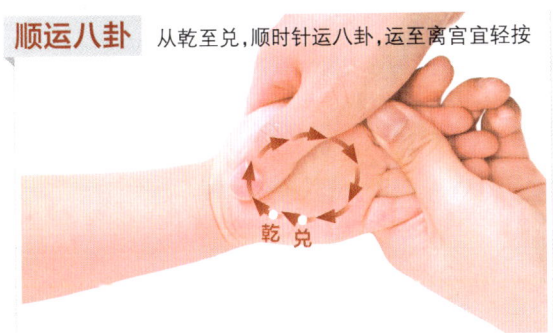
顺运八卦　从乾至兑，顺时针运八卦，运至离宫宜轻按

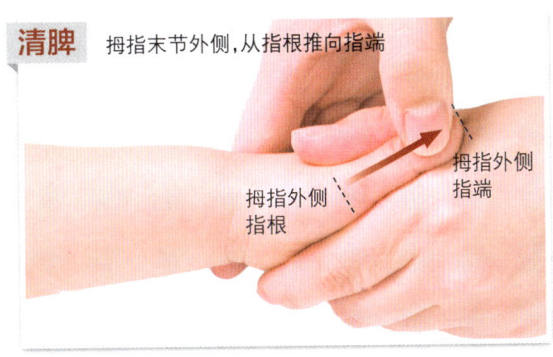
清脾　拇指末节外侧，从指根推向指端

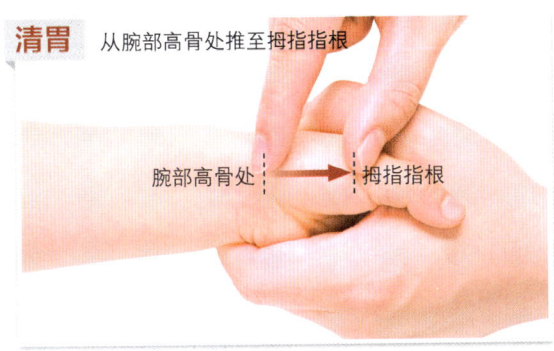
清胃　从腕部高骨处推至拇指指根

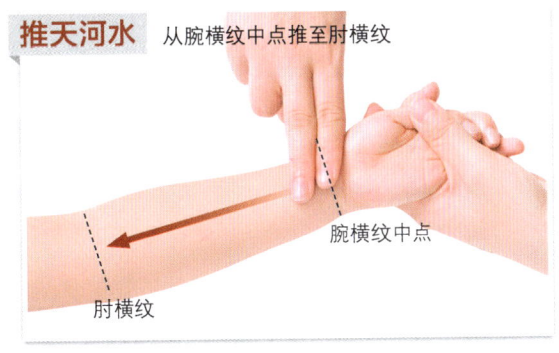
推天河水　从腕横纹中点推至肘横纹

湿热蕴结型　　清热，解毒，利湿。

临床表现：发热，软腭、舌腭弓、悬雍垂、扁桃体灰白色疱疹或溃疡，周围绕以红晕，咽痛明显，拒食，烦躁不安。低龄儿表现为口水多，小便短赤，大便稀溏或秘结，或伴有呕吐，舌质红，苔白或黄腻。

穴位处方：揉二人上马 10 分钟，顺运八卦 10 分钟，清脾 20 分钟，推六腑 20 分钟。

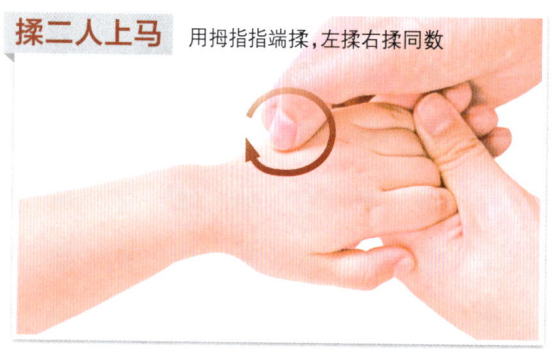

揉二人上马　用拇指指端揉，左揉右揉同数

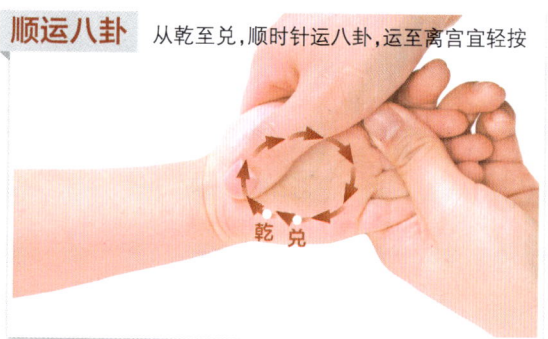

顺运八卦　从乾至兑，顺时针运八卦，运至离宫宜轻按

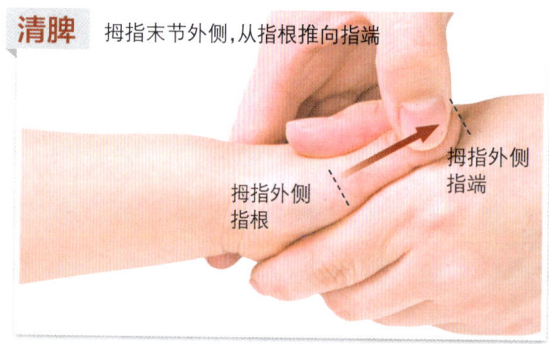

清脾　拇指末节外侧，从指根推向指端

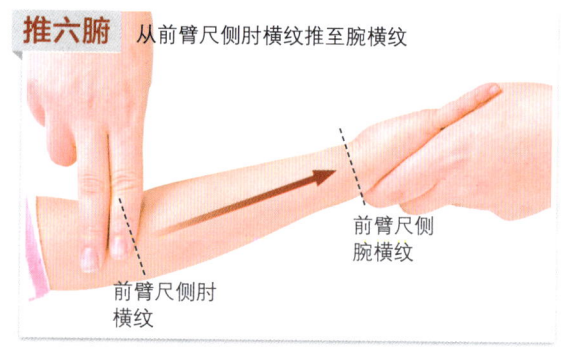

推六腑　从前臂尺侧肘横纹推至腕横纹

小儿抽动症

小儿抽动症是一种慢性神经精神障碍，多见于学龄前及学龄早期的儿童，以不自主、反复、突发、快速、无节律的一个或多个部位抽动为主要特征。表现为眨眼、挤眉、龇牙、做怪相、耸肩、转颈、点头、躯体扭动、手臂摇动、踢脚、下肢抽动，以及清嗓子、秽语等。

外风引动型　疏风解表，息风止动。

临床表现：喉中异声或秽语，挤眉弄眼，每于感冒后症状加重，常伴鼻塞流涕，咽红咽痛，或有发热，舌淡红，苔薄白。

穴位处方：平肝清肺 15 分钟，推天河水 15 分钟，清胃 10 分钟，捣小天心 10 分钟，掐五指节 20 次。

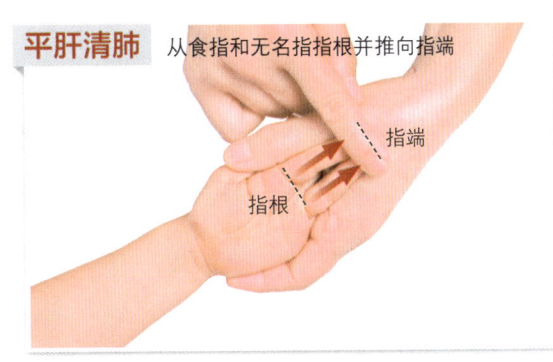

平肝清肺　从食指和无名指指根并推向指端

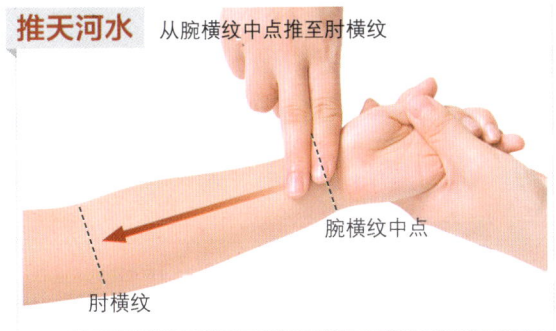

推天河水　从腕横纹中点推至肘横纹

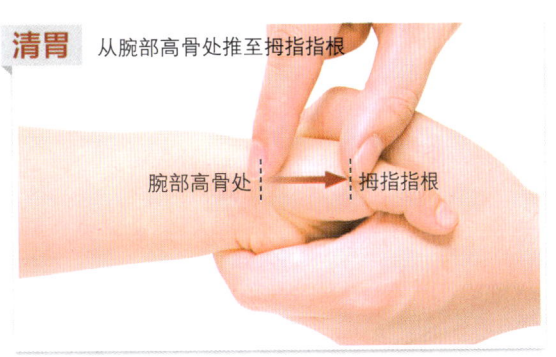

清胃　从腕部高骨处推至拇指指根

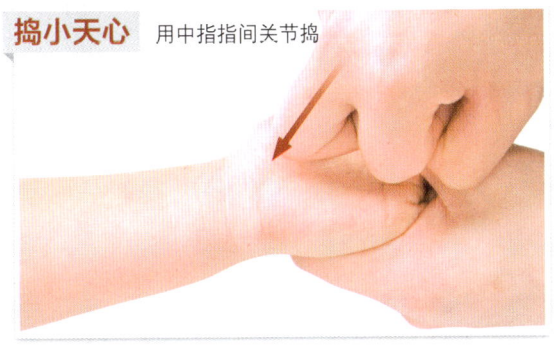

捣小天心　用中指指间关节捣

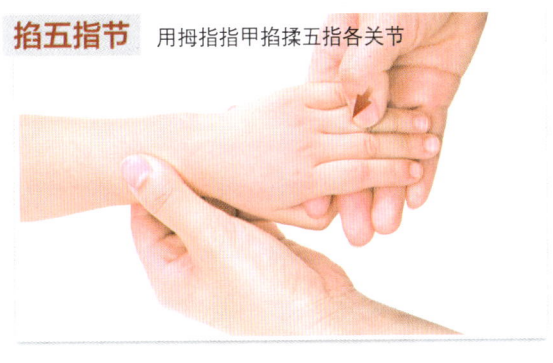

掐五指节　用拇指指甲掐揉五指各关节

肝亢风动型　平肝潜阳,息风止动。

临床表现: 摇头耸肩,或挤眉眨眼,或噘嘴,或踢腿,抽动频繁有力,不时喊叫,声音高亢,急躁易怒,自控力差,伴头晕、头痛,面红目赤,或腹动肋痛,便干尿黄,舌红苔黄。

穴位处方: 揉二人上马10分钟,平肝15分钟,推天河水15分钟,揉阳池10分钟,捣小天心10分钟,掐五指节20次。

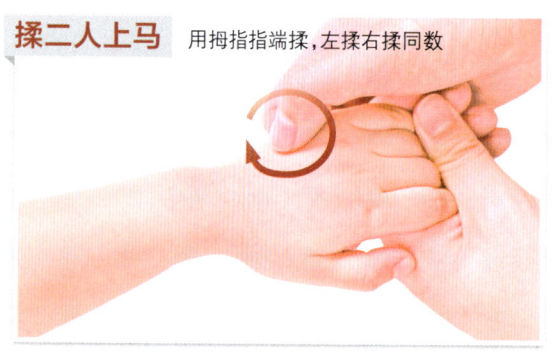

揉二人上马　用拇指指端揉,左揉右揉同数

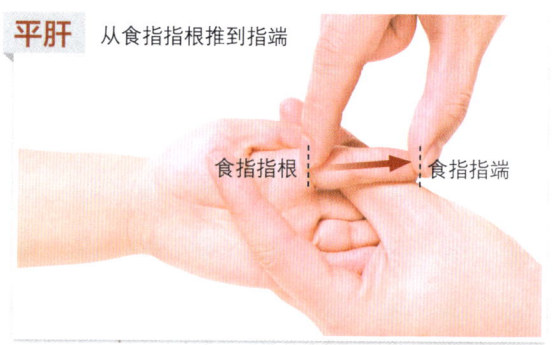

平肝　从食指指根推到指端

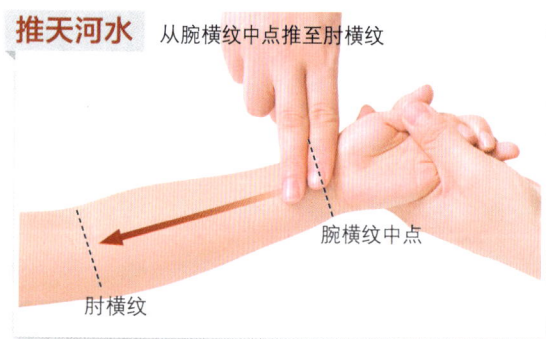

推天河水　从腕横纹中点推至肘横纹

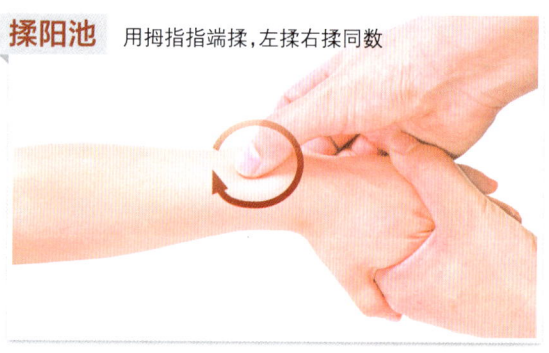

揉阳池　用拇指指端揉,左揉右揉同数

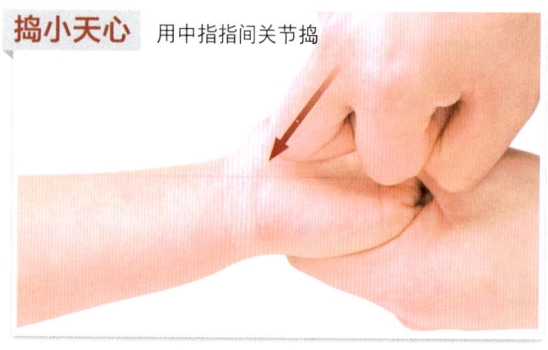

捣小天心　用中指指间关节捣

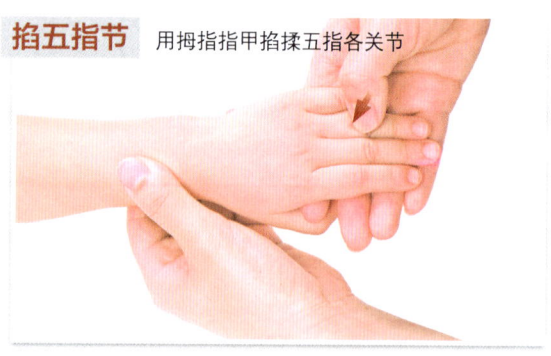

掐五指节　用拇指指甲掐揉五指各关节

痰火扰神证　　清热化痰,息风止动。

临床表现: 抽动有力,喉中痰鸣,异声秽语,偶有眩晕,睡眠多梦,喜食肥甘,烦躁易怒,口苦口干,大便秘结,小便短赤,舌红,苔黄腻。

穴位处方: 顺运八卦 10 分钟,平肝清肺 15 分钟,推天河水 15 分钟,清补脾 10 分钟,揉小横纹 15 分钟,捣小天心 10 分钟,掐五指节 20 次。

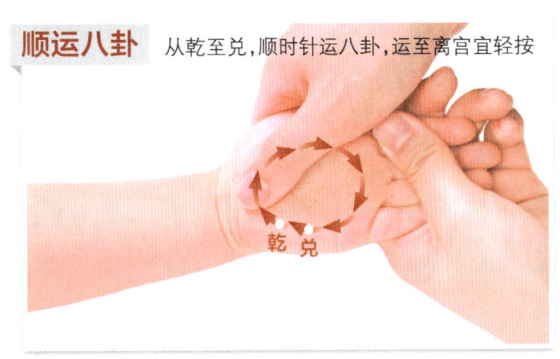
顺运八卦 从乾至兑,顺时针运八卦,运至离宫宜轻按

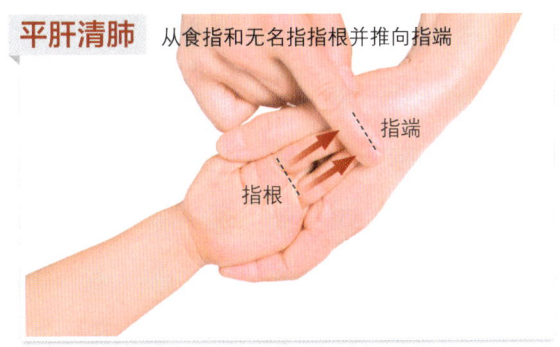
平肝清肺 从食指和无名指指根并推向指端

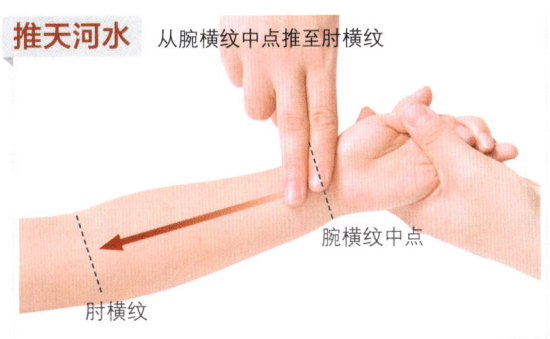
推天河水 从腕横纹中点推至肘横纹

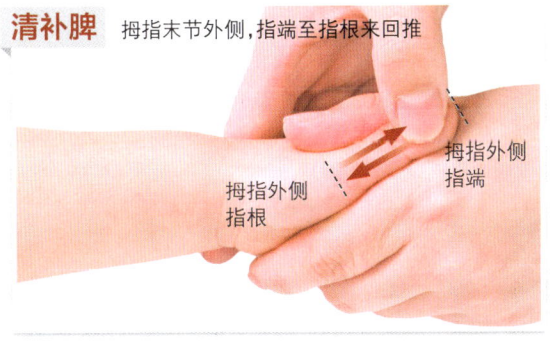
清补脾 拇指末节外侧,指端至指根来回推

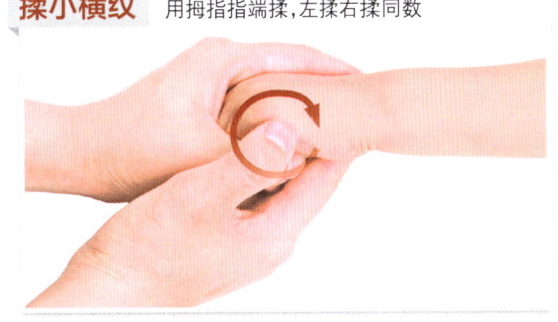
揉小横纹 用拇指指端揉,左揉右揉同数

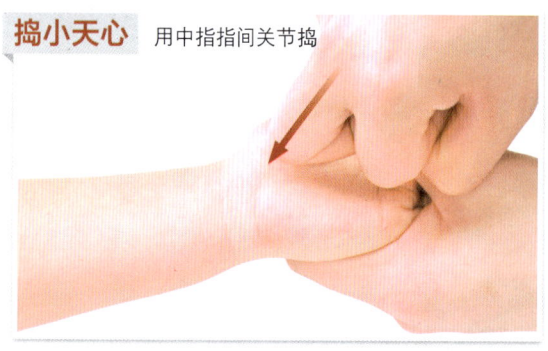

捣小天心　用中指指间关节捣

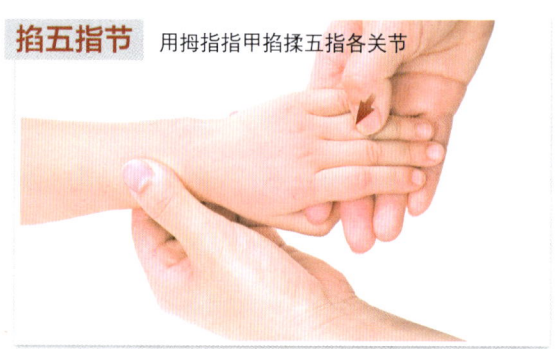

掐五指节　用拇指指甲掐揉五指各关节

脾虚肝旺型　抑木扶土，调和肝脾。

临床表现：抽动无力，时轻时重，眨眼皱眉，噘嘴搔鼻，腹部抽动，喉出怪声，精神倦怠，面色萎黄，食欲不振，形瘦性急，夜卧不安，大便不调，舌质淡，苔薄白。

穴位处方：平肝清肺 15 分钟，推天河水 10 分钟，补脾 15 分钟，捣小天心 10 分钟，掐五指节 20 次。

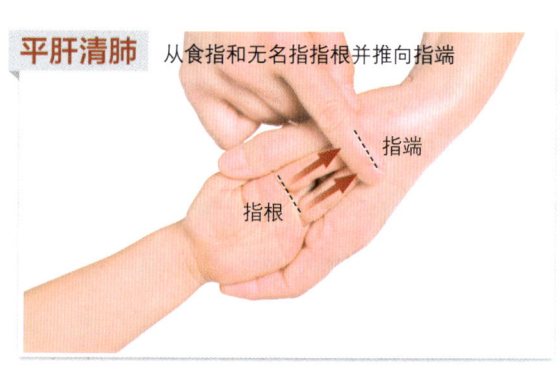

平肝清肺　从食指和无名指指根并推向指端

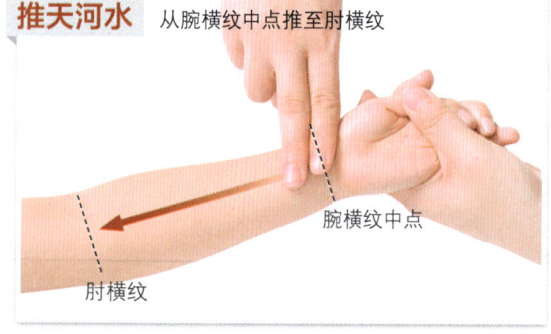

推天河水　从腕横纹中点推至肘横纹

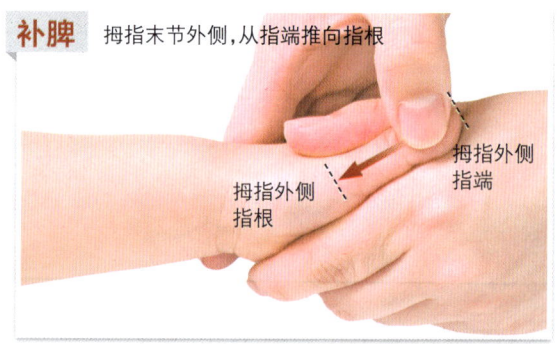

补脾　拇指末节外侧，从指端推向指根

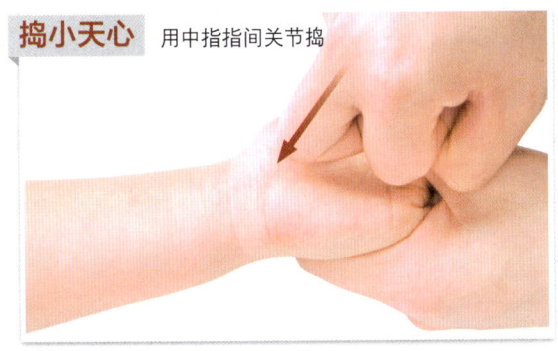

捣小天心　用中指指间关节捣

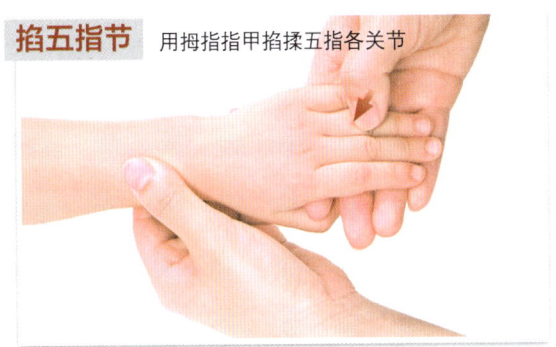

掐五指节　用拇指指甲掐揉五指各关节

阴虚风动型　　滋水涵木，柔肝息风。

临床表现：挤眉弄眼，摇头扭腰，肢体抖动，咽干清嗓，形体偏瘦，性情急躁，两颧潮红，五心烦热，睡眠不安，大便偏干，舌质红少津，苔少或花剥苔。

穴位处方：揉二人上马 20 分钟，平肝 15 分钟，清肺 15 分钟，推天河水 10 分钟，捣小天心 10 分钟，掐五指节 20 次。

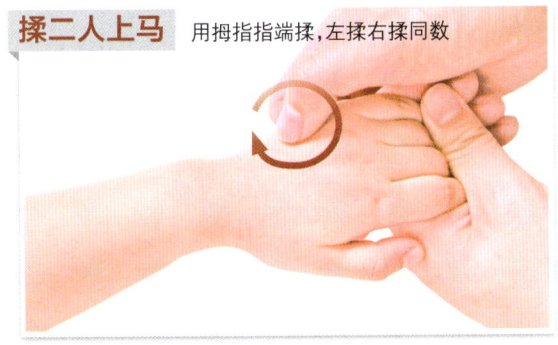

揉二人上马　用拇指指端揉，左揉右揉同数

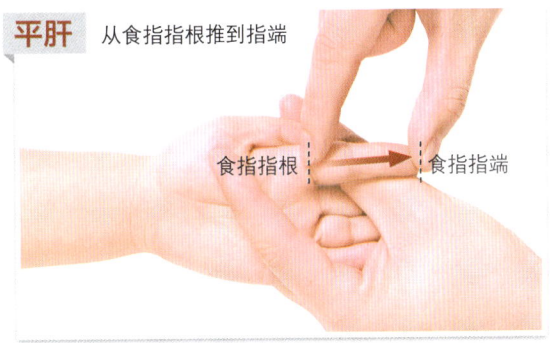

平肝　从食指指根推到指端

食指指根　　　食指指端

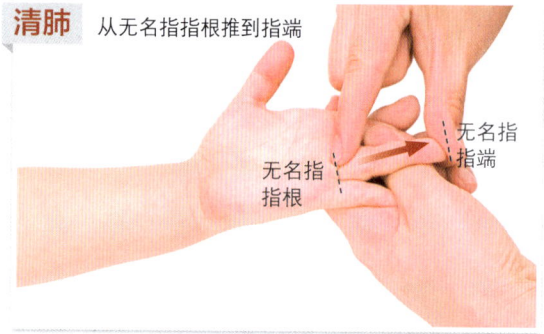

清肺 从无名指指根推到指端

无名指指根 / 无名指指端

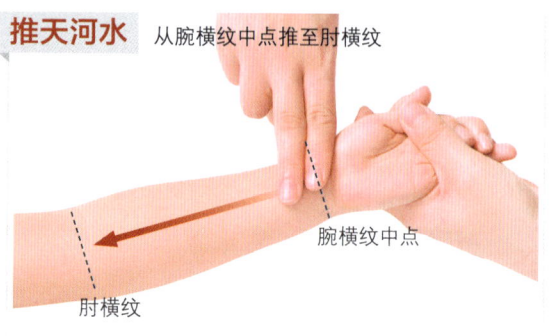

推天河水 从腕横纹中点推至肘横纹

腕横纹中点 / 肘横纹

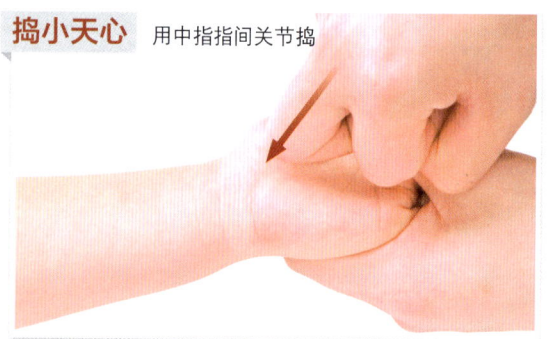

捣小天心 用中指指间关节捣

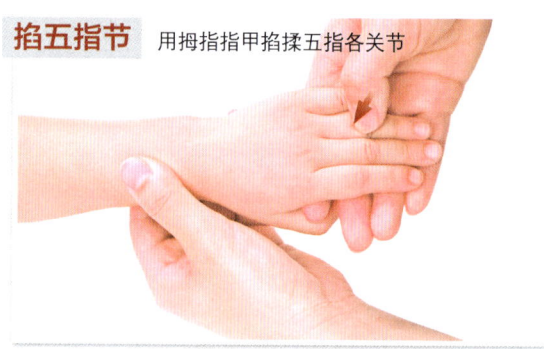

掐五指节 用拇指指甲掐揉五指各关节

第三章

小儿推拿保健

随着生活水平的不断提高,人们越来越重视身体健康及日常保健。尤其是小儿患病后,父母都希望孩子少受药物的毒害,能使用一些无副作用的疗法,让孩子尽快痊愈、健康成长。小儿推拿保健正顺应了这一趋势,所以越来越受到广大家长的欢迎和信赖。

一、益气健脾

脾为"后天之本",是小儿气血生化之源。小儿肌肉丰满、肢体健壮等都依赖于脾胃的正常运化功能。因此,脾胃功能健旺,则可保证小儿健康成长的需要。

主穴:清补脾 15 分钟,顺运八卦 10 分钟,揉外劳宫 10 分钟。

配穴:揉二人上马 10 分钟,推大四横纹 10 分钟,平肝 5 分钟。

清补脾　拇指末节外侧,指端至指根来回推

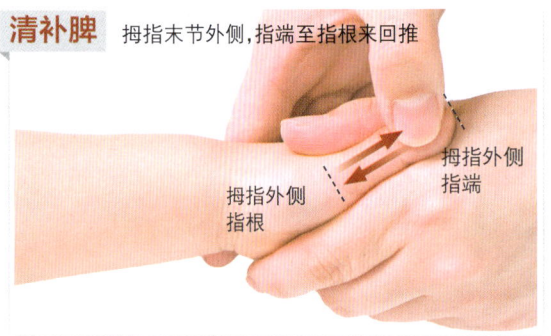

揉二人上马　用拇指指端揉,左揉右揉同数

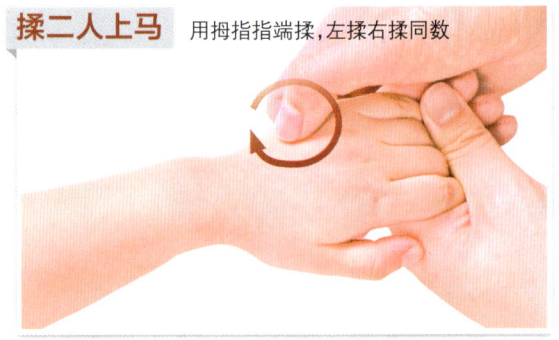

顺运八卦　从乾至兑,顺时针运八卦,运至离宫宜轻按

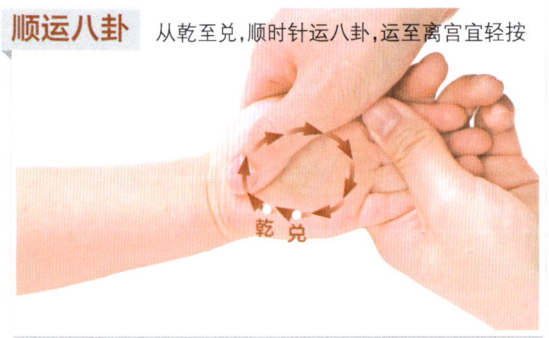

推大四横纹　在食指、中指、无名指、小指指根处来回推

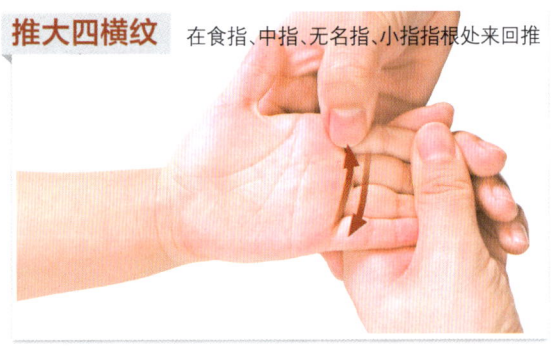

揉外劳宫　用拇指指端揉,左揉右揉同数

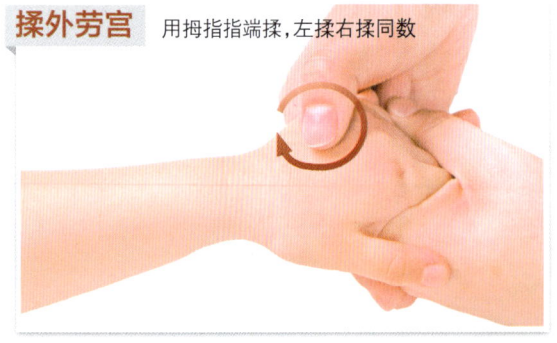

平肝　从食指指根推到指端

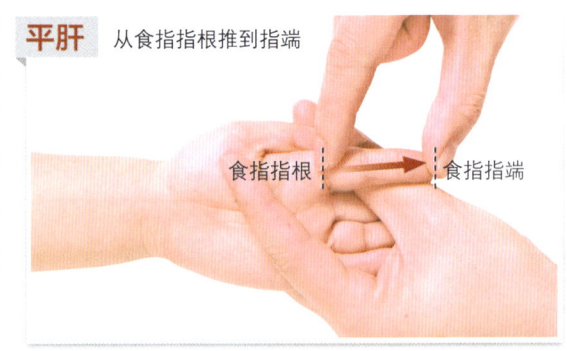

作用:益气健脾,温中散寒,消积。

用法:2~3 天 1 次,或 1 周 1~2 次。推拿时主穴一般全用,配穴则可选用 1~2 个。

二、益气补肺

肺为五脏之华盖,主一身之气,司呼吸,外合皮毛,开窍于鼻。如肺气不足,卫外功能下降,则不耐邪侵,易出现呼吸系统的疾患。

主穴: 平肝清肺 10 分钟,清补脾 15 分钟,推大四横纹 10 分钟。

配穴: 推天河水 10 分钟,揉二人上马 10 分钟,揉外劳宫 10 分钟。

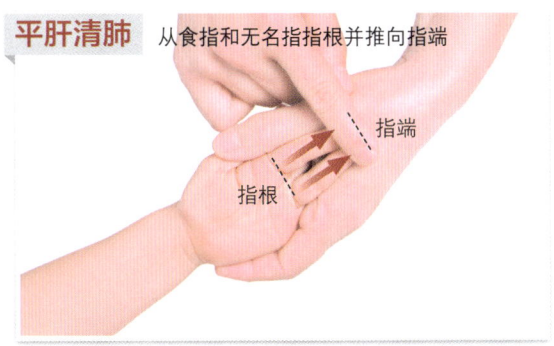

平肝清肺 从食指和无名指指根并推向指端

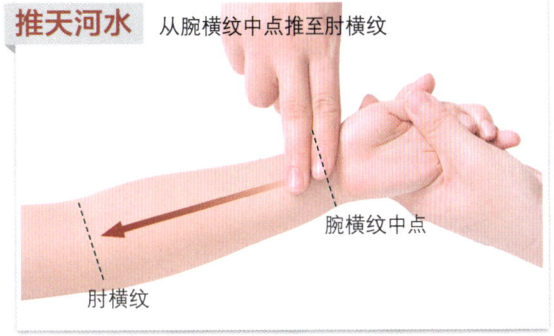

推天河水 从腕横纹中点推至肘横纹

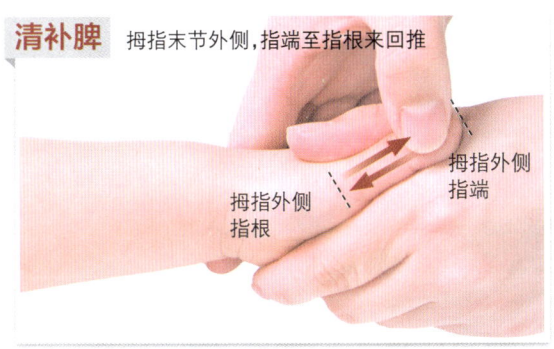

清补脾 拇指末节外侧,指端至指根来回推

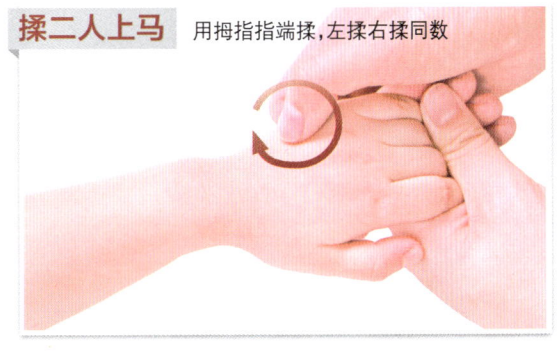

揉二人上马 用拇指指端揉,左揉右揉同数

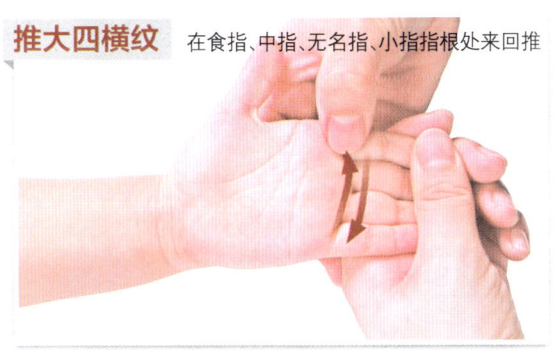

推大四横纹 在食指、中指、无名指、小指指根处来回推

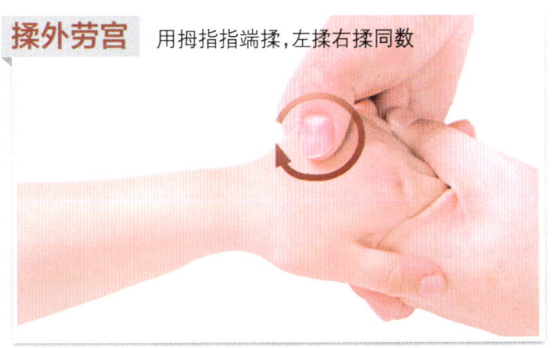

揉外劳宫 用拇指指端揉,左揉右揉同数

作用: 益气固表,培土生金。

用法: 2~3 天 1 次,或 1 周 1~2 次。推拿时主穴一般全用,配穴则可选用 1~2 个。

三、益气补肾

"肾为先天之本",肾阴肾阳来源于后天脾胃的滋养,而脾胃的运化又需肾阳的温煦。小儿的骨骼、脑髓、发、耳、齿等的发育皆与肾有密切的关系。小儿肾气未盛,故"肾常虚",肾气不足,则可影响小儿的生长发育。运用益气补肾推拿法进行小儿保健,可健脾强肾固元,促进小儿生长发育。

主穴: 揉二人上马 15 分钟,补脾 15 分钟,揉外劳宫 10 分钟。

配穴: 平肝 5 分钟,推天河水 10 分钟,推大四横纹 10 分钟。

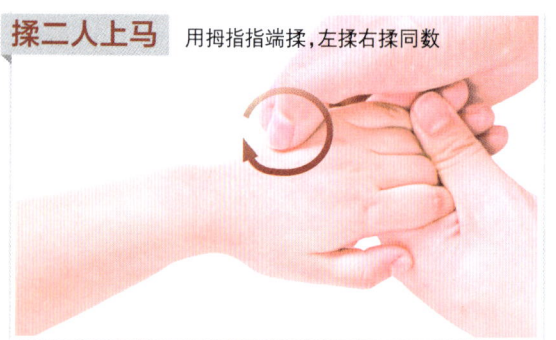

揉二人上马　用拇指指端揉,左揉右揉同数

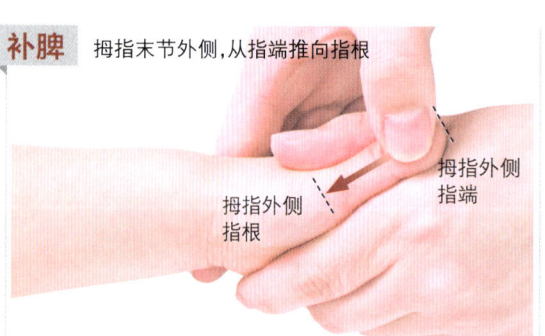

补脾　拇指末节外侧,从指端推向指根

拇指外侧指根　拇指外侧指端

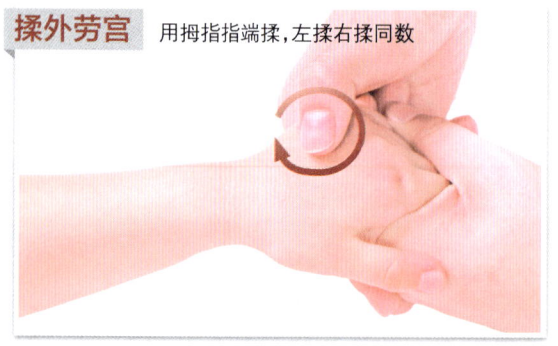

揉外劳宫　用拇指指端揉,左揉右揉同数

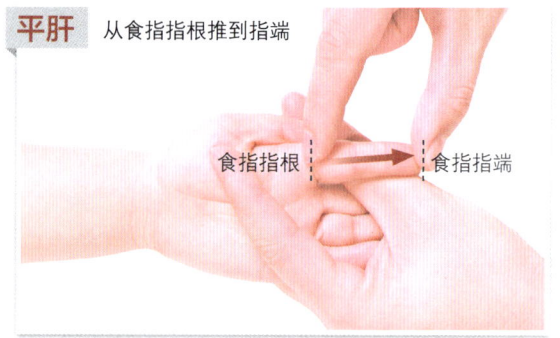

平肝　从食指指根推到指端

食指指根　食指指端

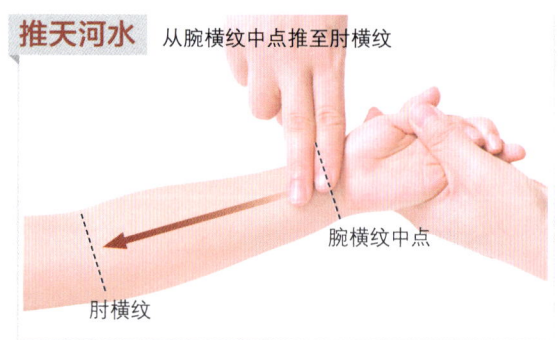

推天河水　从腕横纹中点推至肘横纹

腕横纹中点
肘横纹

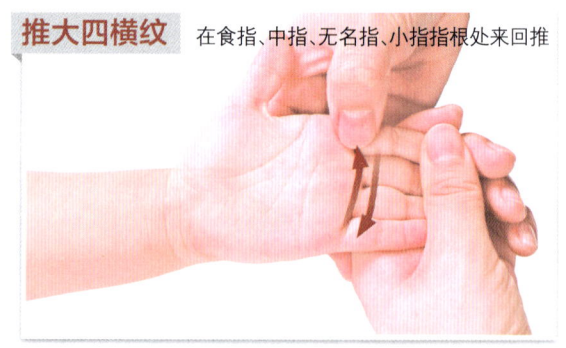

推大四横纹　在食指、中指、无名指、小指指根处来回推

作用: 固元气,壮水火。
用法: 2~3 天 1 次,或 1 周 1~2 次。推拿时主穴一般全用,配穴则可选用 1~2 个。

四、安神益智

小儿脏腑娇嫩,形气未充,神气怯弱,易受惊恐。3岁以内是小儿生长发育最快的时期,特别是脑的发育,小儿健壮与否及智商的高低,均取决于先天肾气是否充盛。因此,要使小儿聪明、健康,可常用安神益智推拿法以益智安神、补益肾中水火,促进小儿健康成长。

主穴:揉二人上马20分钟,揉阳池10分钟。

配穴:平肝5~10分钟,推天河水10分钟,捣小天心1~2分钟。

揉二人上马 用拇指指端揉,左揉右揉同数

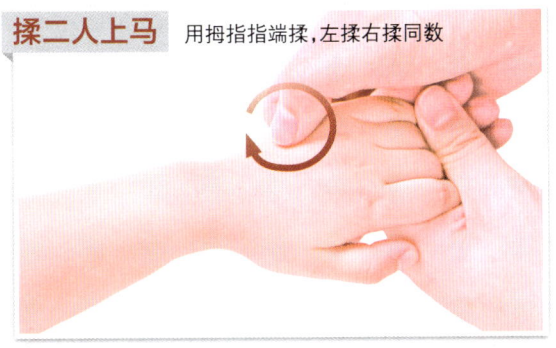

揉阳池 用拇指指端揉,左揉右揉同数

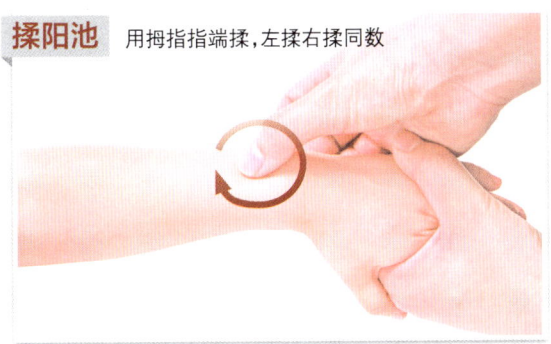

平肝 从食指指根推到指端

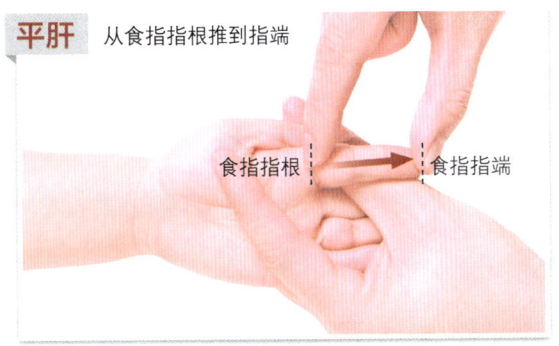

食指指根 → 食指指端

推天河水 从腕横纹中点推至肘横纹

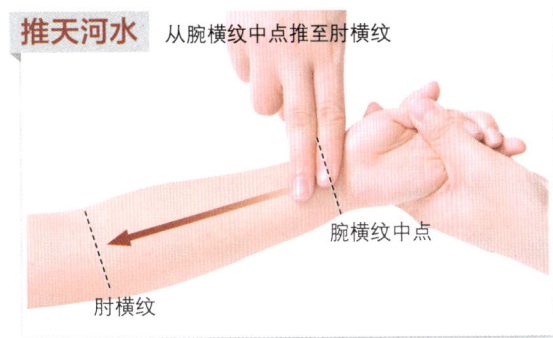

腕横纹中点
肘横纹

捣小天心 用中指指间关节捣

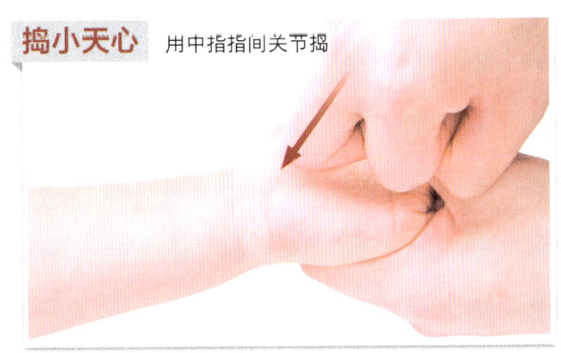

作用:益智安神,补肾填精。

用法:2~3天1次,或1周1~2次。推拿时主穴一般全用,配穴则可选用1~2个。

五、改善免疫力

肾为"先天之本",脾为"后天之本",补肾健脾则可使身体强健、发育良好,并可改善机体免疫力,从而抵抗各种疾病。

穴位处方:揉二人上马10分钟,清补脾10分钟,揉足三里5分钟,揉涌泉5分钟,捏脊3~5遍。

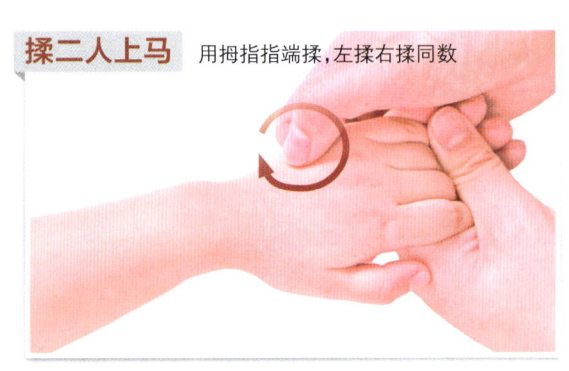
揉二人上马　用拇指指端揉,左揉右揉同数

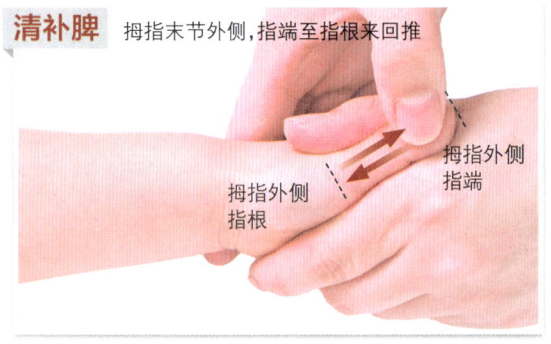
清补脾　拇指末节外侧,指端至指根来回推

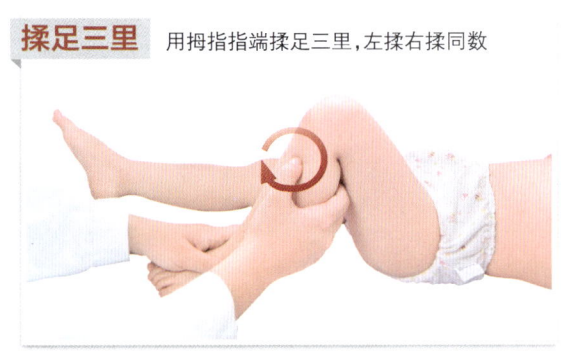
揉足三里　用拇指指端揉足三里,左揉右揉同数

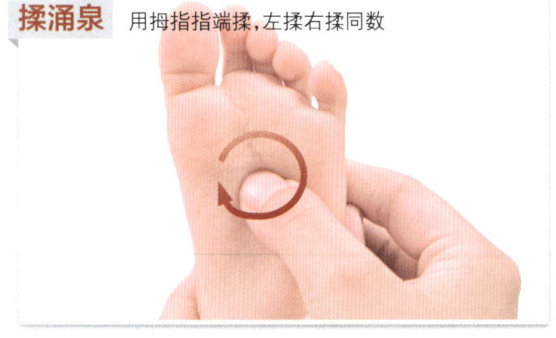
揉涌泉　用拇指指端揉,左揉右揉同数

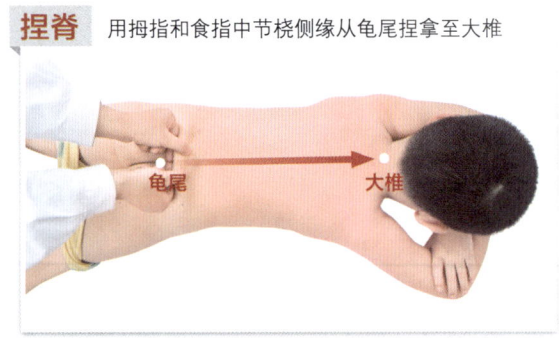
捏脊　用拇指和食指中节桡侧缘从龟尾捏拿至大椎

作用:补肾健脾,改善免疫力。
用法:2~3天1次,或1周1~2次。

附录一　《推拿三字经》手抄本

光绪丁丑仲春登州宁海徐宗礼字谦光号铁堂公自著推拿诸法仅尺牍众以

抵药房分阴阳，为水两治汤，推三关，为来附汤，退六腑，为清凉散，天河水，

为安心丹，运八卦，为调中益气汤，内劳宫，为高丽清心丸，补脾土，为六君汤，

捏板门，为阴阳霍乱汤，清胃穴，为定胃满，平肝，为逍遥散，泻大肠，为承气汤，

清补大肠，为五苓散，清补心，为更玉补心丹，清肺，为养师救燥汤，补肾水，为

六味地黄丸，清小肠，为通赤散，揉二马，为八味地黄丸，外劳宫，为逐寒返魂

汤，舒列缺，天门入虎口，为顺气丸，阳池穴，为四神丸，五经穴，为八味

顺气散，女右三阴，为苏合香丸

为大圣散，四横纹，为顺和中汤，後溪穴，为人参利膈丸，男左六腑，为八

之体有六之脉而不知医事此所谓遊塊耳虽有忠孝之心意惠之性君父兄

周亦有不惶而此所以精思极论尽其理也余究心二十余载始知

合变而及门者苦於卒也因母不龙取药始演推舒诸病一推不其而愈不胜流传果所散

鄉傻者不塐入目肾者无不能醒心约者多所推滿紫者不勝流傳景所散

論諸書未尽元舌用是不揣鄙陋蒙述是编且顾同志君子四海仁人

廣佈宣傳則功德莫大焉人閱而俞之而命余开其首

光緒丁丑仲春

登州宁海人氏徐宗禮字謙光號鐵堂公自著

協力助資刻板印刷

此集驗良方書更住　　延年益壽

徐謙光　徐宗禮之字也

藥無緣　服藥即吐無法可療　奉萱堂　即奉母命習錄推

自推手　　　推舒恙　諸病已推不藥而愈

定真穴　辨諸恙　辨別何病心為畫子之心

上療親　畫圖章　畫圖書列學觀之

　　　　何病何推法　　而按親心何為畫子之心

　　下救鄰　　　　無恙　　何数

穴形廣多在醫者變化用耳今師不能望聞問功四字不變陰陽虛实論何

症既是一路推法跌人性命多矣審之慎之

推求速　惟重良　良方者立刻見愈
　　　　　推大人速而重推小兒
　　　　　速而輕速則氣血未至
獨穴治　有良方　良方者立刻見效
　　　　　獨穴者一穴也辨明何
　　　　　穴
大三萬　小三千　小兒三千亦不必拘數也
　　　　　旬十六至百歲為大自五
　　　　　歲至十歲有五為南氣未全
嬰三百　加減良　體有強弱歲有大小
　　　　　至十歲為小兒　　宜看變化而用
分歲數　輕重當
　　　　　至三五歲為嬰
從吾學　立驗方　一穴能愈固方之良
　　　　　熟讀體悟
宜熟讀　勿心荒
　　　　　不熟何能應變化
治急病　一穴良　一穴能愈固方之良
　　　　　急病時刻不容必須斷明
　　　　　急厥霍亂緊急等症
大數萬　立愈恙　推對穴者立愈
　　　　　
幼嬰者　加減量　熟歲恙病加減
　　　　　不至三歲者

治緩症　各穴量　當明各穴
　　　　　緩者曰久或戴症或內傷
　　　　　或外感內傷
虛冷補　熱清當　冷熱不能盡言凡病非
　　　　　虛冷者為氣乃氣血虛需補　冷即熱也
　　　　　熱欲者為腸乃血盛當清補
大察脉　理宜詳　色脉理詳真切方可治之
　　　　　大察看色脉色是何色　望聞向切寫此二固
　　　　　在何臟腑脉主何症興色
　　　　　同否
浮沈者　表裡恙　有內因有外固之辨
　　　　　浮沈者色脉主何症輕可待沉
　　　　　
遲數者　冷熱傷　
　　　　　三至為遲六至為數　
　　　　　數為熱遲為冷熱何症　
辨內外　推無恙　辨明何病表裡分清
　　　　　外司表天同於人內外兩傷　熱者平推之立愈
　　　　　虛寒者脉也需脉訣即知
虛興實　仔細詳　此四字不可忽也
　　　　　此二字脉法不能盡言
字廿七　脉訣講　雖講二七字亦有脉具
　　　　　脉訣王叔和日二十七字　症不應看不可傳
　　　　　李主排日不止乃金陰陽病具
明四字　治諸恙　諸病不外此四字
　　　　　即浮沈遲數
小嬰兒　看印堂　蓑脉不如看印堂印堂
　　　　　遲寒數熱　　　　　穴詳解看後圖

五色紋

即青紅黃白黑。印堂穴前水洗淨觀之，分紅青黃白黑何色分何病也。

細心詳　必須細心詳察發之血之條。

色紅者　南方丙丁火，其色紅綠之中間。

俱熱症　心肺惹　心為肝子，凡有紅則熱也。

清何處　看印堂之五色紋脈之虛應，何色當清何之甚也。

清則良　心肺當　清則清之，寒則補之，清熱必以天河水代之。

退六腑　倘色紫乃熱之甚也，返頂即去惹。大橫乃六腑也，推驗以愈為止。

色青者　東方甲乙木，其色青，青筋上行幾者風下升。

清則補　清補者必須辨明虛實，虛則補之，實則清之。**肝風張**　若色青者乃肝風張也。

平肝木　肝為將軍之官，可平不可補。**補腎臟**　肝虛則補其母，腎為肝之母，乃水生肝木也，耳乃腎之竅也。

色黑者　者乃風甚而腎中有寒也，不必有黑筋也。**風腎寒**　風入腎經，其色必黑必寒也。

揉二馬　此穴如八味地黃丸大補也，腎中水火而去寒也。**清補良**　上暖下，若上火下寒必須清。

列缺穴　請風請驚為必須併此穴。**亦相當**　列缺穴蒼大能辟乃亦。

色白者　西方庚辛金，其色白也。**肺有痰**　印堂色白乃肺有痰也。

揉二馬　此穴能清三焦之熱重。**合陰陽**　陰陽庭陰門合之而陰陽和矣。

天河水　推痰即散也。**立愈惹**　推之治當育立愈瓜。

色黃者　中央戊己土，其色黃以印。**脾胃傷**　小兒凡有脾胃之症瓜。

若瀉肚　脾胃虛而瀉久則必補。**推大腸**　大腸肺之腑也，在食指外側上節。

一穴愈　小兒有九虛精血木金也。**來往忙**　必須往來多推有妙理也。

言五色　紅青黑白黃，驗之方法也。**補脾良**　脾為良，小兒無不損脾也。

曲大指　大補脾經，若補必。**補脾方**　脾也主旋食水。

內推補　四箸向內推為補脾者止。**外瀉詳**　直箸向外推瀉束面為清，補也能生萬物無損不能瀉也。

大便閉
若燥瀉脾之氣不行有滯 瀆大腸師之腑也

外瀉良
直伸大指向外推為瀉 脾也火旺者瀉之

瀉大腸
大腸與肺相表裡腸結乃 肺燥也大腸亦燥而脾為 肺之母也亦必燥存之

立去恙
立愈也

兼補脾腎
腎為先天人生之根本 故兼推此穴人愈無傷 此先天後天皆足則無病也

念無恙
蓋根深帶固也

若腹痛
腹痛非寒即熱

窩風良
此穴能治寒氣

數在萬
窩風之穴專治下寒 壹些腹疼而已矣

立無恙
輕寒二萬數重寒數

流清涕
凡流清涕者無不因風 寒則得之揉窩風穴立愈

風感傷
不感也

蜂入洞
用食中二指旋脾如黃 蜂入洞式

鼻孔強
鼻乃肺之竅也性善養脾 左右撥脾去風寒

若洗皂
用食中二指如洗皂

鼻兩旁
洗皂在鼻兩旁

向下推
四食中二指向下推之

和五臟
調和五臟之氣小兒 不用此

女不用
亦和五臟

八卦良
不用洗皂三尺連入卦

若瀉痢
若瀉肚痢疾二症也書 各穴配用難記 余定一穴其驗如神

推大腸
食指外側乃大腸真穴

食指側
食指外側上節上穴

上節上
如豆粒

來回推
單方來回推之數在萬

數萬良
病重者數在數萬

牙痛者
牙乃骨之餘骨乃腎之府 水不生肝木龍面必浮

骨髓傷
膀胱房者兼其水

補腎水
補水必生木而龍必藏矣

揉二馬
此穴為八味地黃丸大補 腎中水火而龍面必潛

推二穴
若推二馬腎水二穴不驗愈 凡治下元有虧痾之則

治傷寒
傷寒出汗即解俱用威

餅列缺
餅更手亦可

出大汗
因力久餅必出大汗目額 立無恙

受驚嚇
小兒受驚為先卡五搞

餅此良
後餅此穴即愈

不醒事
大小老幼倘不醒人事或 譚表不及者餘此龍手刻 亦此方

八卦
純青餅此方餘噙脈不 目門□葉育亦必活

或感冒　助傷風傷寒之傷寒一切外感異情各殊　急慢慧　急驚慢驚諸風等症
非此穴　非此則缺不能救情各秩非仙手即此穴也　不能良　此穴不能愈也
凡出汗　或解出汗或盜汗　忌風揚　令汗自乾為要
霍亂病　霍亂有三症陰瀉陽吐分明　或盜汗
暑秋傷　此症俱在暑後秋前之時
若上吐　上元虛者心上吐脾虛下不行也　清胃良　新定之
下元虛者心上吐脾虛下不行也
大指根　大指二節下肉處　震良連　胛經辭解看後閘
黃白皮　胃之外黃白皮自艮門上　真穴詳　黃白皮乃胃之真
高清處大指二節根止
凡吐者　凡吐者俱此向外清之不　俱此方　凡吐者俱脾胃之氣下降而不
但霍亂為然
向外推外　　　　　　　立愈恙　上返故能立愈
倘瀉肚　瀉肚者險霍亂也乃看　仍大腸　仍柰圓清補大腸利小便
輕寒重　　　　　　　　　　　　而止大便故立愈

吐并瀉　乃陰陽霍亂受暑熱之
氣臟腑不扣故　板門良　此穴系脾胃甲已應連作
瘟疫者　瘟疫傷寒兩症俱　　　　一穴重樣而立能健
達上下之氣也
進飲食　板門之穴當門胃經又
能達三氣能進飲食　亦補良
揉敷萬　之多少　立愈恙
上午重　自寅卯辰巳午共十三時
病重六腑為分數　六腑當　重樣六腑之穴此穴為止
下午重　自壬至丑行陰十五度　二馬良　此穴火去熱寒
兼六腑　熱六腑之穴乃定時有別展　立消亡
分男女　當分男女立手邊古　右左手
男六腑　若為重乃陽脈在血分　女三關
辭解看後閘即明
此二穴　言此穴左右手三上下　俱屬涼
二穴去病同

男女逆返也乃陰陽之不同也　　左右詳　察真定左右手之穴必須詳
脫肛者　肛門脫乃肺虛下溜陰　　肺虛甚　寒元氣不足之症
補脾土　甲屬腎之圓脾為腎之海故陰寒乃腎虛也脾主能生肺金敬當補之　　二馬良　二馬穴尊治陰寒能雖解
補腎水　補腎水能生肝木而不剋脾土土健兩肺金生也　　推大腸　大腸肺之腑也而裡能
來田推　來田推大腸之穴能開大便　　久去甚　久者言其欠之多也非五別能主也
或瘀痘　疹出於脾痘出於臟水主利小便和血順氣故用瀉　　腫脖項　亦痘結於項腸開必須男推左六腑女推右三關
仍照上　仍照上癍痘之毒結於項也有陰陽之虛定之分　　午別甚　自午時上下盡寒之分
諸瘡腫　諸瘡之症亦有陰結之分隔清補早臨牛陽盡清補　　照此詳　陰合陽中陰必須辨明
虛喘嗽　此乃腎症而肝亦虛也而脾土亦虛不能剋水痰忌汗出不止也　　二馬良　乃八味地黃丸也
兼清肺　肺虛則氣必逆必須清之固呼吸清也浮則虛吸之則滿　　兼脾良　補土即補金也虛別

小便閉　小便閉結乃膀胱氣化不　　清膀胱　清膀胱以同於肺之氣
補腎水　腎水得補腎氣壯能出胱胎之脈以行而腎水交表所謂水大相濟也　　清小腸　小腸心之腑也心氣動肺氣一行化物出焉
食指側　食指乃大腸穴也廣腸傳　　推大腸　直腸又廣腸至末節下運肛門經腎至大腸也
尤來田　源乃迴腸乃是津液也來田推腸脈分辨也　　輕重當　輕重乃平力大不大小洽當而矣
倚生瘡　倚上中下三焦生瘡　　辨陰陽　必須辨明陰陽之候
陰者補　陰症當補自頭至腳者甚者當為陰症　　陽清當　陽症高清目東至中而痛甚者為陽
紫陷陰　陷者當為陰症　　紅高陽　瘡色紅而高腫煩痛奇者為陽也
虛歉者　虛歉者乃冷足之者乃毒盛也不能外越　　先補強　先補者為佳使邪外出而不鑒居於內
諸瘡症　或純陰或半陰由俱先補　　兼清良　補後通清而陰邪祛矣
瘡初起　瘡之初起不分陰陽乃血氣凝滯　　揉患上　重揉瘡頂之上不拘碗大之瘡

左右旋　左旋一百右旋一百以成，無刑不可拘其數也

胸膈悶　肝在膈下肺在膈上胸膈鬱悶者，肺相連臟之氣不調必

運八卦　凡運八卦勞左掌順運，女右掌反也歆為逆

男女逆　女右掌逆運，男女逆運分左右手也

痰壅喘　痰壅帶而乃血氣不和也

左右揉　古書分左右平歆乃氣血不可偏也仍為歆

治歆症　氣歆為歆血歆為癆，不歆為癆也

歆弱者　歆者氣歆而弱血歆久而不足故歆症也

辨此症　辨氣血之歆脈看準不準亦觀其形

人著袷　入腎穿肩着袷衣之時

立消亡　立刻須滅若濃血盛不可為也

八卦詳　八卦主運動調和五臟之氣也

離宮輕　南方屬火故離宮宜輕按心火不可動

橫紋上　童揉四橫紋和血順氣而喘止也

久去意　凡虛症日久非立刻能愈必滿數多可為佳

併癆傷　癆在五臟故曰五臟乃內歆滿也

氣血傷　氣歆作冷血歆作熱此理瞭然

在衣裳　衣裳辨之即知歆虛

伊著棉　即芽棉衣猶覺冷也故

亦咳嗽　咳嗽不傷於癆症乃金歆也

補要多　歆者意傷乃乳血飢能癆所傷必潤多補

人穿袷　袷令時令

名五癆　咳嗽無時名曰五癆乃血歆不能制氣也

分何臟　癆有五必辨明何臟為何癆也

在學者　熟讀精思

眼翻者　眼開裂茶听武因怒嚇乃腎歆不能制水火大

揉二馬　此穴乃八味地黃丸也大補腎中水火而去寒

翻上者　兩眼翻上責或同病或不識無有病也

翻下者　兩眼看地為翻下也

名七傷　此等症乃七情所傷也不可不辨

清補良　水歆不能制火故熱清多補少為佳

他穿單　他穿單衣遂熱

腎水傷　水歆不能制火故熱

清補良　情洽當

細心詳　細心詳察無不能治

上下僵　上下左右坎住正中而不能動

搗天心　天心在左手下坎住正中

搗下良　搗者打也翻上自小天心向下打愈為正

搗上強　自天心向上打愈為正

左搗右　左翻肩搗右向右用力打之　右翻肩搗左者再旁向尺心打之

陽池穴　陽池穴膚陽者在手肱脆　下寸餘窩內　看後圖

風頭痛　困風鬧頭痛者乃外感　風寒傷太陽太陰也　頭痛齊左右旋以愈

左旋右　不必拘數　蜂入洞　仍同前　辭醉看後圖

天河水　天河水乃通心慶中心火　旺然此穴清心去火也人面　立無恙　立刻去病也

遍身熱　脾生肉心主火手應脾　火旺應清痛脾天河水應生　口生瘡　以脾子母人也故天河水應之

中氣風　中氣風發筋肉傷而外　感風邪氣虛則發生　多推良　凡推者穴兒愈之穴多

右六腑　右手六腑之穴傷熱去　男女逆　逆推者乃男用右手女用左手

左三關　風關醫去疫　男用強　故男女逆用為良強也

獨穴療　凡言獨穴而不可用上　數三萬　凡獨穴必須推三萬之數少則不驗

多穴推　若病推而穴必須多應　約三萬　中風必須一次即愈

運此法　推何穴為君以佐使分明為要　諸症運此推法不可忘為　無不良　諸症能愈症非災

遍身潮　遍身潮熱而不稍清乃　汗脈動矣　分陰陽　辭醉看後圖

呼列缺　後圖須看仔細　汗出良　汗出即愈

五經穴　即五指根紋寒面推之能　肚脹良　故肚脹能愈

水入土　運水入土看圖土者脾　不化穀　五穀不化運水入土則土

土入水　運土入水　辭醉看後圖　肝木旺　肝木旺補必來魁土故運土而木不敢魁土

小腹寒　凡受風寒冷氣小腹　外牢宮　冷氣

左右旋　曲下搗左右旋動無偏為要　久揉良　多數多灸不必止三

嘴唇裂　脾開竅於唇而裂或　膿或疼或香而裂或　脾火傷　乃脾火太盛而愛傷也

右页（上半）

眼胞肿　上眼皮属脾，下眼皮属胃，胞肿两脾胃大热

清补脾　寒紅大青木尅土黄澤……

向内补　向内推為補，固虛症也，各……　　俱去恙

来回推　穴……虛寒皆治　　向外清

天門口　此穴分天門入虎口　　清补双

五指節　此穴和血舒肋屬肝經，凡……　　顺氣血

不計次　不計次序，言其囬數之多　　駭嚇傷

腹痞積　小兒腹有痞積之症，或在左或在右　　揉必良

一百日　推至百日　　時攝良

上有火　上有火者下焦必寒　　即無恙

下有寒　下有寒者上焦必火

右页（下半）

外牢宮　此穴在手掌中心大热……　　下寒良

六腑穴　左平六腑之穴屬大凉能……　　去火良

左三關　表虛自汗盗汗　　去寒良

右六腑　右六腑……　　亦去恙

虛補母　腎為肝之母，所虛則補……　　寔瀉子

日五行　五行所生腎水生肝木……　　生尅當

生我母　……　　我生子

穴不誤　……　　治無恙

古推書　古書所定之穴……　　身首足

執治婴　執其治婴兒之辦　　無老方

推應症　無苦恙

皆summarized氣血　何兩樣 不論老少
數多寡 寡 分載數以人推數之多 輕重當 而量其輕重
吾載穴 載 吾載之穴與古不同因 不相商 經驗多次
　　　　獨穴數多之論
少老女　無不當 不論老少男女均可推
遵古推 若遵古推法男女分左 男女分 古法分男女
　　　　右手也
俱左手 男女俱解左手 男女同 男女同是一樣去病
予嘗試 予嘗試過並無左右 並去恙 一樣去病
　　　　之異
凡學者 意會方 意會其方則變化無窮
加減推 凡症當加則加當減則減 身歉壯 人身氣血歉壯之症輕
　　　　洞察虚實冷熱勿妄 童數三 多寡
病新久 病有新久輕重之分 細思詳 看準要緊

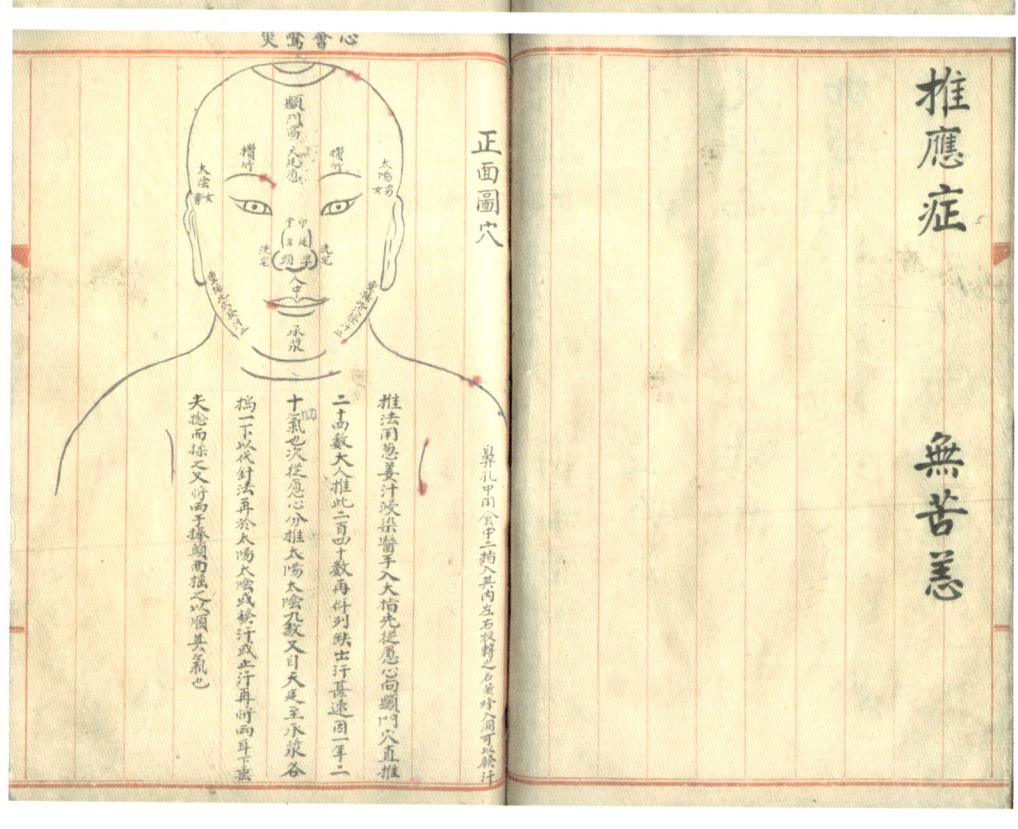

附录二 ▶ 小儿推拿穴位图

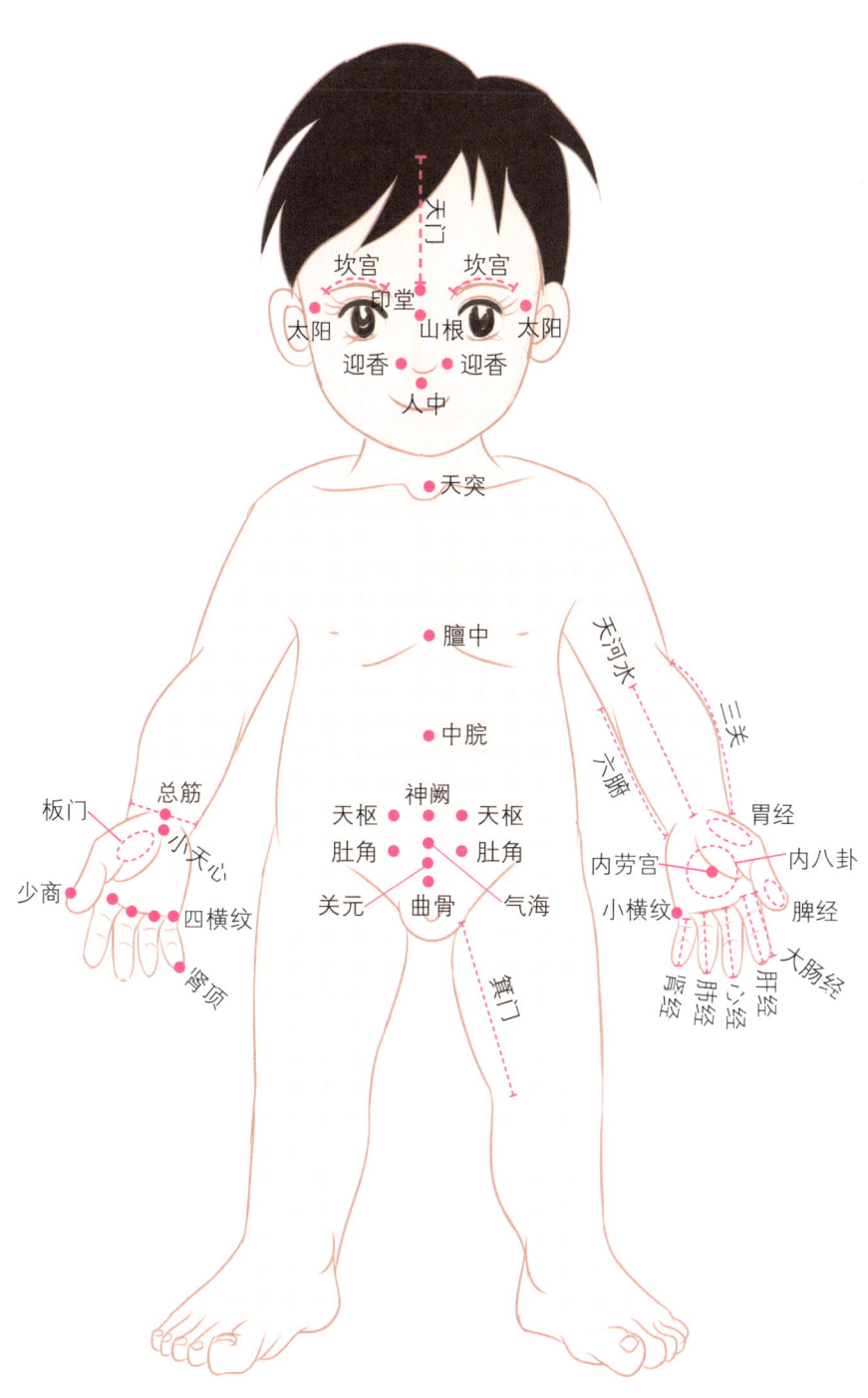

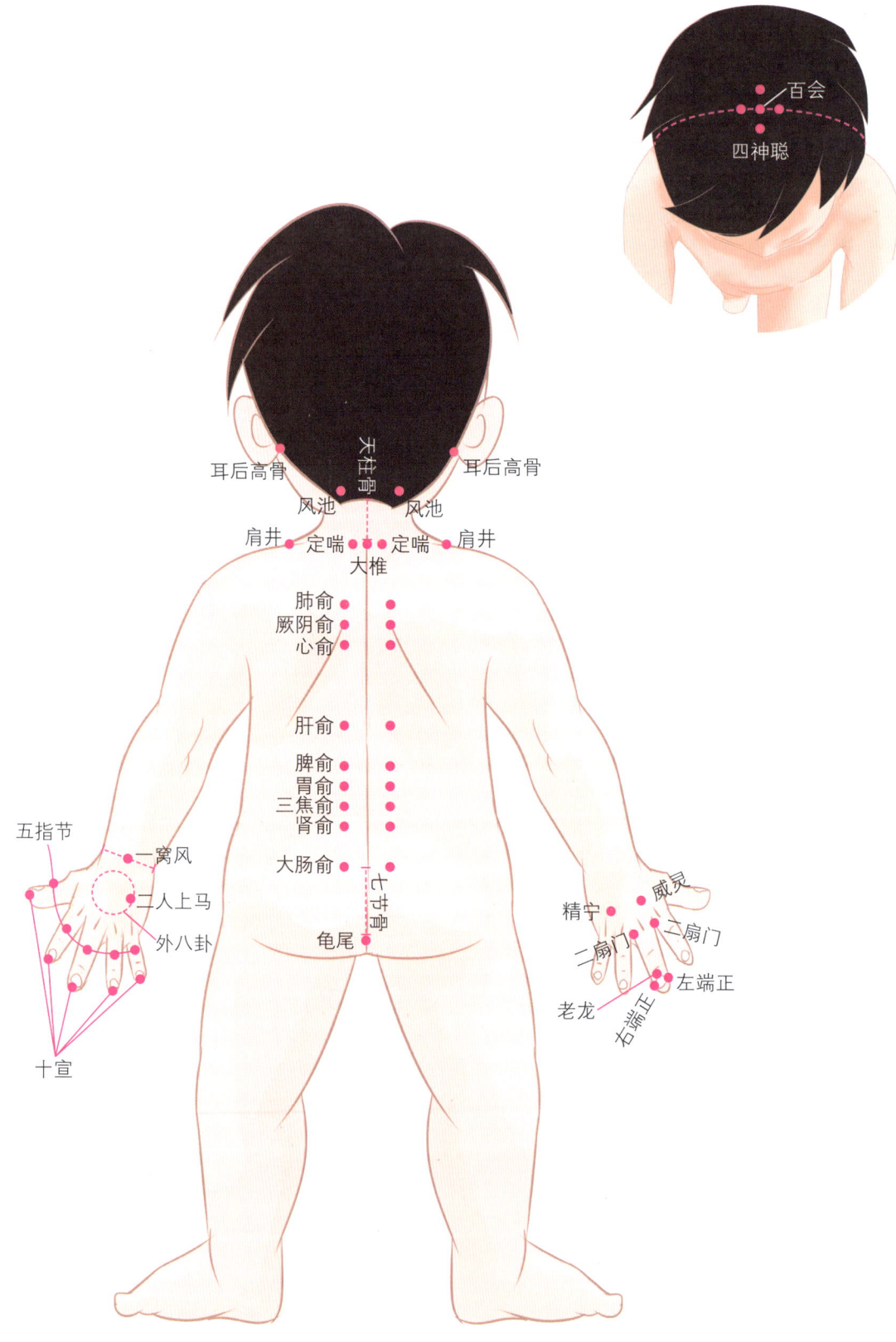